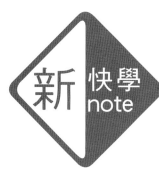

快學 note

新

圖解營養學

監修
德島大學研究所保健生物科學研究部教授
武田英二

■ **監修**

武田英二　德島大學研究所保健生物科學研究部教授(臨床營養學)

■ **架構・執筆**

松崎有子

■ **監修者簡介**

武田英二

◆ **簡　歷**

1974年　德島大學醫學院醫學科畢業
1974年　德島大學醫學院附屬醫院醫師 (小兒科)
1975年　高松市民醫院小兒科
1978年　美國印第安那大學醫學院研究員 (實驗腫瘤學)
1980年　德島大學醫學院附屬醫院醫師 (小兒科)
1986年　德島大學醫學院附屬醫院講師 (小兒科)
1989年　德島大學醫學院講師 (小兒科)
1992年　德島大學醫學院教授(病態營養學)
1999年　德島大學醫學院營養學科長 (2001年10月底為止)
2003年　德島大學醫院・飲食和健康推廣中心部長
2004年　現為德島大學研究所保健生物科學研究部教授 (臨床營養學)

◆ **專業領域**

臨床病態營養學・骨代謝內分泌學・小兒科醫學

◆ **主要所屬學會(擔任職務)**

日本病態營養學會 (理事)　　日本臨床營養學會 (理事)　　日本營養改善學會 (評議會會員)
日本營養・糧食學會 (評議會會員)　　日本維他命學會 (評議會會員)　　日本生化學會 (評議會會員)
日本骨代謝學會　　日本內分泌學會　　日本小兒科學會　　日本先天代謝異常學會
日本腎臟學會　　美國骨代謝學會　　日本營養評估研究會(負責人)

■ **主要著書**

最新營養預防治療學　永井書店　2007
團隊醫療中的營養管理　文光堂　2006
臨床病態營養學　文光堂　2004
實踐臨床營養學重點　文光堂　2003
護理最新醫學講座／營養治療・點滴　中山書店　2002

序

　　日本在轉變成少子高齡化的社會後，個人健康管理的重要性與日俱增，然而以糖尿病為首的各種生活習慣病患者卻不斷地在增加，老年人以及住院患者發生營養不良的案例也有持續增加的趨勢，個人生活品質的惡化和鉅額的醫療費用已成為了棘手的問題。這些問題和現象，可能是來自於營養、運動、休閒活動等生活習慣的西化所造成，其中又以飲食生活和營養攝取的失調被認為是最主要的原因。現在人們已經證實，透過正確的營養教育所實施的營養管理，不但可以預防各種營養失調的發生，對於罹患疾病的患者，也能夠達到改善患者預後狀況的效果。

　　所謂的營養管理，是以營養學為基礎，透過營養評估或營養篩檢了解患者的營養狀態，並且在必要的情況下，以經口攝取、經腸營養或經靜脈營養補給的方式，改善患者的營養狀態。除了改善患者的營養狀態之外，營養管理也透過營養教育的方式，試圖預防各種併發症的發生，以期達到增進健康的效果。如同上述的說明，營養管理除了適用於一般身體健康的人之外，也針對患者進行營養治療，因此，無論是在預防或是在治療上，都有著重要的貢獻。

　　近年來在一部分綜合醫院中，隨著營養支持小組(NST)組成(由醫師、營養管理師、護理師、藥劑師等多種醫療專業人員所構成的團隊)的影響下，開始積極地針對各種急性以及慢性疾病實施營養管理。在營養管理的協助下，不但能夠促進患者的治療效果，也減少了各種併發症的發生率和死亡率，對醫療費用開支的節約而言，有著莫大的功勞。

　　相信各位從上一段的說明中應該就能夠發現到，營養管理不但是跨科別(跨領域)型團隊醫療的磐石，營養學同時也是患者在照護上所不可或缺的知識和技術。

　　對於患者而言，護理師幾乎是24小時守候在病床旁，給予照護和精神上的協助，因此護理師可以說是最能夠提供患者情報的醫療人員。也因為這一點，和醫師、營養管理師等人緊密而靈活的合作，就成為護理師在營養管理上相當重要的一項職責。

　　在內容上，本書針對護理師以及接受護理學教育的學生進行編輯，無論是在學學生或已畢業者，相信都能夠運用本書學習到營養管理。除了提供各位讀者專業知識之外，相信在和其他醫療專業領域人員進行溝通時，本書也能夠給予各種協助。

武田英二

CONTENTS

第3章 營養素的消化、吸收、代謝

CONTENTS

第4章　各種發育階段所需要的營養

CONTENTS

第7章 各種病狀的營養管理

CONTENTS

小專欄　CONTENTS

第1章

營養管理的意義

本章的內容　　**1. 營養學和營養管理**

學 習 目 標　　· 了解什麼是「營養」，並且了解5種營養素。
　　　　　　　　· 透過生活習慣病的增加、住院患者的營養不良等
　　　　　　　　　社會背景，了解營養管理的重要性。
　　　　　　　　· 了解「以團隊醫療的方式進行營養管理」的意義。

1 營養學和營養管理

1 營養和營養學

所謂的營養，是指從體外攝取維持生命不可或缺的物質，並且利用這些物質進行發育、成長，以及維持生命的活動。維持生命所不可或缺的物質被稱為**營養素**，人類則是從食物中獲取營養素。營養素的種類包含了**醣類、蛋白質、脂質、礦物質、維他命**。

研究營養素在體內的作用，以及營養素在維持生命和疾病的發生、治療上關連性的學問，則被稱之為營養學。

如何將隨著營養學的進步所證實的現象和知識運用在臨床上，是營養學十分重要的目的。

2 與日俱增的生活習慣病，以及住院患者營養不良案例的增加

使營養狀態維持在適當情況下的營養管理，近年來再度獲得重視。營養管理之所以重獲青睞，和**生活習慣病的增加**、**住院患者的營養不良**等背景有著密切的關聯性，除此之外，這兩種現象所導致的醫療費用驟增的問題，也是相當重要的因素之一。

糖尿病、高脂血症、高血壓等生活習慣病的發病和疾病發展，都與**遺傳因素和生活習慣**有關。在這兩種因素中，又以**飲食生活**，換句話說就是「營養素的攝取過度」，或者是「營養素攝取不平衡」，和生活習慣病的關係最為密切。一般而言，即使患者具備生活習慣病相關的遺傳因素，只要進行飲食生活的控制，一樣能夠達到預防疾病發作的目的。除此之外，如果是遇到疾病已經發作的場合，飲食生活的控制也能夠成為一種十分有效的治療方法。也就是說，醫療人員指導患者正確的飲食生活，患者本人也確實遵守和執行時，就能夠達到預防和治療生活習慣病的目標。

「生活習慣病」這種疾病，常被稱為是一種反映出「衣食無缺的時代」的疾病。然而，在另一方面，30～55％的住院患者卻有著營養不良的問題存在，或者是被認為可能有著發

生活習慣病

糖尿病、高脂血症、高血壓等的生活習慣病，是引起動脈硬化的風險因子之一。動脈硬化則是腦梗塞、心肌梗塞的風險因子。飲食生活和生活習慣，都和這些疾病的發病有著密切的關聯性。

生營養不良的潛在危險。之所以會發生上述這些現象，營養管理上的疏忽可以說是最直接的原因。當患者的營養狀態不佳時，不但會使原發疾病的治療進展受到延遲，進一步更會造成感染症、肌肉的衰弱、傷口難以痊癒等併發症。整個結果將會使患者的住院期間延長，進而增加醫療費用。除了醫療費用的增加外，嚴重者甚至可能會造成死亡。從相反的角度來看，只要妥善進行營養管理，就能夠促進原發疾病的治癒，減少併發症，並且縮短患者的住院時間。

營養管理除了是維持健康，以及預防和治療疾病上所不可或缺的要素外，也和醫療費用的減輕具有關連性。

3 團隊醫療的必要性

患者的營養管理雖然必須由醫師負責整合，但由於醫師幾乎沒有接受任何營養學相關的教育，因此單憑醫師一人，往往難以實踐營養管理的目的。由各種專業人員組成的醫療小組，以便有效率地進行營養管理的「**營養支持小組 (Nutrition Support Team：NST)**」，就是有鑑於這個問題而設立的，設立有營養支持小組的醫療單位也在急速的增加中。

NST是由醫師、營養管理師、藥劑師、護理師等專業人員所組成的小隊。在小隊中，所有的成員都具備有基本的營養管理知識和技術，並且負責能夠發揮自己專業領域的職務。

❶ 醫師的角色

以診斷和治療為首，負責營養管理全體的整合工作。營養管理計畫、營養補給方法的決定、預防經靜脈營養法和經腸營養法可能引起的併發症等等，也都是醫師的負責範圍。

❷ 營養管理師的角色

身為飲食和營養專家的營養管理師，是整個NST團隊的中心成員。營養管理師負責的範圍非常廣泛，主要包括了患者營養狀態的評估、菜單製作、經腸營養劑的選擇、患者的飲食指導等等。

❸ 藥劑師的角色

NST

NST誕生於1970年代的美國。在當時，曾有研究報告指出許多住院患者處於營養不良的狀態，這些患者的恢復速度不但較慢，死亡率、併發症發生率也都有上升的現象。為了解決這個問題，決定採取以團隊的方式進行營養管理，因而創設了NST。隨後NST在歐美不斷地普及，日本則是在近年才開始急速地普及開來。

營養補給方法

除了經口攝取之外，經腸營養法和經靜脈營養法也都是營養補給方法的一種。所謂的經腸營養法，是在胃部或腸道中設置導管，再投予營養劑的方法。經靜脈營養法則是在末梢靜脈或中心靜脈處設置導管，再投予營養劑的方法。詳細介紹請各位參照第6章96頁。

主要負責經靜脈營養法。經靜脈營養劑的選擇、調劑、衛生管理、服藥指導等等，都是藥劑師的工作。

❹護理師的角色

護理師是與患者接觸時間最長的成員，因此是擔負著將營養管理相關的患者情報提供給其他成員的重責大任。護理師需要提供的情報包括：①攝取的食物量多寡，②對於飲食是否有偏好，③是否能夠攝食、吞嚥，④飲食型態是否適當，⑤是否能夠順利的進食，⑥對各餐之間點心的需求等──各種情報。除了提供患者情報之外，為了讓用餐更快樂而美味，環境的整備也是護理師重要的職責範圍。

若遇到患者需要接受經腸營養法，或者是必須接受經靜脈營養法的場合時，營養路徑的管理和併發症的預防也都是護理師的責任。

第2章

營養素的種類和作用

本章的內容
1. 營養素的種類
2. 各大營養素的種類和主要的作用
3. 營養素和身體的組成成分
4. 食品中所含的營養素
5. 保健機能食品

學 習 目 標
· 了解三大營養素和五大營養素的種類。
· 了解碳水化合物、蛋白質、脂質、維他命、礦物質的種
　類和其作用。
· 能夠說明碳水化合物中包含了醣類和膳食纖維。
· 了解組成蛋白質的胺基酸有20種,並且了解胺基酸又分
　為非必須胺基酸和必須胺基酸
· 了解維他命可以分為水溶性維他命和脂溶性維他命,並
　且了解各種維他命的生理作用、缺乏症、過剩症。
· 了解主要礦物質的生理作用、缺乏症、過剩症。

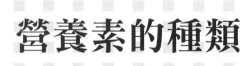

營養素的種類

　　藉由攝取食物，我們才能夠構成身體，並且維持生命和進行各項身體活動。食物中含有各式各樣的成份，其中對於生物體而言不可或缺的食物成分則被稱為營養素。現在被認為是營養素的食物成分共有5種，分別是**醣類、蛋白質、脂質、維他命和礦物質**。

　　在營養素中，作為組成身體成分和能量來源的醣類、蛋白質、脂質又被稱為**三大營養素**。三大營養素再加上攝取量雖然較少，對人體卻是不可或缺的維他命、礦物質後，就是**五大營養素**。

　　除了上述的五大營養素之外，**膳食纖維和水份**對生物體而言，也都是非常重要的營養素。**(圖1)**

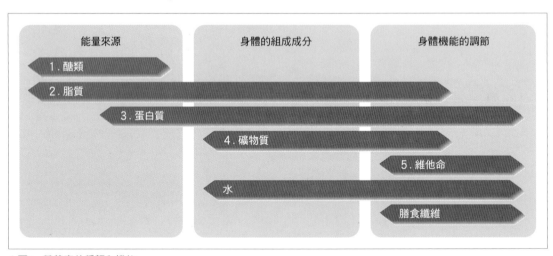

▲圖1　營養素的種類和機能

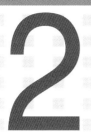

2 各大營養素的種類和主要的作用

1 碳水化合物

A. 碳水化合物的種類

碳水化合物主要可細分為**醣類**和**膳食纖維**兩大類(**表1**)。

❶醣類

醣類主要是由碳(C)、氫(H)、氧(O)原子所組成，是一種化合物。醣類中，無法再進行分解的最小單位被稱為**單醣**，少量單醣分子(約2～10個)結合後的形態則稱為**寡醣**，大量單醣分子結合後的形態則稱為**多醣**。

Ⓐ單醣

若以官能基對單醣進行分類，含有醛基(-CHO)者被稱為**醛醣**(Aldose)，含有酮基者則被稱為**酮醣**(Ketose)。醛醣包括核醣(Ribose)、葡萄糖(Glucose)、甘露糖(Mannose)、半乳糖(Galactose)等種類，酮醣則包含了木糖(Xylose)、果糖(Fructose)等種類。

生物體內各種主要的機能，則是由**葡萄糖**負責參與。

Ⓑ寡醣

由兩個單醣分子結合的醣類被稱為雙醣，三個單醣分子結合者則稱為三醣，以此類推。

Note

官能基

許多化合物分子中都會出現的相同原子團被稱為「基」，在許多種「基」中，能夠決定化學性質的則稱為「官能基」。除了本文中介紹的醛基、酮基之外，尚有胺基、羥基、羧基、乙醯基、苯基等種類存在。

葡萄糖和果糖的結構

醛醣　　　　　酮醣

```
      CHO              CH2OH
   H—C—OH            C=O
  HO—C—H           HO—C—H
   H—C—OH           H—C—OH
   H—C—OH           H—C—OH
      CH2OH            CH2OH
   D-葡萄糖          D-果糖
```

▼表1　碳水化合物的種類

醣類	單醣	葡萄糖(Glucose)、果糖(Fructose)、半乳糖、甘露糖
	寡醣	蔗糖(Sucrose)、乳糖(Lactose)、麥芽糖(Maltose)
	多醣	醣原、澱粉
膳食纖維 (　)中為含有膳食纖維的食品	非水溶性	纖維素(cellulose，穀類、蔬菜、豆類)、半纖維素(hemicellulose，穀類、蔬菜、豆類)、木質素(lignin，可可豆、豆類、糠)、甲殼素(chitin，蝦蟹類的甲殼)、菊糖(inulin，胡蘿蔔、牛蒡)、聚葡萄醣(glucan，菇類)、非水溶性果膠（蔬菜、水果）
	水溶性	水溶性果膠(蔬菜、水果)、葡甘露聚醣(glucomannan，蒟蒻薯)、藻酸(alginate，昆布、阿拉美[譯註：Arame，日本的一種褐藻])、寒天(瓊脂)、華豆膠(Guar Gum，豆科植物的樹皮)

雙醣的種類眾多，例如：①由兩個葡萄糖分子所組成的麥芽糖(Maltose)，②由葡萄糖分子和半乳糖分子所組成的乳糖(Lactose)，③由葡萄糖和果糖所組成的蔗糖(Sucrose)。

ⓒ 多醣

由單一種單醣所組合而成的多醣稱為**同質多醣**(homopolysaccharide)，由兩種以上的單醣結合而成的多醣則稱為**異質多醣(heteropolysaccharides)**。澱粉、醣元、纖維素等皆屬於同元多醣，都是由葡萄糖所構成。異質多醣則包括了由葡萄糖和甘露糖所組成的葡甘露聚醣，此外尚有許多種異質多醣存在。

我們平時攝取最多的醣類，就是米飯或麵包中所含有的**澱粉**。這裡要特別提醒各位的，纖維素和葡甘露聚醣兩者在分類上是屬於膳食纖維。

❷ 膳食纖維

膳食纖維在構造上雖然和多醣屬於同一類，但是並無法被消化酵素所分解，因此可以說是和其他的多醣類有很大的差異。膳食纖維可以再細分為非水溶性膳食纖維和水溶性膳食纖維兩大類。

B. 碳水化合物的作用

❶ 醣類的作用

醣類最重要的作用是作為生物體的**能量來源**。**每1g醣類能夠在體內產生約4kcal**的能量。

從食物中攝取的澱粉類，會先在消化道中分解為葡萄糖後再吸收進體內，隨後再透過**糖解路徑**和**TCA循環**產生能量。蛋白質和脂質雖然也能夠作為能量來源使用，不過還是以醣類最容易被代謝為能量。

當攝取大量葡萄糖後，葡萄糖會被合成為**醣原**(或稱肝醣)，並且儲存在肝臟或肌肉之中。等到缺乏葡萄糖時，醣原會再一次被分解成葡萄糖，以供給腦部或紅血球能量。當肝臟或肌肉中的醣原儲存量超過飽和時，醣原會被合成為**中性脂肪**，並且儲存在脂肪組織內。

❷ 膳食纖維的作用

在過去，膳食纖維被認為不具有營養上的意義，但是在近年來其作用效果逐漸獲得證實，現在已逐漸被人稱為**第六種營養素**了。

膳食纖維主要具有下列幾種作用和特徵。

醣解路徑

葡萄糖在分解後產生乳酸和丙酮酸的過程被稱為**無氧醣解路徑**。丙酮酸通過粒線體外膜後，將會轉換成乙醯輔酶A，再透過TCA循環產生能量(ATP，也就是三磷酸腺苷)，由於這段過程需要氧氣參與，因而被稱為**有氧醣解路徑**。詳細說明請各位讀者參照第53～55頁。

TCA循環

所謂的TCA循環，是指藉由醣類、脂肪、蛋白質的分解，並且有效率地產生能量(ATP)的一連串化學反應。TCA循環也被稱為**檸檬酸循環**。詳細說明請各位讀者參照第55頁。

- 膳食纖維吸收水份後體積會增加，結果會造成：①胃部內容物增大，填補空腹感，進一步抑制飲食過剩，②增加排便量，使排便更加順暢。
- 水溶性膳食纖維溶於水後會形成膠質，混入膠質中的營養素無論是在消化上還是在吸收上，都會受到抑制或延遲的影響。營養素消化吸收的抑制和延遲，結果就會使血糖或血清鈉濃度、血清膽固醇濃度的上升受到抑制，因此可以期待膳食纖維在預防高血壓、糖尿病、高脂血症等疾病上的預防效果。
- 對於大腸中的比菲德氏菌(Bifidobacterium)等益菌，膳食纖維具有促進其生長的效果，同時具有減少有害菌種的作用，可以使腸內菌落和腸內環境維持在良好的狀態下。

2 蛋白質

A. 蛋白質的種類

蛋白質是複數**胺基酸**以**胜肽鍵**所結合成的聚合物。蛋白質是由碳(C)、氫(H)、氧(O)、氮(N)、硫(S)等原子所組成，其中的**氮原子**是醣類和脂質所沒有的，可以說是蛋白質的特徵之一。

胺基酸是碳原子和**胺基**(-NH₂)以及**羧基**(-COOH)結合後，再加上**氫原子**和**支鏈**(R基)後所形成。支鏈的部份會隨著胺基酸的種類不同而跟著變化，**表2**中已經將各種支鏈的性質做了統整。

構成蛋白質的胺基酸一共有20種，蛋白質的種類則隨著組成胺基酸的種類、胺基酸結合數、結合順序而有不同。蛋白質的種類至少有10萬多種。在營養學上，胺基酸又被分為無法在生物體內自行合成，一定要從體外攝取的**必須胺基酸**，以及可以在體內自行合成的**非必須胺基酸**兩大類。

B. 蛋白質的作用

蛋白質在消化道中會被分解成胜肽或胺基酸，然後才能夠被吸收。胺基酸在體內會按照遺傳因子的命令，再度被合成為生物體所必須的蛋白質。

蛋白質除了是組成身體的主要成份之外，同時也具有許多不同的功能(請參照**表3**)。

❶ 生物體結構上的作用

蛋白質在骨骼、肌肉、結締組織等組織中負責作為支撐性

胜肽鍵

所謂的胜肽鍵(peptide bond)，是指兩個胺基酸之間形成的鍵結。兩個胺基酸的結合物稱為二肽(dipeptide)，三個胺基酸的結合物則稱為三肽(tripeptide)。當結合的胺基酸數在10～30之內時，稱為寡肽(oligopeptide)，若結合的胺基酸數超過30個以上，則稱為多肽(polypeptide)。蛋白質就是屬於多肽的一種。

胺基酸的一般結構式

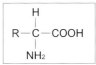

$$R-\underset{\underset{NH_2}{|}}{\overset{\overset{H}{|}}{C}}-COOH$$

R(支鏈部分)會隨著胺基酸的種類而發生變化。以甘氨酸(glycine)為例，R的部份就會是氫原子(H)。(請各位參照表2)

以型態來分類蛋白質

- **纖維蛋白**：纖維蛋白也被稱為結構性蛋白，在許多組成身體骨架(結構)的組織中都可以發現到。膠原蛋白、角蛋白、肌球蛋白、肌動蛋白等都屬於纖維蛋白。
- **球蛋白**：球蛋白也被稱為機能性蛋白，和生物體內的防禦機制等各種機能皆相關。絕大多數的蛋白質皆屬於球蛋白，例如酵素和賀爾蒙。

必須胺基酸
和非必須胺基酸

必須胺基酸：共有九個，分別
是苯丙胺酸(Phenylalanine)、
纈胺酸(Valine)、蘇胺
酸(Threonine)、色胺
酸(Tryptophan)、異亮
胺酸(Isoleucine)、亮胺
酸(Leucine)、甲硫胺酸
(Methionine)、賴胺酸
(Lysine)、組胺酸(Histidine)
非必須胺基酸：共十一個，
分別是甘胺酸(Glycine)、
丙胺酸(Alanine)、酪胺
酸(Tyrosine)、天門冬胺
酸(Aspartic acid)、天冬
醯胺(Asparagine)、榖
胺酸(Glutamic acid)、
榖氨醯胺(Glutamine)、
精胺酸(Arginine)、絲
胺酸(Serine)、半胱胺
酸(Cysteine)、脯胺酸
(Proline)。

▲表2　胺基酸的種類(紅色字體為必須胺基酸)

	縮寫、簡寫	結構式	分子量
1. 支鏈較單純的胺基酸 (標示有 * 記號者為支鏈胺基酸)			
甘胺酸Glycine	Gly [G]	$H-\overset{\overset{H}{\mid}}{\underset{\underset{NH_2}{\mid}}{C}}-COOH$	75
丙胺酸Alanine	Ala [A]	$CH_3-\overset{\overset{H}{\mid}}{\underset{\underset{NH_2}{\mid}}{C}}-COOH$	89
纈胺酸Valine *	Val [V]	$\overset{H_3C}{\underset{H_3C}{>}}CH-\overset{\overset{H}{\mid}}{\underset{\underset{NH_2}{\mid}}{C}}-COOH$	117
亮胺酸Leucine *	Leu [L]	$\overset{H_3C}{\underset{H_3C}{>}}CH-CH_2-\overset{\overset{H}{\mid}}{\underset{\underset{NH_2}{\mid}}{C}}-COOH$	131
異亮胺酸Isoleucine *	Ile [I]	$\overset{CH_3-CH_2}{\underset{CH_3}{>}}CH-\overset{\overset{H}{\mid}}{\underset{\underset{NH_2}{\mid}}{C}}-COOH$	131
2. 含羥基 (-OH) 的胺基酸			
絲胺酸Serine	Ser [S]	$CH_2-\overset{\overset{H}{\mid}}{\underset{\underset{NH_2}{\mid}}{C}}-COOH$ (OH)	105
蘇胺酸Threonine	Thr [T]	$CH_3-\overset{\mid}{\underset{\underset{OH}{\mid}}{CH}}-\overset{\overset{H}{\mid}}{\underset{\underset{NH_2}{\mid}}{C}}-COOH$	119
酪胺酸 Tyrosine	Tyr [Y]	$HO-\bigcirc-CH_2-\overset{\overset{H}{\mid}}{\underset{\underset{NH_2}{\mid}}{C}}-COOH$	181
3. 含羧基的胺基酸			
半胱胺酸Cysteine	Cys [C]	$CH_2-\overset{\overset{H}{\mid}}{\underset{\underset{NH_2}{\mid}}{C}}-COOH$ (SH)	121
甲硫胺酸Methionine	Met [M]	$CH_2-CH_2-\overset{\overset{H}{\mid}}{\underset{\underset{NH_2}{\mid}}{C}}-COOH$ ($S-CH_3$)	149
4. 含有酸性基或其醯胺的胺基酸			
天門冬醯胺酸Asparagine	Asp [D]	$HOOC-CH_2-\overset{\overset{H}{\mid}}{\underset{\underset{NH_2}{\mid}}{C}}-COOH$	133
天門冬胺酸Aspartic acid	Asn [N]	$H_2N-\overset{\mid}{\underset{\underset{O}{\parallel}}{C}}-CH_2-\overset{\overset{H}{\mid}}{\underset{\underset{NH_2}{\mid}}{C}}-COOH$	132
榖胺酸Glutamic acid	Glu [E]	$HOOC-CH_2-CH_2-\overset{\overset{H}{\mid}}{\underset{\underset{NH_2}{\mid}}{C}}-COOH$	147

穀氨醯胺 Glutamine	Glu [Q]	$H_2N-\overset{\parallel}{\underset{O}{C}}-CH_2-CH_2-\overset{H}{\underset{NH_2}{C}}-COOH$	146
5.含鹼性基的胺基酸			
精胺酸 Arginine	Arg [R]	$H-\overset{}{\underset{\overset{C=NH}{\underset{NH_2}{|}}}{N}}-CH_2-CH_2-CH_2-\overset{H}{\underset{NH_2}{C}}-COOH$	174
賴胺酸 Lysine	Lys [K]	$CH_2-CH_2-CH_2-CH_2-\overset{H}{\underset{NH_2}{C}}-COOH$	146
組胺酸 Histidine	His [H]	$-CH_2-\overset{H}{\underset{NH_2}{C}}-COOH$ (咪唑環 HN N)	155
6.含芳香環的胺基酸			
苯丙胺酸 Phenylalanine	Phe [F]	$\bigcirc-CH_2-\overset{H}{\underset{NH_2}{C}}-COOH$	165
酪胺酸 Tyrosine	Tyr [Y]	請參考「2.含羥基 (-OH) 的胺基酸」	
色胺酸 Tryptophan	Trp [W]	$-CH_2-\overset{H}{\underset{NH_2}{C}}-COOH$ (吲哚環)	204
7.亞胺基酸 (Imino acid)			
脯胺酸 Proline	Pro [P]	(吡咯烷) $-COOH$	115

▼表3　以蛋白質在生物體內的功能進行分類

維持生物體的構造和型態	膠原蛋白、角蛋白、肌球蛋白、肌動蛋白
酵素 (化學反應的觸媒)	胃蛋白酶、α澱粉酶
輸送	血紅素、運鐵蛋白
生物體內防禦機制	免疫球蛋白、干擾素、凝血酶、纖維蛋白原
維持恆定性 (荷爾蒙)	胰島素、成長激素、濾泡刺激荷爾蒙、昇糖素、腎上腺皮質刺激荷爾蒙

的物質，可以維持生物體的結構和型態。**膠原蛋白、角蛋白(keratin)、肌球蛋白(Myosin)、肌動蛋白(Actin)**等等，都是具備結構性作用的蛋白。

　　膠原蛋白佔了身體所有蛋白質質量的1/3，在腱、韌帶、皮膚等結締組織中都分佈有大量的膠原蛋白。除此之外，當鈣、磷、鎂沉澱在膠原蛋白內後，則會形成堅固的骨骼。角蛋白則是表皮、毛髮、指甲的主要成份。肌球蛋白和肌動蛋白負責構成肌肉，並且參與肌肉的收縮作用。

❷生物體機能面的作用

Ⓐ化學反應的觸媒

　　幾乎生物體內所有的化學反應中，蛋白質都扮演了觸媒的角色。具有觸媒作用的蛋白質被稱為**酵素**。生物體在各種酵素(enzyme)的作用下，才能夠順利進行複雜的化學反應，並且維持生命活動。

Ⓑ輸送

　　蛋白質能夠輸送氧氣或營養素等物質，其中輸送氧氣的蛋白質被稱為血紅素，輸送脂質的稱為**脂蛋白(Lipoprotein)**，輸送鐵的則稱為**運鐵蛋白(transferrin)**。

Ⓒ生物體防禦機能

　　免疫球蛋白(immunoglobulin)和**干擾素(interferon)**等等蛋白質，負責防禦細菌或病毒感染，**凝血酶、纖維蛋白原**等蛋白質則能夠使血液凝固，防止出血。

Ⓓ維持恆定性

　　蛋白質中的胜肽類賀爾蒙(peptide hormone)，具有維持生物體內恆定性的作用。胜肽類賀爾蒙種類眾多，**胰島素、成長激素、濾泡刺激賀爾蒙、昇糖素、腎上腺皮質刺激賀爾蒙**等皆屬於胜肽類賀爾蒙。

營養性水腫

　　當蛋白質的攝取量下降，造成血漿中蛋白質減少時，血漿膠體的滲透壓就會下降。血漿膠體滲透壓下降的結果，將會使血液中的水份流入組織之間，進而產生水腫。此時觀察到的水腫，被稱為營養性水腫。

Ⓔ調節水份移動

　　蛋白質是一種高分子，因此無法直接通過細胞膜。這樣的性質，使得蛋白質對細胞膜產生了滲透壓，進而達到調節細胞間水份流動的效果。以血漿蛋白質為例，由於無法通過細胞間隙，血漿蛋白會停留在血管內，使得血漿被濃縮。在血漿被濃縮的作用下，當細胞從血液中移動到水中時，就需要有一定的滲透壓比率。

Ⓕ維持酸鹼基的平衡

　　人體中血液、體液的酸鹼值(pH)幾乎都維持在7.4。蛋白質具有緩衝作用，能夠防止pH急速地發生變化。

酸鹼基平衡

　　所謂的酸鹼基平衡，是一種維持血液和體液中氫離子濃度恆定性的機制。血液pH下降的狀態被稱為**酸中毒**，pH上升的狀態則稱為**鹼中毒**。

❸能量來源

　　每公克蛋白質在生物體內可以產生4kcal的能量。當作為能量來源的醣類或脂質的攝取量減少時，體內蛋白質的合成就會暫緩，改作為能量來源使用。

3 脂質

A. 脂質的種類

所謂的脂質，是指所有幾乎不溶於水，並且可以溶解於脂溶性溶媒(苯酚、三氯甲烷)的物質的總稱。脂質在種類上可以分為三大類，分別是**簡單脂質**(Simple Lipid)、**複脂質**(Compound lipid)、**衍脂質**(Derived Lipid)(表4)。這三類脂質的基本組成因子都是**脂肪酸**。

❶脂肪酸

脂肪酸是碳氫基(C-H)加上羧基(-COOH)後的化合物。脂肪酸中的碳氫基以雙鍵結合者，被稱為**不飽和脂肪酸**，相反地，不具雙鍵者則稱為**飽和脂肪酸**(表5)。

在不飽和脂肪酸中，只有一個碳氫基是以雙鍵結合者被稱為**單元不飽和脂肪酸**，具有兩個以上碳氫基雙鍵結合者則稱為**多元不飽和脂肪酸**。多元不飽和脂肪酸無法由生物體自行合成，所以必須從體外攝取，所以也被稱為**必須脂肪酸**。

各種脂肪酸的理想攝取比例分別是：飽和脂肪酸：單元不飽和脂肪酸：多元不飽和脂肪酸=3：4：3。除此之外，多元不飽和脂肪酸又分為**n-3不飽和脂肪酸和n-6不飽和脂肪酸**兩種系列，其攝取比例則以1：4最為理想。

❷簡單脂質

Ⓐ中性脂肪

中性脂肪是由甘油(具有3個氫氧基的乙醇)和脂肪酸以**酯鍵**連結而成，含有三個脂肪酸者稱為三酸甘油

▼表4　脂質的種類

簡單脂質	中性脂肪、膽固醇
複脂質	磷脂質、糖脂質、磷蛋白
衍脂質	膽固醇、長鏈脂肪酸

▼表5　脂肪酸的種類　( )內為含有該脂肪酸的食品標示　＊記號者為必須脂肪酸

飽和脂肪酸	酪酸(奶油、椰子油)、己酸(奶油、椰子油)、辛酸(奶油、椰子油)、癸酸(奶油、椰子油)、月桂酸(奶油、椰子油)、肉豆蔻酸(奶油、椰子油、花生油)、棕櫚酸(動植物油)、硬脂酸(動植物油)、花生酸(花生油、棉籽油)
不飽和脂肪酸 單元不飽和脂肪酸	十六碳單烯酸(魚油、鯨魚油)、油酸(動植物油)
多元不飽和脂肪酸	亞麻油酸＊n-6(玉米油、大豆油)、α-次亞麻油酸＊n-3(紫蘇油)、γ-次亞麻油酸＊n-6(月見草油、母乳)、花生四烯酸＊n-6(魚油、肝油)、二十碳五烯酸(EPA)＊n-3(魚油)、二十二碳六烯酸(DHA)＊n-3(魚油)

n-3不飽和脂肪酸和n-6不飽和脂肪酸

　　n-3和n-6中的數字「3」和「6」，是用來表示從甲基端(末端的)算過來，碳氫基上第一個雙鍵的位置在第幾個碳上。舉例來說，第一個碳標示為n，第二個則標示為n-1，當第一個雙鍵位在n-2的碳原子和n-3的碳原子之間時，則稱之為「n-3」不飽和脂肪酸。如果雙鍵位在n-5的碳原子和n-6的碳原子之間時，則稱之為「n-6」不飽和脂肪酸。

例：亞油酸的化學結構式

所謂的酯鍵，是指氫氧基(-OH)和羧基(-COOH)之間結合後去掉一個水分子(H_2O)後所產生的-O-CO-鍵結。甘油($C_3H_5(OH)_3$)的三個氫氧基(-OH)，在和脂肪酸$CnHmCOOH$的羧基(-COOH)以酯鍵結合並且去掉水分子後，就形成了三酸甘油酯。

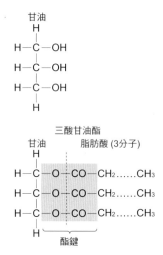

膽固醇

一般情況下，每天可以從食物中獲取到0.3～0.5g的膽固醇，體內的肝臟每天則約可以生成1g的膽固醇。

酯(triglyceride)，含有兩個脂肪酸者則稱為甘油二酯(diglyceride)，只有一個脂肪酸者稱為甘油一酸酯(monoglyceride)。絕大多數的中性脂肪都是屬於**三酸甘油酯**。

食品中含有的脂質絕大多數都是屬於中性脂肪，不過隨著結合的脂肪酸不同，各種中性脂肪的營養價值和作用也不同。人體也能夠利用醣類和蛋白質合成中性脂肪，儲藏在脂肪組織中作為儲備能量使用。

Ⓑ膽固醇酯

膽固醇酯是指膽固醇中其中一個氫氧基和長鏈脂肪酸以酯鍵的形式結合而成的物質。

❸複脂質
Ⓐ磷脂質

磷脂質的組成成分中含有脂肪酸和磷酸。除此之外，大多數的磷脂質都含有氮化物。磷脂質同時具備疏水性和親水性兩種性質，是細胞膜的主要組成成分。

Ⓑ糖脂質

糖脂質是由脂肪酸和醣類所組成，人體的腦部和各種臟器都含有糖脂質。糖脂質和細胞的分化和發生等作用也都有關連。

Ⓒ磷蛋白

磷蛋白是由中心部的中性脂肪和膽固醇，以及位在四周的磷脂質和蛋白質所構成。中性脂肪由於不溶於水，在血液中必須以磷蛋白的形式存在，才能溶解在血液中並且進行搬運。

❹衍脂質

衍脂質是簡單脂質和複脂質水解後的產物，具有不溶於水的性質。長鏈脂肪酸、膽固醇等都屬於衍脂質。

B. 脂質的作用

❶能量來源

脂質最重要的功能就是作為能量來源，**每公克脂肪能夠產生約9kcal**的能量。每公克醣類和蛋白質產生的能量約為4kcal，因此脂質產生的能量幾乎是兩者的兩倍以上。當人體攝取的能量高於消費的能量時，能量會以中性脂肪的形式

儲存在皮下脂肪、腹腔內、內臟周圍等脂肪組織中。

　　脂質中主要是以簡單脂質(中性脂肪)做為能量來源使用，衍脂質不會產生能量。

❷身體的組成成分

　　磷脂質、糖脂質、膽固醇等脂質，都是組成細胞膜的主要成份。除此之外，磷脂質和糖脂質也是腦部、神經、肝臟等部位的組成成分。

❸固醇類化合物的合成

　　膽固醇可以作為性賀爾蒙(雌激素或雄激素等激素)、腎上腺皮質賀爾蒙、維他命D、膽汁酸等固醇類的材料。

❹脂溶性維他命的供給源

　　脂質可以作為脂溶性維他命的溶媒，進而提供生物體脂溶性維他命。

4 維他命

A. 維他命的種類

　　維他命被定義為：「在維持生命上具有重要的作用，而且無法在體內合成，亦或者是體內的合成量不足，必須從體外攝取的有機物」。

　　根據化學性質上的不同，維他命又可以分為**脂溶性維他命**和**水溶性維他命**兩大類(請參照第16頁**表6**)。

B. 維他命的作用

　　脂溶性維他命主要的作用在於維持生理機能的正常，水溶性維他命主要則作為體內的輔酶(coenzyme)，在醣類代謝、蛋白質代謝、脂質代謝中都是不可或缺的。維他命並不會被身體用作能量來源或身體的組成成分。

❶脂溶性維他命
Ⓐ維他命A

　　從黃綠色蔬菜中可以攝取到**維他命A原**(α-胡蘿蔔素、β-胡蘿蔔素)，從動物性食品中則可以攝取到**維他命A酯**。維他命A原和維他命A酯在體內會被轉換成維他命A。

**脂溶性維他命
和水溶性維他命**

　　脂溶性維他命攝取過多時會在體內堆積，可能會導致維他命過剩症，因此在攝取營養補給品時應該要特別注意。水溶性維他命即使攝取過多，也能夠排泄到尿液中，因此不會引發過剩症。

維他命A原

　　維他命A原是維他命A的前驅物，也就是轉換成維他命A之前的物質。物質在體內的代謝過程中，在代謝產物前一個階段的物質被稱為「前驅物(前驅物質)」，該前驅物會冠上「pro-(代表"前一個"的含意)」的字首。

酯

　　乙醇和酸脫水縮合後所生成的化合物皆總稱為「酯」。酯類加水分解後會產生乙醇和酸。

▼表6　維他命的種類、作用、缺乏症、過剩症

	種類	生理作用	缺乏症	過剩症
脂溶性維他命	維他命A	和上皮、器官、臟器的成長和分化有關。維持視覺機能	夜盲症、結膜乾燥症、成長抑制	噁心、嘔吐、肝腫大、導致胎兒畸形
	維他命D	促進鈣和磷的吸收。	胸傴症、軟骨症、骨骼疏鬆症	高鈣血症、腎功能障礙、軟骨組織的鈣化
	維他命E	抗氧化作用	早產兒、脂肪吸收障礙或遺傳性疾病所引起的溶血性貧血、神經症狀	無特別症狀
	維他命K	抗凝血因子的產生、骨骼代謝的促進	血液凝固障礙引起的出血傾向	幼兒的貧血性黃疸
水溶性維他命	維他命B$_1$	和醣類代謝、支鏈胺基酸代謝有關。維持中樞神經、末梢神經的機能。	代謝性酸中毒、腳氣病、高沙可夫症候群	
	維他命B$_2$	和胺基酸代謝、醣類代謝、脂質代謝相關。維持正常發育。和氧化還原反應相關。	妨礙成長、口炎、唇炎、舌炎、脂漏性皮膚炎	
	維他命B$_6$	和胺基酸代謝相關。產生神經訊息傳導物質。	皮膚炎、末梢神經炎	
	維他命B$_{12}$	支鏈胺基酸代謝、脂質代謝有關。維持中樞神經。和骨髓中的細胞分化有關。	惡性貧血、知覺異常、精神症狀	
	菸鹼酸	扮演氧化還原的輔酶的角色，和許多代謝皆有關連。也和細胞核內的轉錄活性化、抑制有關。	糙皮病(皮膚炎)、下痢、精神神經障礙	
	葉酸	維持造血機能。維持成長和懷孕。和胺基酸代謝也有關連。	巨紅血球性貧血	
	生物素	和糖質新生、脂肪酸合成、胺基酸代謝皆有關連。	皮膚炎、掉髮、神經症狀	
	維他命C	抗氧化作用。膠原蛋白的合成。	壞血病、傷口瘉癒緩慢	
	泛酸	和胺基酸、醣類、脂質代謝皆有關連。	容易疲勞、頭痛、噁心	

維他命A除了和視覺機能的維持有關之外，也和上皮、器官、臟器的分化和成長有關連性。

Ⓑ維他命D

維他命D分為維他命D$_2$和維他命D$_3$兩種。從食物中攝取的維他命D原(7-脫氫膽固醇和麥角固醇)在經過紫外線照射後，將會轉換成維他命D$_2$或維他命D$_3$。

維他命D在肝臟和腎臟氫氧基化後會轉換成活化態維他命D，進而促進腸道中鈣和磷的吸收。

Ⓒ維他命E

維他命E目前已知有8種同系物(homolog)存在，其中又以佔了體內維他命E約90%的 **α-生育醇**(α-Tocopherol)具有最高的生理活性。

維他命E具有抗氧化的作用，能夠防止組成細胞膜的脂質發生氧化或過氧化。當細胞膜發生氧化或過氧化時，細胞膜的機能就會下降，這被認為是引起老化或癌發等現象的原因之一。

D 維他命K

維他命K主要分為兩大類，一類是黃綠色蔬菜和植物油中所含有的維他命K_1(葉綠醌，phylloquinone)，另一類則是發酵食品中的維他命K_2(甲基萘醌，menaquinone)。維他命K_2也能夠透過體內的腸內細菌自行合成。維他命K對於凝血酵素原(prothrombin)等凝血因子的生成是不可或缺的。除此之外，維他命K也和骨骼代謝有關，能夠生成鈣結合性蛋白質。

❷ 水溶性維他命

A 維他命B_1

約有50%的維他命B_1存在於骨骼肌或心肌等肌肉中，肝臟、腎臟、腦部中也都含有維他命B_1。維他命B_1具有輔酶的效果，參與了醣類代謝、胺基酸代謝，也具有維持中樞神經、末梢神經機能的作用。

B 維他命B_2

維他命B_2和醣類代謝、胺基酸代謝、脂質代謝、氧化還原反應都具有關連性。除此之外維他命B_2也和生長激素的合成有關，能夠維持生長發育。

C 維他命B_6

以穀類為中心的各種食物都能夠攝取到維他命B_6，人體也能夠透過腸內細菌自行合成維他命B_6。維他命B_6和胺基酸代謝、神經訊息傳導物質的產生皆相關。

D 菸鹼酸

菸鹼酸是輔酶煙酰胺腺嘌呤二核苷酸(NAD)的前驅物質，也是菸酸和菸鹼的總稱。從胺基酸的色胺酸中，每60mg色胺酸能夠合成1mg菸酸。

菸鹼酸在體內會轉換為NAD，NAD以氧化還原酵素輔酶的身分參與眾多的代謝反應。

E 泛酸

許多食物中都含有泛酸，人體內的腸內細菌也能夠自行合成。泛酸是輔酶A(CoA)的重要組成成分，輔酶A則是醣類代謝、脂質代謝、胺基酸代謝過程中重要的輔酶。

F 生物素

許多食品中都含有生物素，人體內的腸內細菌也能夠自行合成。

N o t e

新生兒的特徵

接受母乳哺育的新生兒，在其腸內的各種細菌株中，比菲德氏菌將會處於優勢，並且因為不會生產維他命K的緣故，偶爾會引起顱內出血等症狀。為了防止這些症狀發生，會對新生兒投予維他命K。

維他命K和華法林的關係

維他命K和抗凝血劑華法林在化學結構上十分相似，因此維他命K可能會抑制華法林發揮作用。為了防止這個問題發生，投予華法林的過程中，禁止攝取含有大量維他命K的食品(例如納豆)。

維他命B_1缺乏症

當人體缺乏維他命B_1時，代謝系統將會停擺，乳酸和丙酮酸將會堆積在體內，進而引起酸中毒，這種現象被稱為乳酸中毒。以中心靜脈營養法對患者投予大量的醣類時，如果不一併投予維他命B_1，就可能會引起乳酸中毒，導致患者陷入危險的狀態中，必須特別小心和注意。

維他命B_6缺乏症

只要維持一般的飲食生活，幾乎不會發生維他命B_6缺乏症，不過在長期投予抗生素的情況下，由於腸內細菌合成維他命B_6的能力受到抑制，可能就會導致缺乏症的出現。

■ 維他命的發現

在五大營養素之中，維他命是最晚被發現的。醣類、脂質和蛋白質這三大營養素在19世紀前半就已經被發現了，然而維他命卻是進入到19世紀後半才開始為人所知。

在19世紀後半，腳氣病曾在日本大肆流行，當時曾被認為是某種感染症所導致的現象。當時的海軍軍醫高木兼寬發現到：只要將軍艦乘務員的飲食從和食改為西食，就能夠達到預防腳氣病的效果。另一方面，為了調查腳氣病，荷蘭生理學者愛克曼被派遣到了雅加達，他發現到：如果持續餵食家雞白米，就會產生和腳氣病類似的症狀，如果改以米糠餵食則能夠治療腳氣病。這份研究發表在1897年。

在這之後，世界中許多研究者開始著手研究米糠中所含有的未知營養素—抗腳氣因子。首位將這種未知的營養素從米糠中分離出來的，是波蘭的生化學者豐克。豐克在西元1911年成功地將這種有效成分結晶化，由於這種物質具有胺的性質，豐克因而將其命名為「Vital Amin(生命必須的胺)」。這個名稱後來就傳承給現在的維他命(Vitamin)。日本在西元1912年也由鈴木梅太郎成功地從米糠中分離、結晶化出抗腳氣成分，並且根據稻米在美國的學名「Oryza cativa」將這種物質命名為Oryzanin。

在往後的研究中，「生物體內的代謝調節所必須，生物體內卻又無法合成」的維他命不斷地為人所發現，近代營養學也因此獲得急速的發展。

📖 N o t e

維他命B12缺乏症

當胃部被摘除，無法分泌卡斯爾氏內因子時，由於維他命B12無法被吸收，可能會導致貧血等維他命B12的缺乏症狀。

生物素是羧化酶(carboxylase，一種酵素)的輔酶，是固碳作用和碳轉移反應上不可缺少的，糖質新生、脂肪酸的合成、胺基酸代謝等和生物素有關。

Ⓖ葉酸

許多食品中都含有葉酸，人體內的腸內細菌也能夠合成葉酸。葉酸主要和胺基酸代謝有關，除此之外也是維持造血機能(紅血球的生成)所不可或缺的。

Ⓗ維他命B12

動物性食品中含有維他命B12，不過植物性食品中則缺乏。人體吸收維他命B12的過程中，需要胃部分泌的卡斯爾氏內因子(Castle's intrinsic factor，糖蛋白的一種)進行參與。

葉酸代謝的過程中，維他命B12扮演著輔酶的角色，在胺基酸代謝、脂質代謝、骨髓內細胞分化(紅血球的生成)、中樞神經的維持上都扮演了重要的角色。

Ⓘ維他命C

相較於其他維他命，維他命C是屬於需求量較高的一種。維他命C具有抗氧化的作用，同時也是膠原蛋白合成酵素的輔助因子。除了上述的功能之外，也有研究報告指出維他命C能夠抑制致癌物質亞硝胺的生成，或者是促進消化道吸收鐵質。

5 礦物質(無機物)

A. 礦物質的種類

　　在組成生物體的各種元素中，氧、碳、氫、氮以外的元素被合稱為**礦物質**。氧、碳、氫、氮佔了約生物體總質量的96%，剩下的4%則是礦物質。

　　為了維持生命而必須不斷攝取的礦物質目前認為有16種，其中一天的攝取量高於100mg以上者稱為**巨量礦物質(macromineral)**，未滿100mg者則稱為**微量礦物質(micromineral)**(請參照**表7**)。

▼表7　主要礦物質的作用、缺乏症、過剩症

	種類	生理作用	缺乏症	過剩症
巨量礦物質	鈣(Ca)	骨骼和牙齒的主要成份。和神經刺激的傳導、肌肉的收縮、血液凝固、酵素反應皆有關	胸傴症、軟骨症、骨骼疏鬆症	尿路結石，礦物質吸收障礙
	磷(P)	骨骼、牙齒、細胞膜、ATP、輔酶的組成成分。和神經的機能維持、脂質的運送皆有關	缺乏能量、胸傴症、軟骨症	鈣吸收障礙、副甲狀腺機能亢進症、臟器鈣化
	鉀(K)	和能量代謝、細胞內外電位差的維持、細胞內外液滲透壓和pH的維持皆有關	肌力下降、知覺麻痺、腸道麻痺	心律不整、心跳停止
	鈉(Na)	調節血液的滲透壓、血液和細胞間質液的量、pH值。維持細胞內外電位差	全身倦怠感、痙攣	高血壓
	鎂(Mg)	鎂是許多酵素的輔助因子，和體溫的調節、神經的興奮、肌肉的收縮都有關	心臟疾病	────
微量礦物質	銅(Cu)	造血機能。和骨代謝、結締組織代謝有關	貧血、血球減少、適中性白血球減少、毛髮色素脫失、肌張力下降	噁心、嘔吐、下痢、黃疸
	鋅(Zn)	和蛋白質代謝、脂質代謝、醣類代謝、骨代謝有關	味覺障礙、傷口癒合緩慢、顏面或會陰部出現皮疹、口內炎、舌炎、脫毛、下痢、嘔吐、發熱	噁心、嘔吐、腹痛、下痢
	錳(Mn)	和脂質代謝、醣類代謝、骨代謝、生殖能力、免疫能力有關	發育障礙、血清膽固醇下降、血液凝固機能下降、皮膚炎、毛髮赤化	勃起機能障礙、無力、容易疲倦、水腫、肌肉疼痛、頭痛
	鉻(Cr)	和醣類代謝(耐醣因子)、膽固醇代謝、結締組織代謝、蛋白質代謝有關	醣耐受性下降、體重減少、呼吸商數下降、游離脂肪酸增加、代謝性意識障礙、氮平衡異常	噁心、嘔吐
	鉬(Mo)	和胺基酸代謝、尿酸代謝、硫酸、亞硫酸代謝有關。可促進鐵質的利用	心搏加快、呼吸急促、夜盲症、易刺激性、昏迷、方向知覺障礙	高尿酸血症(痛風)
	硒(Se)	抗氧化作用	肌肉疼痛、心肌症、易受感染、指甲根部變白	皮膚炎、脫毛、噁心、嘔吐

B. 礦物質的作用

❶巨量礦物質

Ⓐ鈣(Ca)

人體內的各種礦物質中,以鈣的含量最多。約有99%的鈣是用於組成骨骼和牙齒的主要成份,剩下約1%則是存在於細胞內,約有0.1%存在於血液中。

細胞內和血液中的鈣,主要和神經刺激的傳導、肌肉的收縮、血液凝固、酵素反應、體液pH的調節等有關。

Ⓑ磷(P)

磷是人體所含礦物質中第二多的,僅次於鈣,所有的組織和細胞中都含有磷。大部分的磷是用於構成骨骼、牙齒、細胞膜(磷脂質)。除此之外,磷也是核酸、高能磷酸化合物(**三磷酸腺苷:ATP**)、輔酶的組成成分,腦和神經機能的維持、醣解路徑等物質代謝,以及脂質的運輸、肌肉的收縮、賀爾蒙的分泌等多種機能,也都和磷有關。

磷的供給來源

磷除了能夠從食品中獲得之外,近年來也被用作食品添加物。由於磷常被用作食品添加物,比起缺乏症,更應該注意過剩症的發生。

Ⓒ鉀(K)

98%的鉀存在於細胞內,2%則存在於細胞外液中。能量代謝、細胞膜的輸送、細胞內外的電位差維持(神經的訊息傳導、平滑肌和心肌的收縮等等)、細胞內液的滲透壓和pH的維持、酵素的活化等機能都和鉀有關。

鉀和鈉的攝取比例

曾有研究報告顯示出,比起缺乏鈉,鉀的攝取量減少時可能會造成高血壓,並且建議鈉和鉀的攝取比例應為2:1。

Ⓓ硫(S)

硫是含硫胺基酸(甲硫胺酸及半胱胺酸)的組成元素,蛋白質中也都含有硫。

Ⓔ氯(Cl)

約70%的氯存在於細胞外液中,另外有約30%則存在於細胞內液。氯離子(Cl^-)和碳酸氫離子(HCO_3^-)、鈉離子(Na^+)三者,具有調節滲透壓、細胞間質液量、pH的能力。氯同時也是組成胃酸(HCl)的成分。

Ⓕ鈉(Na)

50%的鈉存在於細胞外液中,40%存在於骨骼內,10%存在於細胞內液中。血漿中的鈉離子(Na^+)和氯離子(Cl^-)具有調節血漿滲透壓、血漿量和細胞間質液量、pH。除此之外,鈉離子也和維持細胞內外電位差、葡萄糖和胺基酸主動

運輸有關。

Ⓖ鎂(Mg)

約有60～65%的鎂存在於骨骼中，約27%存在於肌肉中，約6～7%存在於腦、腎臟、肝臟、肺等組織內，約有1%存在於細胞外液。約有300種以上的酵素以鎂作為輔助因子，醣解路徑、TCA循環、蛋白質和脂肪酸的合成等作用都和鎂有關。

除了上述的作用之外，體溫的調節、神經的興奮、肌肉的收縮、甲狀腺賀爾蒙的分泌、脂質代謝的改善也都和鎂有關。

❷微量礦物質

Ⓐ鐵(Fe)

約有2/3的鐵是以紅血球**血紅素**組成元素的身分存在，負責將氧氣搬運到各種組織中。肌肉的**肌紅蛋白**(**myoglobin**，蛋白質的一種)中也含有鐵，負責肌肉中氧氣的搬運。除此之外，鐵也是過氧化氫酶、細胞色素(粒線體的呼吸酵素)，和細胞的氧化反應有關。

在肝臟、脾臟、骨髓等部位中，鐵則是以和**運鐵蛋白**(**transferrin**，蛋白質的一種)結合的形式儲備在人體內，作為儲備鐵來使用。

Ⓑ銅(Cu)

約有50%的銅存在於肌肉中，約8～10%存在於肝臟中。氧化還原反應中作為觸媒的酵素、鐵代謝過程中將二價鐵轉換為三價鐵的酵素中，都含有銅。

Ⓒ鋅(Zn)

鋅廣泛地分布在體內各處，例如血液、肝臟、肌肉等處。200多種以上的酵素皆含有鋅，成長、中樞神經、免疫系統、味覺等感覺、皮膚、骨骼等部位的機能維持都和鋅有關。

Ⓓ錳(Mn)

約有25%的錳存在於骨骼中，是分布量最多的部位，肝臟、脾臟、腎臟中也都分布有大量的錳。錳是精氨酸酶(尿素合成系統中的酵素)、胜肽酶(胜肽分解酵素)等酵素的組成成分，以輔因子的角色發揮作用。

N o t e 📖

主動運輸

詳細說明請參照p45。

鐵的吸收率

相較於其他營養素，鐵的吸收率較低，血紅素鐵(heme)吸收率約為5%，非血紅素鐵則約為20～35%。

人體內的銅含量

成人體內大約含有100～150mg的銅。新生兒每公斤所含的銅量約為成人的七倍，這些銅是拿來成長發育用。等到發育至五歲時，體內的銅含量就會和成人相同。

碘的缺乏症

碘的缺乏症在其他國家十分常見，日本則因為日常生活中可以攝取到富含碘的海草類和魚介類，相關病例十分罕見。

ⓔ 碘(I)

約有70～80%的碘存在於甲狀腺中。碘是甲狀腺賀爾蒙的組成成分，主要和能量代謝、蛋白質的合成、骨骼形成、神經系統的發育等作用有關。

ⓕ 硒(Se)

人體內大部分的硒，都是以和蛋白質結合的型態存在。抗氧化是硒主要的作用。

ⓖ 鉬(Mo)

鉬是乙醛氧化脢(aldehyde oxidase)、黃嘌呤氧化酶(xanthine oxidase)等酵素的組成成分，能夠促進基質的氫氧化。

ⓗ 鈷(Co)

鈷是維他命B_{12}的組成成分，不過人體內的鈷約有85%並非維他命B_{12}的組成成分，其作用目前仍尚未釐清。

ⓘ 鉻(Cr)

鉻和醣類、蛋白質、脂質的代謝、結締組織的代謝有關。除此之外，鉻也具有增加胰島素作用、改善脂質代謝、改善免疫反應等作用。

6 水

生物體內所有的水份被合稱為**體液**。體液又可以分為**細胞內液**和**細胞外液**兩大類，細胞內液約佔體重的40%，細胞外液則約佔體重的20%。細胞外液又可以細分為**組織間質液**(約15%)和血管內的**血漿**(5%)(**圖2**)。

水可以作為各種物質的溶媒。也由於水的這種特質，生物體內所有的化學反應、營養素或廢物的運輸才能夠實行。除了上述的作用之外，水溫和體溫的調節(受熱後以無感蒸發的形式從皮膚蒸散)有關。

從飲料、食物、代謝水中皆能夠獲得水份，並且藉由尿液、糞便、無感蒸發等方式排泄。在健康狀態下，人體的水份攝取量和排泄量是相同的(**表8**)。如果攝取量和排泄量的平衡失調，就可能會導致水腫或脫水。

無感蒸發

所謂的無感蒸發，是指自我無法察覺，從皮膚和肺部排泄而出的水份。成人每天以無感蒸發的形式大約排泄掉900mL的水份。

代謝水

代謝水是體內燃燒營養素時產生的水份。成人每天大約會產生300mL的代謝水。

▼表8 成人的水份出納表 (表中為每天的進出量，單位mL)

■攝取量	・飲水：900～1400
	・食物中的水份：800
	・代謝水：300
	合計 2000～2500
■排泄量	・尿液：1000～1500
	・糞便：100
	・無感蒸發：900
	合計 2000～2500

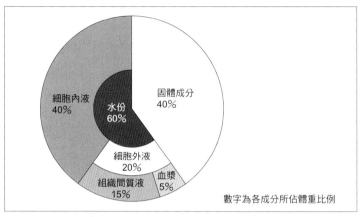

▲圖2 體內水份所佔的比例

(小專欄)

■ 多酚具有什麼效果？

近年來在五大營養素之外，有許多「對身體有益」的食物成分受到眾人矚目。其中最具代表性的，就是具有抗氧化作用的多酚(polyphenol)了。

多酚的「poly」是代表複數的字首，化學結構上具有複數酚性氫氧基的物質被總稱為多酚，其種類多達數千種以上。較著名的多酚為綠茶和紅酒中的兒茶素和單寧，蕎麥中所含的芸香素(Rutin)、大豆中所含的大豆異黃酮素(Isoflavone)、葡萄或藍莓中所含的花青素(anthocyanin)等。

幾乎所有的植物中都含有多酚。如果有人問說為什麼植物中幾乎都有多酚的話，答案是因為多酚的抗氧化作用能夠保護植物免於受到紫外線的傷害。植物雖然能夠利用太陽光進行光合作用，但是同時也受到了紫外線的照射，對植物也是有害的。多酚是植物為了生存所儲備在體內的物質。

以兔子和人類為實驗對象的研究中顯示，當動物攝取多酚時，多酚在體內可以發揮抑制各種氧化作用的效果。以人類為例，實驗數據顯示出紅酒中的多酚具有提高血液抗氧化的能力。除此之外在另一項以人類為對象的實驗報告也表示，飲用茶類後血液中的LDL膽固醇氧化現象受到了抑制，因此多酚在預防動脈硬化和氧化作用上相當受到期待。

上述這一類的報告雖然相當多，但仍然缺乏足夠的臨床實驗數據，多酚的在健康上的效果仍缺乏足夠的證據。多酚的抗氧化作用是透過什麼樣的形式改善生理機能，將是往後的研究中令人期待的。

3 營養素和身體的組成成分

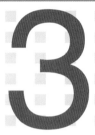

Note

巨量礦物質、微量礦物質

在組成生物體的元素中，氧、碳、氫、氮以外所有的元素皆總稱為礦物質。在這些礦物質中，每天攝取量超過100mg以上者稱為巨量礦物質，未滿100mg者則稱為微量礦物質。

我們的身體是由食物中所攝取的營養素，以及從營養素中所製造的成份所構成的。

體重的約60%來自於水份，剩下的40%則來自於脂質、蛋白質、醣類、礦物質。如果再詳細分析剩下的40%，其中脂質佔了20%，蛋白質佔了約15%，剩下則為醣類和礦物質(圖3)。

大約佔了體重40%的脂質、蛋白質、醣類、礦物質，如果從原子的等級進行分析，大約有90%是由碳、氫、氧、氮所構成，剩下約有10%為蓋、磷等巨量礦物質，以及鐵、鋅等微量礦物質(圖4)。氮只能從食物中的蛋白質獲得供給，碳、氧、氫主要則由醣類、脂質、蛋白質供給。

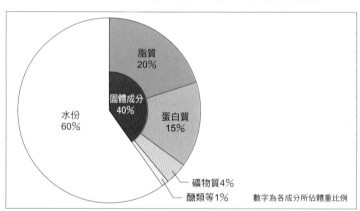

▲圖3　分子層級的組成成分

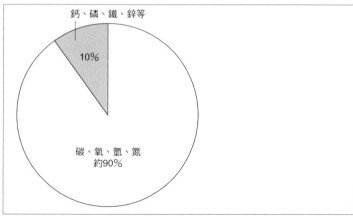

▲圖4　脂質、蛋白質、醣類、礦物質的原子層級組成成分

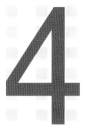

4 食品中含有的營養素

1 食品群

　　所謂的**食品群**，是為了確實地攝取身體所必須的所有營養素，因而根據食品中所含的營養素特徵，將食品分為數群的方法。食品群的分類方法眾多，例如將食品分為3群、4群、6群、18群。

❶三色食品群

　　根據食品所含的營養素成分，將食品分為紅、黃、綠三群(**表9**)。

❷四大食品群

　　為了彌補日本人容易缺乏的營養素，因而將牛乳和蛋定為第一群，其他食品則根據營養素的作用分為三大群(**表10**)。

❸六大類食品群

　　由日本厚生勞動省(編註：相當於台灣的衛生署)所設計的食品群。為了讓攝取的營養素更加均衡，因而根據營養素的種類將食品分為六大群(**表11**)。

❹18大食品群

　　食品成分表中使用的分類表。下一個項目中的「各食品群的營養學特徵」將會根據18大食品群進行解說。

▼表9　三色食品群

紅	魚、肉、豆類、乳製品、蛋	構成血液和肌肉。
黃	穀類、砂糖、油脂、根莖類	維持體溫和力量來源。
綠	黃綠色蔬菜、淺色蔬菜、海草、香菇	維持身體狀況。

▼表10　四大食品群

第1群	牛乳、乳製品、蛋	使營養更完整。
第2群	魚介類、肉類、豆類、豆製品	構成血液和肌肉。
第3群	黃綠色蔬菜、淺色蔬菜、水果、根莖類	維持身體狀況。
第4群	穀類、油脂、砂糖	維持體溫和力量來源。

N o t e

食品成分表

　　現在使用的食品成分表，是日本文部科學省(編註：相當於台灣的教育部)科學技術暨學術審議會資源調查分科會在報告中提出的「五訂增補日本食品標準成分表」(2005年)。本表最早發表在西元1950年，隨後又經歷了4次大規模的修訂，西元2005年的增訂版是目前最新的版本。

　　本表中記載了18種食品的成份，分別是穀類、根莖類和澱粉類、砂糖和甜味劑、豆類、種子類、蔬菜類、水果類、菇類、藻類、魚介類、肉類、蛋類、乳製品類、油脂類、甜點類、嗜好飲料、調味料和香料、加工食品類。

▼表11　六大食品群

第1群	魚、肉、蛋、大豆	主要作為良質蛋白質的供給來源。也可作為脂質、鈣、鐵、維他命類的供給來源。
第2群	牛乳、乳製品、可以連骨一起食用的魚類	主要作為鈣的供給來源。也可作為良質蛋白質、鐵、維他命類的供給來源。
第3群	黃綠色蔬菜	主要作為胡蘿蔔素的供給來源。也可作為維他命C、維他命B2、鈣等營養素的來源。
第4群	其他的蔬菜、水果	主要作為維他命C的供給來源。也可作為鈣、維他命B1、維他命B12等營養素的來源。
第5群	米、麵包、麵類、根莖類	醣類能量來源。根莖類也能夠提供維他命B1、維他命C。
第6群	油脂	油脂性能量來源。

2 各食品群的營養學特徵

A. 穀類

　　所謂的穀類，是指稻科植物結的種子，例如米、麥(大麥、小麥)、玉米、蕎麥、雜糧等等。穀類的主要成份為**澱粉**(約佔70%)，是主要的能量來源。除了澱粉之外，穀類也含有蛋白質(約10%)、脂質(約2%)、維他命、礦物質。

❶米澱粉的特性

　　在米所含的澱粉中，含有葡萄糖分子呈直線排列的**直鏈澱粉**，以及葡萄糖分子呈分支狀排列的**支鏈澱粉**，支鏈澱粉所佔比例越高，米的黏性就越高。直鏈澱粉和支鏈澱粉的比例，糯米為0：10、粳米為2：8、秈米為10：0。日本人平時的主食是以粳米為主。

❷小麥的蛋白質的特性

　　小麥中的蛋白質，大部分都是**麵筋(gluten)**。小麥粉加水後會產生黏性、彈性的現象，就是來自於麵筋的作用，並且根據麵筋含量的多寡依序分為「高筋」、「中筋」、「低筋」。米並不含麵筋。

B. 根莖類、澱粉類

　　根莖類包含了甘藷、馬鈴薯、芋頭、蒟蒻等種類，**澱粉**是根莖類主要的成份。除了澱粉之外，維他命B1、維他命C、鉀、磷也都是含量比較豐富的營養素。蛋白質的含量較少，大約只有2%。根莖類還有另一項特色，就是根莖類中所含的維他命C即使在加熱後，也難以獲得釋放。

穀類的精製

　　米的外皮含有食物纖維和礦物質，胚牙中則含有豐富的維他命。穀類在精製的過程中會將這些營養素去除。小麥即使被製成粉末也不會流失維他命類的營養素。

穀類的加工品

米的加工製品：餅、米粉等食品。
小麥粉的加工製品：麵包、烏龍麵、麵線、中華麵、義大利麵、通心粉等。

蒟蒻

　　蒟蒻是蒟蒻薯磨成粉後加水，再加入凝固劑後製成的食品。蒟蒻的主要成份雖然是葡甘露聚糖(多醣類)，但由於水份約佔了全體的97%，其營養價值很低。

穀類或根莖類中所含的澱粉在精製、加工製粉後，在料理上可以用來增加黏稠度。澱粉的種類眾多，以馬鈴薯作為原料的「馬鈴薯澱粉」、以葛作為原料的「葛澱粉」、以玉米作為原料的「玉米澱粉」，都是屬於這一類。

C. 豆類

豆類可以分為下列三種：

①**含有豐富脂質和蛋白質，碳水化合物則較少：大豆**
②**蛋白質和碳水化合物較多，脂質較少：小豆、豌豆、蠶豆等**
③**性質接近蔬菜者：毛豆、豆角等**

無論是哪一種豆類，都具有豐富的蛋白質，能夠作為植物性蛋白質的供給來源。豆類蛋白質的胺基酸成分中，則以必須胺基酸(不包含色胺酸、甲硫胺酸)為主，此外也含有食物纖維、維他命、礦物質。

大豆的加工品

豆腐、油豆腐、納豆、凍豆腐、豆皮、黃豆粉、味噌、醬油等等，皆屬於大豆的加工品。直接食用大豆往往難以消化，透過加工則能夠提高消化、吸收率。

小專欄

■ 避免過度攝取大豆異黃酮素

大豆中富含的大豆異黃酮素，目前已知具有和女性賀爾蒙(雌激素)相同的作用。雌激素是由卵巢所分泌的賀爾蒙，對於排卵、懷孕的過程而言是不可或缺的賀爾蒙。雌激素也具有促進鈣質沉澱到骨骼上的作用。更年期後雌激素分泌量減少，會導致自律神經失調，進而出現目眩、腦部充血、顏面紅潤等症狀，也就是俗稱的更年期障礙。除了上述的症狀外，雌激素分泌減少也會使骨量減少，進而使骨質疏鬆症更容易發生。

和歐美女性相較之下，日本女性在更年期障礙上的症狀較輕，骨質疏鬆症的發生率也較低。可能的理由被認為是大豆和大豆製品，也就是日本女性攝取了較多大豆異黃酮素的緣故。

在上述報告的影響下，市面上開始出現以預防更年期障礙或骨質疏鬆症作為宣傳口號，大豆異黃酮素含量極高的健康食品。這些產品如果攝取過多，將會導致女性賀爾蒙失去平衡，有可能會危害健康。大豆異黃酮素適當的攝取量每天約為40～50mg。如果換算成食品來計算的話，約為半塊豆腐，或者是一包納豆(60g)、半塊油豆腐、味噌一大茶匙的量。上述這些攝取量，平時的飲食攝取不就十分足夠了嗎？凡事應該適可而止。請各位注意營養補給品的攝取，以避免發生大豆異黃酮素攝取過剩。

D. 種實類

種實類又分為堅果類和種子類兩種。

①**堅果類**：粟子、杏仁、銀杏、胡桃、花生、松果、椰子等。

②**種子類**：芝麻、胡麻、罌粟籽、南瓜子等。

花生、杏仁、芝麻等皆富含蛋白質和脂質。種實類也富含礦物質，其中堅果類含有鉀的比率更是特別高。

E. 蔬菜類

蔬菜類根據其可食用部位又被分類為：①花菜類，②葉菜類，③果菜類，④莖菜類，⑤根菜類(**表12**)。除了上述分類法之外，還有一種是根據胡蘿蔔素含量的高低，將蔬菜分為：①黃綠色蔬菜，②淺色蔬菜。

一般蔬菜含有的水份大約佔了整體的90%前後，幾乎不含蛋白質、脂質、碳水化合物。蔬菜類雖然無法作為能量來源，但是在維他命、礦物質、食物纖維的含量上卻非常高，是生活上不可或缺的食品。

黃綠色蔬菜和淺色蔬菜

- 黃綠色蔬菜：菠菜、小松菜、胡蘿蔔、韭菜、芹菜、茼蒿等蔬菜。
- 淺色蔬菜：空心菜、白蘿蔔、白菜、洋蔥、小黃瓜等蔬菜。

F. 果實類

果實類一般常被稱為**水果**，大約有80～90%是由水份組成，第二多的則是醣類(葡萄糖、果糖、蔗糖)。除此之外，水果也富含食物纖維、維他命、礦物質。大多數的水果都是生食，因此是重要的**維他命C**來源。

果實類的甜味是來自於醣類，酸味則是來自於有機酸(檸檬酸、蘋果酸等)。

果膠和有機酸的作用

果膠(多醣)和有機酸如果在混和砂糖後加熱，就會成為膠體狀。果膠和有機酸較多的柑桔類、蘋果，都可以利用這種特殊的性質加工為果醬。

G. 菇類

水份約佔90%，水份之外最主要的成份則是食物纖維，其餘則是1～4%的蛋白質，以及維他命B群、煙鹼酸、鈣等物

▼表12　蔬菜的分類

花菜類	花椰菜、青花菜、食用菊
葉菜類	白菜、空心菜、菠菜、萵苣、小松菜
果菜類	小黃瓜、茄子、番茄、青椒、南瓜
莖菜類	天門冬、竹筍、芹菜、食用土當歸、韭菜、洋蔥
根菜類	白蘿蔔、胡蘿蔔、蕪菁、牛蒡

質。除了上述營養素之外，菇類還含有受紫外線照射後會轉換為維他命D的麥角固醇，而這也是菇類的特徵之一。椎茸和木耳皆富含麥角固醇。

H. 藻類

藻類泛指所有生長在水中的植物，也稱為**海草類**，昆布、海帶、海苔、羊栖菜、海蘊、石花菜等皆屬於藻類。藻類皆富含礦物質(碘、鉀、鐵等)、食物纖維、維他命。

石花菜在食用上可以先加熱溶解，等冷卻凝固後再食用，或者是加工成寒天來食用。

I. 魚介類

魚類、貝類(蜆、花蛤、角蠑螺、鮑魚等)、章魚、墨魚、蝦、蟹等皆屬於這一類。主要的成份為蛋白質和脂質，幾乎不含醣類。

❶蛋白質

魚介類一般約含15～20%蛋白質，是重要的蛋白質來源。許多魚介類的**胺基酸指數**皆為100。魚介類也富含穀類所缺少的**賴氨酸**(必須胺基酸的一種)，可以彌補穀類營養素的不足。在章魚、墨魚、扇貝等食品中含有**牛磺酸**，而牛磺酸是胺基酸的一種，具有預防貧血和動脈硬化的效果。

❷脂質

魚介類脂質的含有率會隨著種類、季節、食用部位而有所差異，約為1～25%。魚介類中的脂質一般多為不飽和脂肪酸，青背魚(沙丁魚、鯖、鯵等)則富含**二十碳五烯酸(EPA)**或**二十二碳六烯酸(DHA)**。EPA和DHA具有抗血栓作用。貝類、墨魚、蝦、章魚中則含有膽固醇。

❸醣類

魚介類幾乎不含醣類，不過貝類、蝦、蟹、牡蠣仍含有醣原形式的醣類。

❹維他命、礦物質

貝類富含鈣、鐵等礦物質以及維他命A群和B群，牡蠣富含鋅，鰻魚則含有豐富的維他命A。

藻類的種類

- 綠藻類：青海菜、石蓴
- 紅藻類：石花菜、岩藻、紫菜
- 褐藻類：昆布、海帶、羊栖菜、海蘊、黑藻

胺基酸指數

胺基酸指數是透過食品中必須胺基酸的組成，進而判斷該食品蛋白質營養價值的一種標準。詳細說明請參照第35頁。

富含DHA的魚類

鮪魚、鯖魚、鰤魚、秋刀魚、鰺魚

富含EPA的魚類

沙丁魚、鯖魚、鰤魚、秋刀魚、鯡魚

J. 肉類

日本人主要食用的肉類為牛肉、豬肉和雞肉。肉類的主成份為蛋白質和脂質，幾乎不含醣類。

❶蛋白質

蛋白質約佔肉類的15～20％。無論是牛肉、豬肉、雞肉，其**胺基酸指數**皆為100，是相當重要的蛋白質來源。肉類也和魚介類相同，都富含穀類所缺少的賴氨酸。

除了賴氨酸之外，肉類也含有較多的必須胺基酸，例如色氨酸。

❷脂質

脂質的含有率會隨著肉類的種類和部位而變化，差異約在3～30％之間。肉類的脂質多為飽和脂肪酸和膽固醇，過度攝取可能會造成各種疾病。

❸維他命、礦物質

豬肉和其他肉類不同，含有豐富的維他命B$_1$。雞肉富含維他命A，牛肉所含的鐵質較其他肉類為多。

肉類的肝臟含有大量的維他命A和B群以及C，鐵質也是含量較豐富的成份。除此之外，膽固醇的含量也十分高。

K. 蛋類

蛋類種類繁多，例如雞蛋、鵪蛋、烏骨雞蛋等皆屬於此類。雞蛋的胺基酸指數為100，蛋白質含量佔整體的13％左右，脂質佔了約11％，醣類則幾乎不含。除了維他命C之外，蛋類富含各種維他命，也含有豐富的礦物質。

❶蛋黃

水份約佔蛋黃的50％，剩下則為脂質和蛋白質。雞蛋的脂質有99％存在於蛋黃中，脂質的種類則以磷脂質和膽固醇居多。

❷蛋白

蛋白有90％由水份組成，剩下的部份則以蛋白質居多。除了蛋白質和水份外，蛋白也含有鈉、鉀等礦物質。

L. 乳類

　　指哺乳動物的乳汁，一般食用的主要是**牛乳**。牛乳中含有胺基酸指數100的蛋白質，以及醣類、脂質、維他命、礦物質等各種物質。

❶蛋白質

　　蛋白質佔了乳類整體的3％，大部分屬於**酪蛋白**。酪蛋白是具有凝固性的蛋白質，可以協助鈣質吸收。

❷脂質

　　脂質也佔了約3％，主要是飽和脂肪酸，多元不飽和脂肪酸的比例較低。

❸醣類

　　乳類中的醣類主要是**乳糖(lactose)**。人體中若缺乏分解乳糖的乳糖分解脢，就可能會引起**乳糖不適症**，導致下痢或腹痛。

❹維他命

　　除了維他命C之外，乳類中含有絕大多數的維他命，其中又以維他命A和維他命B2較多。生乳中雖然也含有維他命C，但是在加熱殺菌的處理過程中就會流失。

❺礦物質

　　乳類含有豐富的**鈣**，這一點也是牛乳最大的特徵。

M. 油脂類

　　油脂類是指甘油和脂肪酸組成的中性脂肪。油脂類除了是重要的能量來源之外，同時也是必須脂肪酸的供給來源。油脂類可以分為**植物性油脂、動物性油脂、食品加工用油脂**三大類，其特性會隨著結合的脂肪酸不同而變化。

❶植物性油脂

　　植物性油脂包含了大豆油、麻油、葵花油、菜籽油、紅花油、玉米油、椰子油等種類。沙拉油大多是大豆油和菜籽油混合調配所製成。

乳類的種類

- 生乳：從乳牛中取得，尚未經過處理的牛乳。
- 一般牛乳：生乳經過加熱殺菌處理後所得到的牛乳。殺菌方法有許多種方式，常見的有①超高溫瞬間殺菌(120～150度處理1～3秒)，②高溫短時間殺菌(72度以上處理15秒以上)，③低溫殺菌(62～65度處理30分鐘)
- 加工乳：分為在生乳中添加生奶油或奶油，增加脂肪含量的「高脂」，以及降低了脂肪含量的「低脂」等種類。
- 乳類飲料：在乳類或乳製品中添加①鈣或鐵質等營養素，②或是添加果汁或香料等成份。

牛乳的加工製品

- 生奶油：透過離心機將牛奶中的脂肪分離所獲得的產物。
- 奶油：將牛乳中分離的脂肪純化後所獲得的產物。
- 起司：以乳酸菌讓牛乳發酵，再使用凝乳酶(蛋白質分解酵素)使牛乳凝固並去除水份後所獲得的產物。除了牛乳之外，也有使用羊乳等乳類作為原料的起司。
- 優格：以乳酸菌讓牛乳發酵後所獲得的產物。

飽和脂肪酸含量較高的動物性油脂具有較高的融點，常溫之下處於固體狀。相較之下，不飽和脂肪酸含量較高的植物性油脂融點較低，常溫下處於液體狀。

植物性油脂中含有較多的不飽和脂肪酸，例如**亞油酸**(必須脂肪酸)或**油酸**。除了不飽和脂肪酸之外，大多數的**植物性油脂**也都含有維他命E。和動物性油脂相較之下，植物性油脂含有的膽固醇非常少(甚至是不含膽固醇)。

❷動物性油脂

魚油、牛油、豬油、奶油等，皆屬於動物性油脂。魚油中富含必須脂肪酸**二十碳五烯酸(EPA)**和**二十二碳六烯酸(DHA)**，牛油和豬油則富含**棕櫚酸**或**硬脂酸**等飽和脂肪酸。除此之外，動物性油脂也含有豐富的**維他命A**。

❸食品加工用油脂

人造奶油和**酥油**都屬於食品加工用油脂。人造奶油是動植物油脂中添加乳化劑凝固後所製成，含有豐富的**維他命A**。酥油是植物性油脂中加入氮氣或乳化劑後製成的半固體狀物，含有大量的**維他命E**。

N. 砂糖、甜味劑

❶砂糖

砂糖的原料來自於甘蔗、甜菜等植物，主要的成份為**蔗糖(sucorse)**，可以作為人體的能量來源。除了蔗糖之外，砂糖中也含有維他命和礦物質，不過隨著砂糖精製的程度越高，流失的程度就越高。

❷甜味劑(甘味劑)

甜味劑分為下列數種：

- **轉化糖**：一種葡萄糖和果糖的混合物，是蔗糖在酵素作用後所產生的。可以用於果醬、糕點等食品中。

- **高果糖玉米糖漿**：將澱粉糖化之後所獲得的葡萄糖和酵素作用，將接近一半的醣類轉換為果糖後所獲得的產物。高果糖玉米糖漿比砂糖的甜度更高，可以用於加工食品、飲料水等食品中。

- **糖醇**：所謂的糖醇，是指糖的羧基或醛基被還原後產生的多元醇的總稱。麥芽糖醇和山梨糖醇都是糖醇的一種。

- **寡醣**：單糖以糖苷鍵結合後所形成的物質，半乳糖和半乳寡醣都屬於寡醣類。

- **甜菊**：以南美的植物作為原料所製成，甜度高於砂糖。

- **人造甜味劑：**阿斯巴甜是常見的人造甜味劑，是由L-苯丙氨酸和L-天門冬氨酸所結合而成。阿斯巴甜的甜度高於砂糖。

O. 嗜好飲料

嗜好飲料(譯註：嗜好飲料是一種日本特有的食品分類)，酒精飲料、茶、咖啡、可可等皆屬於此類。

❶酒精類

酒精含量高於1％以上的飲料被稱為酒精類飲料。從製造方法上，酒精類飲料又可以分為釀造酒、蒸餾酒、混合酒。

- **釀造酒：**藉由穀類或水果的發酵產生酒精。日本酒、啤酒、葡萄酒等都屬於釀造酒。
- **蒸餾酒：**將釀造酒蒸餾後所獲得的酒精。燒酒、威士忌、白蘭地、伏特加、琴酒等種類。
- **混合酒：**在釀造酒或蒸餾酒中添加香料等成分後所製成。梅酒、利口酒皆屬於此類。

❷茶

茶是由茶樹的嫩芽或新葉加工後所製成的飲料。綠茶是以蒸氣乾燥後所製成；烏龍茶則經過了半發酵的處理；紅茶則經過了(全)發酵處理。茶類飲料中含有胺基酸、鉀、咖啡因、單寧等成分。

❸咖啡

咖啡是將咖啡豆炒過之後研磨成粉狀，再將其熬煮過後所獲得的液體。咖啡中含有大量的鉀和咖啡因等物質。

❹可可亞

可可亞是將可可豆炒過之後，再經過研磨所獲得的粉末。可可亞約有40％是醣類，蛋白質和脂質則佔了約20％。

P. 甜點

甜點類的成份會隨著材料和製作方法而改變。一般來說日式甜點的材料以小麥粉、砂糖、餡料為主，幾乎不含脂肪。西式甜點的材料則以小麥粉、砂糖、乳製品、蛋為主，脂肪較多。

N o t e

蒸餾酒

日本酒蒸餾後可以得到燒酒、啤酒蒸餾後可以得到威士忌、葡萄酒蒸餾後可以得到白蘭地。

咖啡因

咖啡因具有適度的興奮作用和利尿作用。可可豆中所含的可可鹼也具有相同的作用。

鹽

在日本，鹽是透過海水所製成的。鹽主要的成份為氯化鈉。鹽除了可以用來增加鹹味之外，煮黃綠色蔬菜時，鹽也有安定葉菜綠色的作用，在去除魚類和里芋的潤滑液(一種糖蛋白)時也可以使用鹽。

Q. 調味料、香料

❶調味料

砂糖、鹽、醬油、味噌、醋、番茄醬、美乃滋、醬汁等，都是調味料的一種。

日本人飲食生活中不可或缺的醬油，是小麥和大豆加入麴和食鹽後發酵，再榨取而得的液體。濃醬油的鹽份含量約為15%，薄醬油的鹽份含量16%，薄醬油的鹽份含量較高。

味噌根據使用的麴的種類不同，又可以分為米味噌、麥味噌、大豆味噌。除了以麴的種類進行分類外，也可以從口味和顏色進行分類。鹽份的含量約為5～13%。

❷香料

胡椒、芥末、山椒、香草、生薑、芥子、肉桂、香草等，皆屬於香料類。香料類除了具有維他命和礦物質外，加入料理中也能夠增進風味，提昇食慾。

3 蛋白質的營養價值

蛋白質的營養價值的計算標準有三項，分別是：①生物價值，②淨蛋白質利用率，③胺基酸指數。生物價值和淨蛋白質利用率兩者是依據氮的進出量來計算的方法。

A. 氮的進出量(氮的平衡)

氮的進出量，是指從食物中攝取的蛋白質所含的氮，以及尿液和糞便等排泄物中所排泄掉的氮之間的收支平衡。蛋白質在體內無時無刻地在重複著**同化**(合成)和**異化**(分解)的作用，沒有被同化作用所使用、回收的氮將會被排出體外(排泄)(詳細說明請各位讀者參照第57頁)。

以成人而言，氮的進出量一般都維持在「±0」，也就是維持在平衡的狀況下。這種狀態被稱為**氮平衡**。當攝取的氮量較多，氮的進出量就會呈現「正值+」，嬰幼兒期、成長期、懷孕期等都可以見到氮進出量呈正值的狀態。相反地，當排泄的氮量較多時，氮的進出量會呈現「負值-」，營養不良、受到外傷、燙傷時都會出現這種狀態。

B. 生物價值

生物價值是用來表示吸收的蛋白質中，有多少氮被保留在體內的數值。透過以下的公式可以求得生物價值：

$$生物價值=\frac{體內保留的氮量}{吸收的氮量}\times100$$

*體內保留的氮量=吸收的氮量－（尿液中的氮量－代謝性尿中的氮量）

*吸收氮量=攝取的氮量－（糞便中的氮量－代謝性糞便中的氮量）

$$*攝取氮量=\frac{攝取的蛋白質(胺基酸)量}{6.25}$$

氮的含量

每6.25g胺基酸中含有1g氮

C. 淨蛋白質利用率

淨蛋白質利用率，是用來表示攝取進體內的蛋白質，有多少量被體內所利用的數值。透過以下公式可以計算出淨蛋白質利用率：

$$淨蛋白質利用率=生物價值\times消化吸收率$$

D. 胺基酸指數

胺基酸指數是將食品中「必須胺基酸的組成」和「理想的必須胺基酸組成」進行比較，進而評估蛋白質營養價值的一種評量指標。

各種食品中所含的必須胺基酸的組成，是以食品成分表中的數值為依據。理想的必須胺基酸組成，則以世界衛生組織(WHO)、聯合國世界糧農組織(FAO)、聯合國大學(UNU)所設定的標準，也就是**胺基酸價評估模式**(amino acid scoring pattern)為基準(**表13**)。

胺基酸指數可以藉由下列的公式求得：

$$胺基酸指數=\frac{食品蛋白質中的第一缺乏必須胺基酸(mg/gN)}{胺基酸價評估模式上該必須胺基酸的量(mg/gN)}\times100$$

＊**第一缺乏必須胺基酸：**是指食品所含的必須胺基酸中，在胺基酸價評估模式上數值最低的胺基酸。數值第二低的稱為第二缺乏必須胺基酸，第三低者則稱為第三缺乏必須胺基酸。

補充缺乏的必須胺基酸

即使食品的胺基酸指數很低，只要根據該食品缺乏的必須胺基酸搭配其他食物，一樣能夠提昇胺基酸指數。

▼表13 胺基酸價評估模式 (mg/gN)

異亮胺酸 (I)	180
亮胺酸 (Le)	410
賴胺酸 (L)	360
甲硫胺酸＋半胱胺酸<含硫胺基酸> (S)	160
苯丙胺酸＋酪胺酸<芳香族胺基酸> (A)	390
蘇胺酸 (Th)	210
色胺酸 (T)	70
纈胺酸 (V)	220
組胺酸 (H)	120

▼表14 精白米的胺基酸組成 (mg/gN)

異亮胺酸 (I)	250
亮胺酸 (Le)	500
賴胺酸 (L)	220
甲硫胺酸＋半胱胺酸<含硫胺基酸> (S)	290
苯丙胺酸＋酪胺酸<芳香族胺基酸> (A)	580
蘇胺酸 (Th)	210
色胺酸 (T)	87
纈胺酸 (V)	380
組胺酸 (H)	160

<例：精白米>

在精白米所含的必須胺基酸中，胺基酸價評估模式上數值最低者為賴胺酸(**表14**)。精白米的賴胺酸含量為220mg/gN，胺基酸價評估模式的賴胺酸數值是360mg/gN，所以精白米的胺基酸指數為61。

$$\frac{220}{360} \times 100 = 61$$

當食品中必須胺基酸的含量皆高於胺基酸價評估模式時，其胺基酸指數即等於100。

5 保健機能食品

在過去，人們只會從嘴吃進食物和藥品兩大類物品。然而隨著「以飲食預防、治療疾病」的人口的增加，以及一些尚未受到明確證實，卻希望彰顯其治療和預防效果的「健康食品」大量上市， 日本政府依據食品衛生法既健康增進法(舊稱營養改善法)，在西元2001年4月創設了**保健機能食品制度**。在保健機能食品制度的規範下，對於介於一般食品和醫藥品之間，並且安全性和有效性受到國家認可的健康食品，特別設置了名為**保健機能食品**的類別。在保健機能食品中，又分為**營養機能食品和特定保健用食品**兩大類(圖5)。

A. 營養機能食品

營養機能食品是當人在老化或飲食生活不均衡等因素的影響下，無法進行一般的飲食生活時，為了補給容易不足的營養成分而設計的食品。

營養機能食品在十二種維他命(A、B群和D、E等維他命)，以及另兩種礦物質(鈣、鐵)的含量上設有指定標準，只要符合該指定標準，在標示「營養機能食品」上就沒有必要徵求厚生勞動省的許可。

Note

營養機能食品

在食品衛生法施行規則第21條之1的第四十二項中註明了，營養機能食品是指「以補給飲食中特定的營養成分為目的，含有攝取者所需要的營養成分，並且根據厚生勞動大臣所制定的規定，標示有該營養成分機能的食品」。

(此為日本法規)

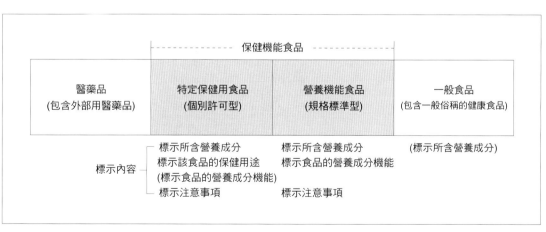

▲圖5 保健機能食品的定位

Note

特定保健用食品

在健康增進法施行規則第12條之5中註明，特定保健用食品是指「基於特定的保健目的而設計，食品上亦標示攝取者透過攝取該食品，能獲得期望的保健目的的食品」。

（此為日本法規）

B. 特定保健用食品

特定保健用食品中含有會對身體的生理機能產生影響的保健機能成分，是為了維持或增進健康，或者是為了特定的保健用途而設計的食品。在日本，欲審核的食品需將效果或安全性的證明資料提交給厚生勞動省，在證明資料獲得厚生勞動省的審核後即可獲得認證(圖6)。

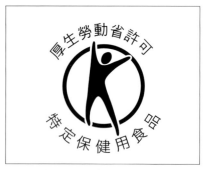

▲圖6　特定保健用食品的標誌

第3章

營養素的消化、吸收、代謝

本章的內容　1. 消化、吸收的簡介
2. 各種營養素的消化和吸收
3. 三大營養素的代謝

學 習 目 標　·了解食物從口腔通過食道、胃、小腸，最後到達大腸的過
程中，消化器官系統的消化、吸收過程。
·了解唾液、胃液、胰液、腸液等各種消化道液的種類和作
用，並且了解其中所含消化酵素的種類和賀爾蒙的機能。
·了解醣類、蛋白質、脂質、維他命、礦物質的消化和吸收
過程。
·了解生物體內的化學反應代謝(包含物質的異化和同化)。
·了解能量代謝的概況和ATP(三磷酸腺苷)的作用。
·了解醣類代謝的概況和醣解路徑、糖質新生、血糖值的維
持機構。
·蛋白質代謝的概況和蛋白質的合成、分解、胺基酸的代謝
過程。
·了解脂質代謝的概況和脂肪酸分解、合成的過程。

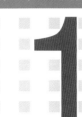

消化、吸收的簡介

1 消化和吸收

　　由於食物中所含的營養成分幾乎都是高分子，如果不先分解為低分子就無法吸收進體內。高分子在消化器官系統的作用下，被分解為低分子的過程被稱為**消化**，這些低分子營養素從消化管上皮吸收進細胞內，再轉移到血液或淋巴液的過程稱為**吸收**。

　　消化和吸收的過程中無法被**吸收**，最後被排泄的物質則稱為糞便。

2 消化和吸收的過程

　　消化器官系統是由口腔、咽頭、食道、胃、小腸(空腸及回腸)、大腸(結腸、直腸)、肛門所組成的消化道，以及身為消化道附屬器官的胰臟、肝臟、膽囊所組成(**圖1**)。食物在通過消化道的過程中，在口腔內會受到咀嚼，在腸胃內則會受到蠕動運動和消化酵素等作用而被消化，大部分會被小腸所吸收。

A. 口腔、咽頭、食道的作用

　　食物在口腔中會受到咀嚼，並且和唾液混和之後形成容易吞嚥的形狀。

❶咀嚼

　　咀嚼是由下顎對上顎進行上下和左右的運動，舌、口唇、臉頰也會配合一起運動。

❷唾液

　　當人聯想到食物，或者是看到食物、聞到食物香氣，亦或者是食物接觸到口腔粘膜時，這些刺激都會傳遞到腦部的延髓或橋腦，進而分泌出唾液。

唾液的分泌

　　唾液主要是由耳下腺、顎下腺、舌下腺所分泌，分泌量每天約為1000～1500mL。

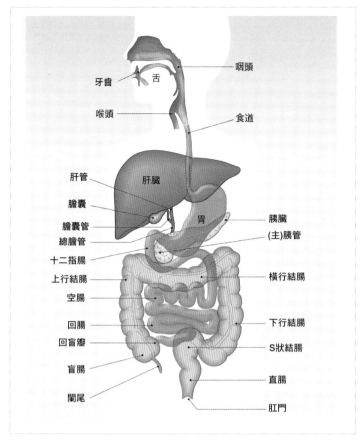

▲圖1　消化器官系統的解剖圖

圖中標示：

咽頭
牙齒　舌
喉頭
食道
肝管　肝臟
膽囊
膽囊管　胃　胰臟
總膽管　(主)胰管
十二指腸
上行結腸　橫行結腸
空腸
回腸　下行結腸
回盲瓣　S狀結腸
盲腸
闌尾
直腸
肛門

　　唾液的99.5%是由水份所組成，剩下的0.5%則是黏液和名為 α-**澱粉酶**的澱粉消化酵素。也就是說，澱粉的消化是從口腔開始的。唾液除了具有軟化食物的作用外，也能夠濕潤和清潔口腔內部。

　　在唾液的作用下食團會變得柔軟，並且在吞嚥運動的作用下從咽頭被運送到食道，然後再藉由食道的蠕動運動運輸到胃中。

B. 胃的作用

　　食團被運送到胃部後，在胃部的蠕動運動下會和胃液混和，進而轉變成粥狀物。

❶蠕動運動

　　當食團進入到胃內部後，蠕動運動很快就會開始進行。蠕動運動是從胃體上部朝噴門部運動，每分鐘會進行3～4次。

❷胃液分泌的調整

　　胃液的分泌可以分為下列三階段：

N o t e 📖

食道的蠕動運動

　　在食道的蠕動運動過程中，食團下方的肌肉會呈現鬆弛狀態，食團上方的肌肉則會收縮，使食團往下方移動。這一連串的運動會持續地發生，使食團通過食道。當食道的蠕動到達胃的噴門部時，噴門括約肌將會鬆弛，使食團進入到胃中。

Ⓐ大腦階段

當人感受到、看到、聞到食物香氣的刺激，或者是食物進入到口腔後產生了味覺或口腔粘膜上的刺激時，這些刺激將會傳達到大腦，再經由迷走神經使胃部反射性的分泌胃液。

Ⓑ胃部階段

當食團進入到胃部後，胃壁會受到刺激，進而使胃液的分泌受到促進。除了胃液之外，在蛋白質消化後的產物(胜肽、胺基酸)的作用下，胃粘膜將會分泌名為**胃泌素**的消化賀爾蒙，使得胃液的分泌更加旺盛。

Ⓒ小腸階段

當胃中的內容物被運送到十二指腸後，胃液以及胃泌素的分泌將會受到抑制。

❸胃液的成份

胃液分泌的量相當多，每天的分泌量介於1000～3000mL之間。胃液和唾液一樣，99%都是由水份所組成，剩下1%則是**鹽酸(胃酸)、胃蛋白酶原、胃脂肪酶、黏液**等成分。胃液的pH值介於1～2之間，屬於強酸性。

Ⓐ鹽酸(胃酸)的作用

①對胃內容物產生殺菌作用，以防止細菌進入到十二指腸內。
②使胃蛋白酶原活化為胃蛋白　　。
③促進胃蛋白酶的作用。
④促進膽汁和胰液的分泌。

Ⓑ胃蛋白酶原的作用

胃蛋白酶原在鹽酸的作用下會轉變為胃蛋白酶，使蛋白質受到分解。

Ⓒ胃脂肪的作用

胃脂肪酶具有分解脂肪的作用，但作用效果並不強。

Ⓓ黏液的作用

覆蓋胃的內側，使粘膜不致於受到鹽酸和胃蛋白酶的傷害。

❹運送到十二指腸

當食團的消化進行到一定階段後，胃壁整體會發生緊張性的收縮，使胃內壓高於十二指腸內壓，進而使食團逐步地運送到十二指腸中。

食團停留在胃內部的時間，會隨著食團的量和內容(食團的組成成分)而發生變化。水份幾乎是原封不動地從胃流入到十二指腸中，高張溶液則是被胃液稀釋成等張溶液後再進入到十二指腸。營養素中最早被運送到十二指腸的是醣類，蛋白質則需要耗費醣類兩倍的時間。脂肪由於具有抑制胃蠕動運動的效果，所以比起蛋白質更加耗費時間。

C. 小腸的作用

被消化成粥狀的食物進入到小腸後會受到近一步的消化，並且被小腸所吸收。

❶管內消化

為了協助消化，胰臟會在小腸一開始的部位(十二指腸的部份)注入**胰液**，膽囊則注入**膽汁**。

Ⓐ胰液的分泌和作用

■胰液分泌的調整

胰液的分泌和胃液的分泌相同，可以分為三個階段

〈**大腦階段**〉當人看到食物和聞到食物香氣，或者是食物進入到口腔後接觸了口腔上的粘膜時，這些刺激將會傳達到大腦並且使迷走神經興奮，促使胰液開始分泌。

〈**胃部階段**〉當食團進入到胃部後會刺激胃壁和胃泌素的分泌，進而使胰液開始分泌。

〈**腸階段**〉當粥狀的消化物從胃部運送到十二指腸後，胃酸會刺激十二指腸，使十二指腸將**胰泌素(secretin)**和**膽囊收縮素(cholecystokinin)**這兩種消化道賀爾蒙分泌到血液中。當這些賀爾蒙到達胰臟後，將會刺激胰臟的外分泌腺，使胰臟分泌出大量的胰液。胰泌素會促進胰臟分泌富含水份和碳酸氫鈉的胰液，膽囊收縮素則會促使胰臟分泌富含消化酵素的胰液。

■胰液的成份

每天人體會分泌大約500～2000mL的胰液，其中包含了三大營養素的消化酵素、碳酸氫鈉(鹼)、水份。胰液的pH值約為8，屬於弱鹼性，因此可以中和受到胃液酸化的消化物，使胰液中的消化酵素能夠完全發揮。

胰液中主要的消化酵素有三種，分別是：

① α-澱粉酶：分解澱粉

Ｎote

十二指腸

來自胰臟，負責運送胰液的胰管，以及來自膽囊，負責運送膽汁的總膽管，都開口於十二指腸。此開口部位被稱為乏特氏乳頭(papilla Vater)，其周圍具有發達的歐狄氏括約肌(Oddi's sphincter)，能夠調整胰液和膽汁的分泌。

胰臟的作用

胰臟的作用分為兩大部分，一種是分泌胰液的外分泌腺作用，另一種則是分泌賀爾蒙(胰島素、昇糖激素)的內分泌腺作用。

②胰凝乳蛋白酶原和胰蛋白酶原：兩者在小腸中會被活化為
　胰凝乳蛋白酶和胰蛋白酶，進而發揮分解蛋白質的作用。
③脂肪酶：分解脂肪。

Ⓑ膽汁的分泌和作用

■膽汁的分泌

　　膽汁分泌自肝細胞，每天約可分泌500mL，並且藉由膽
管運輸到膽囊中後儲存。從十二指腸分泌的膽囊收縮素具有
使膽囊收縮的作用，可以使膽汁流入到十二指腸內。

■膽汁的成份

　　膽汁的主要成分為①**膽汁酸**，②**膽汁色素**，③**脂質(膽固
醇等脂質)**。膽汁雖然不含消化酵素，但是卻具有如下四點
作用，無論是在消化和吸收上都扮演著相當重要的角色。
①促進脂肪的消化：膽汁酸能將脂肪乳化，能夠使脂肪酶更
　容易作用。
②促進脂肪的吸收：作用於脂肪的分解產物，使其轉變成更
　容易被吸收的形式。
③促進脂溶性維他命的吸收
④促進鐵和鈣的吸收

Ⓒ腸液的分泌和作用

　　人體的腸液分泌來自兩個部分，第一部分是只分布於十二
指腸上部的十二指腸腺(brunner's gland)，第二部分則是分
布於小腸全體的小腸腺(Lieberkuhn)，每天的分泌量約為
1500～3000mL。腸液屬於弱鹼性。

■從十二指腸腺分泌的腸液

　　含有大量的黏液和碳酸氫鈉。由十二指腸腺分泌的腸液具
有中和胃部中酸性消化物的作用，也能夠保護小腸的粘膜。

■從腸腺分泌的腸液

　　含有刷狀緣酵素(brush border enzymes，詳細內容稍後
會做說明)，能夠輔助胰液的消化作用。

- 麥芽糖酶：分解麥芽糖。
- 蔗糖酶：分解蔗糖。
- 乳糖酶：分解乳糖。
- 胜肽酶：分解胜肽。
- 脂肪酶：分解脂肪。

❷膜消化和吸收

　　在胰液的消化酵素作用下，食物的消化雖然會急速地進
行，不過仍然不夠完整。

膽色素

　　膽色素是紅血球的血紅素受
到破壞後的產物，分為膽紅素
和膽綠素。在腸內細菌的作用
下，膽色素會轉換為尿膽紅素
原。產生的尿膽紅素原一部分
會被回腸吸收，並且沿著門脈
進入到肝臟後再一次被分泌到
膽汁中。這整個過程被稱為**腸
肝循環**。剩下的尿膽紅素原會
轉變成尿膽素(urobilin)類物
質，隨後排泄到糞便中。糞便
之所以會呈現黃褐色，就是因
為尿膽素類物質的影響。

膽結石

　　膽汁中的膽紅素、膽固醇、
鈣等成分，可能會在膽囊或膽
管內形成固體物質，被稱為結
石。結石可能會導致劇烈的疼
痛或黃疸等症狀。

腸液的分泌

　　人體在安靜的狀態下也會分
泌腸液，不過如果是在用餐
後，消化道賀爾蒙中的分泌素
會刺激腸腺，使得腸液的分泌
受到促進。

消化的最後階段，是由位在小腸粘膜上皮細胞上，分布在刷狀緣的消化酵素負責進行。這個階段被稱為**膜消化**。

小腸的粘膜上形成有環狀襞，這些凸起表面則有著許多**絨毛**(圖2)。絨毛表面的上皮細胞排列著微絨毛，這些微絨毛組成了刷狀緣。營養素在膜消化結束的同時，將會通過微絨毛膜後移動到上皮細胞內，也就是進行所謂的吸收。

Ⓐ分布於刷狀緣的消化酵素

● 葡萄糖澱粉酶：分解糊精。
● 蔗糖酶：分解蔗糖。
● 麥芽糖酶：分解麥芽糖。
● 乳糖酶：分解乳糖。
● 胺基肽酶：分解胜肽。

❸小腸吸收的機制

小腸的微絨毛膜和一般的生物膜相同，都是由複層的磷脂質所構成。營養素在通過為絨毛膜後，會從上皮細胞內部移動到血管或淋巴管中，其移動方式主要分為下列三種：

①**被動運輸(或稱簡單擴散)**：物質依循細胞內外濃度梯度，從高濃度處往低濃度處移動。被動運輸不需要消耗能量。

②**促進性擴散**：物質雖然是依循細胞內外濃度梯度移動，但在通過細胞膜時，物質會先在細胞外和特殊的擔體(輸送體)結合，然後才通過細胞膜。

③**主動運輸**：運輸時會使用能量，並且能夠無視細胞內外濃度梯度進行運輸。

絨毛的吸收面積

絨毛和微絨毛使小腸的吸收面積非常廣泛。絨毛的總面積約為$10m^2$，微絨毛的總面積約為$200m^2$。

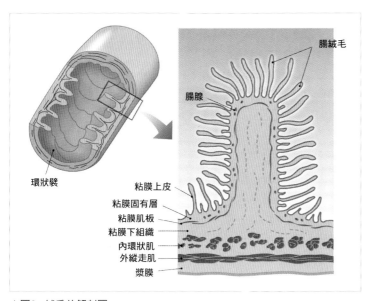

環狀襞
腸絨毛
腸腺
粘膜上皮
粘膜固有層
粘膜肌板
粘膜下組織
內環狀肌
外縱走肌
漿膜

▲圖2　絨毛的解剖圖

▼表1　主要的消化酵素

唾液	α-澱粉酶	澱粉的分解
胃液	胃蛋白酶 胃酸	蛋白質的分解 酸會使蛋白質變性
膽汁	膽汁酸	和脂質的消化、吸收相關 (但膽汁酸不是酵素)
胰液	脂肪酶 α-澱粉酶 胰蛋白酶 胰凝乳蛋白酶 羧肽酶	三酸甘油酯的分解 澱粉的分解 蛋白質的分解 蛋白質的分解 蛋白質的分解
小腸粘膜上皮細胞細胞膜	麥芽糖酶 葡萄糖澱粉酶 蔗糖酶 乳糖酶 胺基肽酶	麥芽糖的分解 糊精的分解 蔗糖的分解 乳糖的分解 胜肽的分解

D. 大腸的作用

大腸液的分泌

從大腸粘膜分泌的大腸液含有大量的黏液，可以保護大腸壁，使腸道內容物能夠順利地運送。大腸黏液中不含消化酵素。

　　從小腸送達大腸的腸道內容物，由於混和有腸液的緣故，型態上呈現液狀。在大腸的蠕動運動等作用下，腸道內容物會逐漸被運送到肛門側。運送到肛門側的過程中，腸道內容物的水份和電解質會逐漸被吸收，最後形成糞便。

　　在小腸中，食物纖維不會被消化，在抵達大腸會受到腸內細菌的作用而發酵。食物纖維發酵的過程中會產生短鏈脂肪酸，並且幾乎都會被大腸所吸收。

　　表1中將本小節主要的消化酵素進行了統整，以供各位讀者參考。

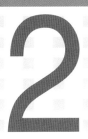

各種營養素的消化和吸收

1 醣類的消化和吸收

　　食物中攝取到的醣類，大多數屬於澱粉和醣原等**多醣類**，或者是乳糖、蔗糖等**雙醣類**。多醣類受到唾液以及胰液中所含的 α-澱粉酶加水分解後，將會產生麥芽糖等雙醣類，以及麥芽三糖和 α-糊精等寡醣類。雙醣類和寡醣類在腸道中會受到麥芽糖酶、蔗糖酶、乳糖酶等膜消化酵素的作用，最後會分解成**單醣類**。

　　在主動運輸和促進性擴散的作用下，產生的單醣類會進入到上皮細胞內，隨後再藉由微血管運輸到門脈。

　　圖3中，以圖解的方式向各位說明澱粉的消化和吸收。

2 蛋白質的消化和吸收

　　蛋白質是胺基酸以胜肽鍵連結而成的多肽產物。在人體內，胃液中的胃蛋白酶和胰液中的胰蛋白酶、胰凝乳蛋白酶，將會以水解的方式把多肽分解為寡肽。寡肽隨後會被膜消化中的寡肽酶分解為胺基酸，再以主動或被動運輸的方式，透過上皮細胞運送到微血管，接著再運送到門脈。除了上述的消化吸收途徑之外，也有途徑是直接吸收**雙肽、三肽**後，接著直接在細胞質內分解為**胺基酸**。

　　圖4中，以圖解的方式向各位說明蛋白質的消化和吸收。

3 脂質的消化和吸收

　　食物中含有的脂質，大部分是屬於**單分子的甘油**，以及3分子**長鏈脂肪酸**組成的三酸甘油酯。胰液中的脂肪酶，會將三酸甘油酯分解成**單酸甘油酯和游離脂肪酸**。單酸甘油酯和游離脂肪酸兩者皆不溶於水，因此無法直接吸收。兩

Note

和醣類的消化相關的酵素

- α-澱粉
- 麥芽糖
- 蔗糖
- 乳糖

主動運輸和促進性擴散

詳細說明請參照第45頁。

胜肽鍵

詳細說明請參照第9頁。

和蛋白質的消化相關的酵素

- 胃蛋白
- 胰蛋白
- 胰凝乳蛋白

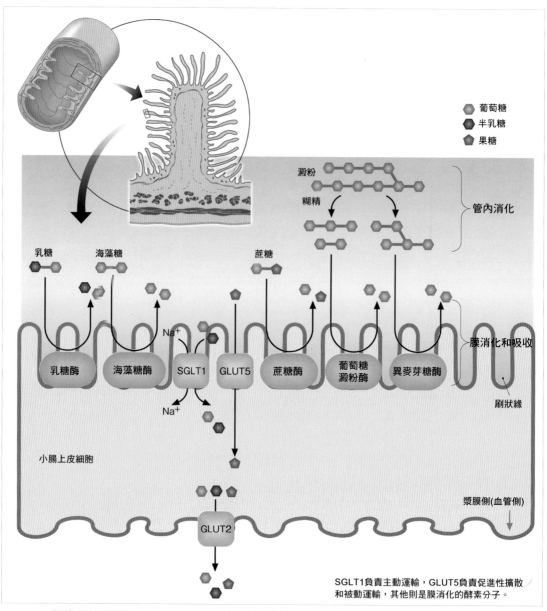

圖中的葡萄糖、半乳糖、果糖圖例：
葡萄糖
半乳糖
果糖

澱粉
糊精
管內消化

乳糖
海藻糖
蔗糖

Na⁺

膜消化和吸收

乳糖酶　海藻糖酶　SGLT1　GLUT5　蔗糖酶　葡萄糖澱粉酶　異麥芽糖酶

刷狀緣

Na⁺

小腸上皮細胞

漿膜側(血管側)

GLUT2

SGLT1負責主動運輸，GLUT5負責促進性擴散和被動運輸，其他則是膜消化的酵素分子。

本圖參考下列書籍製作 南久則：食物的消化和吸收，營養科學系列NEXT，基礎營養學(木戶康博、中坊幸弘編)，p36，講談社，2003

▲圖3　澱粉的吸收和消化

📖 N o t e

磷蛋白質

　　由於脂質無法溶於水，所以在淋巴液或血液中必須和蛋白質結合形成磷蛋白質。磷蛋白質隨著比重的不同可以分為四大類，乳糜微粒是其中比重(密度)最小的，其他三者依比重排列依序是極低密度磷脂蛋白(very-low-density lipoprotein：VLDL)

者需和膽汁中的**膽汁酸**形成**乳糜複合物**之後，才能藉由被動運輸進入到上皮細胞內。在乳糜複合物中也含有膽固醇等脂溶性物質。

　　單酸甘油酯和游離脂肪酸進入到上皮細胞內後，會再度結合成三酸甘油酯，並且和磷脂質、蛋白質、膽固醇等物質結合形成**乳糜微粒(磷蛋白的一種)**後，才進入到淋巴管中。到了淋巴管之後，乳糜微粒會經過胸管進入鎖骨下靜脈，最後被運送到各種組織中。乳糜微粒中的三酸甘油酯，會被血液中的磷蛋白質脂肪酶加水分解成**甘油**和**脂肪酸**。

　　圖5中，以圖解的方式說明脂質的消化和吸收。

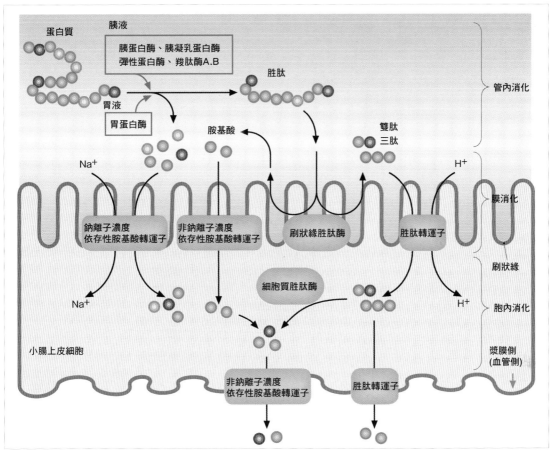

本圖參考下列書籍製作 南久則：食物的消化和吸收，營養科學系列NEXT，基礎營養學(木戶康博、中坊幸弘編)，p36，講談社，2003

▲圖4 蛋白質的消化和吸收

4 維他命和礦物質的吸收

❶維他命

　　脂溶性維他命(A、D、E、K)的吸收過程幾乎和脂質的吸收過程相同，都是先和膽汁酸形成乳糜複合物後，再以被動運輸的方式通過上皮細胞，然後進入到淋巴管內。

　　大多數的水溶性維他命，都是藉由主動運輸的方式進入到細胞內，維他命B_1和B_6則是以被動運輸的方式進入到細胞中。分子量巨大的維他命B_{12}會先和胃壁細胞分泌的內因子結合(一種糖蛋白質)，才能夠被吸收。

❷礦物質

　　礦物質中的鈉、鉀、氯、鎂是以被動運輸的形式吸收，鈣、鐵則是以主動運輸的方式吸收。

N o t e 📖

、低密度磷脂蛋白(low-density lipoprotein：LDL)、高密度磷脂蛋白(high-density lipoprotein ：HDL)。比重越低者所含的脂質比例越高。

鐵的吸收

　　鐵質的吸收，會依照身體內儲藏的鐵含量進行調整。當體內的鐵儲藏量相當豐富時，鐵的吸收就會受到抑制，反之當鐵儲藏量不足時，鐵的吸收就會顯著地增加。

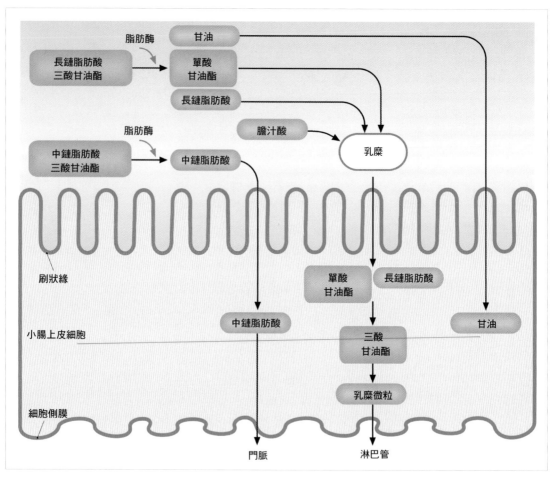

本圖乃參考下列書籍製作 南久則：食物的消化和吸收，營養科學系列NEXT，基礎營養學(木戶康博、中坊幸弘編)，p38，講談社，2003

▲圖5　脂肪的消化和吸收

3 三大營養素的代謝

1 代謝

　　當物質被攝取到體內後，時常會在化學反應的作用下，進行各種分解和合成反應。這一連串的化學反應被稱為**代謝**(metabolism)。

　　物質被分解的過程稱為**異化**作用，物質被合成的過程則稱為**同化**作用。舉例來說，蛋白質和澱粉等高分子被分解成胺基酸或葡萄糖等低分子化合物的反應，就是屬於一種異化作用。胺基酸或葡萄糖等分子被進一步分解成水或二氧化碳等單純結構分子的反應，同樣也是屬於異化作用。

　　相反地，胺基酸組成蛋白質，或者是葡萄糖組成醣元等，由結構簡單的物質組合成結構複雜的物質的過程稱為同化作用。

2 能量代謝

　　維持生命活動需要能量，能量則是**三磷酸腺苷(ATP)**加水分解後所產生的。三磷酸腺苷是腺苷和三個磷酸結合後形成的物質，一旦加水分解使磷酸分離就會產生大量的能量。三磷酸腺苷失去一個磷酸後稱為**雙磷酸腺**　(ADP)；失去兩個磷酸後則稱為**單磷酸腺苷(AMP)**。

　　分子或原子是透過能量才能夠彼此結合，因此一旦發生異化作用，就會釋放出這些能量。生物體攝取的醣類或脂質在異化的過程中會釋放出能量，這些能量會使細胞中的ADP和磷酸結合成ATP。如果生物體長期處在飢餓狀態下，原本用來構築身體或肌肉的蛋白質也會被用於生產ATP。

　　醣類、脂質、蛋白質在分解成水和二氧化碳的過程中，都會形成乙醯輔酶A(acetyl-CoA)，並且在過程中釋放出能量，ATP就是由這些能量所形成的(**圖6、7**)。

Note

ATP

adenosine triphosphate的簡寫。

ADP

adenosine diphosphate的簡寫。

AMP

adenosine monophosphate的簡寫。

acetyl-CoA

acetyl coenzyme A的簡寫，也就是乙醯輔酶A。

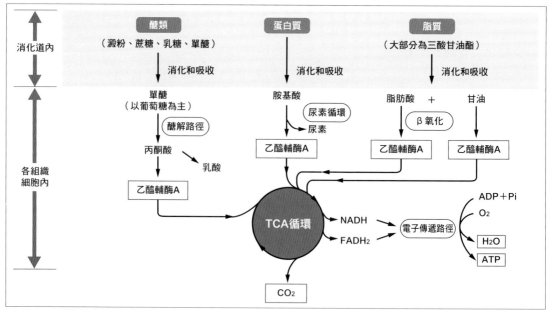

轉載自　中惠一、三輪一智：代謝概論，系統護理學講座，專門基礎2，人體的構造和機能[2]，生化學，醫學書院，2005，p107

▲圖6　ATP的生產

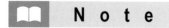

N o t e

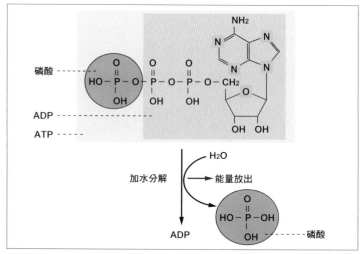

中惠一、三輪一智：代謝概論，系統護理學講座，專門
基礎2，人體的構造和機能[2]，生化學，醫學書院，2005，p107

▲圖7　ATP的化學結構式

能量的單位

能量的單位在國際上是以焦耳
(J)的符號表示。日本一般都是
卡洛理和焦耳共用，營養學上
則以千卡(kcal)較常使用。
1kcal=4.184kJ

三大營養素產生的能量多寡

醣類：1g→4 kcal
蛋白質：1g→4 kcal
脂質：1g→9 kcal

　　當一分子的三磷酸腺苷加水分解成ＡＤＰ後，會產生
7.3kcal的能量。水解後的ＡＤＰ如果再度接收到醣類等物質
異化時放出的能量，依然可以還原成ATP，也就是能夠不斷
地重複ADP→ATP→ADP的循環(各種營養素的能量代謝過
程將會在後續的章節中做介紹)。

3 醣類的代謝

A. 醣類代謝的概要

醣類在消化後會轉變成**單醣類**(以**葡萄糖**為主)，接著則在小腸被吸收，並且藉由門脈運送到肝臟。在肝臟中，葡萄糖會藉由醣解反應產生能量，產生的能量則會用於合成醣元，或者是用於合成脂肪酸。沒有被使用的葡萄糖會直接經由肝靜脈移動到下大靜脈，接著則經由右心房進入大循環(譯註：或稱體循環)。血液中的葡萄糖在全身循環的過程中，會被各種組織所吸收，進而在細胞內產生各式各樣的**代謝**反應。

葡萄糖的主要代謝包含：①能量代謝(ATP的生產)，②醣元的儲存和分解，③脂肪合成，④醣質新生。

❶能量代謝

葡萄糖是人體重要的能量來源。每分子的葡萄糖在分解為水份和二氧化碳的過程中，將會產生38分子的ATP。

❷醣元的儲存和分解

如果攝取了大量的葡萄糖，而且沒有必要立刻使用這些葡萄糖時，葡萄糖在細胞中將會被合成為醣元，並且儲藏在肝臟、肌肉、腎臟中。一旦有需要使用能量時，這些醣元會再度被分解為葡萄糖以供人體使用。

❸脂肪合成

當攝取的葡萄量比上述狀況更多時，葡萄糖會合成為**脂肪酸**，接著則和甘油結合形成三酸甘油酯儲備在體內。一旦有需要使用能量時，這些三酸甘油酯會再度被分解為甘油和脂肪酸以供人體使用。

❹醣質新生

在肝臟和腎臟中，胺基酸、乳酸、甘油等「葡萄糖以外的物質」可以用於合成葡萄糖。這一連串的過程被稱為**醣質新生**(詳細說明請各位參照第56頁)。

B. 葡萄糖的能量代謝 (圖8)

葡萄糖被吸收進細胞內後受到分解，進而產生ATP的過程

肝醣的儲存量
....

肝臟中大約儲藏有100g的醣元，肌肉中則儲藏有約300g的醣元。肝臟的醣元在空腹時會被分解為葡萄糖，並且釋放到血液中，具有防止血糖值下降的效果。在肌肉運動時，肌肉中的醣元會急速地受到分解，是運動初期肌肉收縮的能量來源。

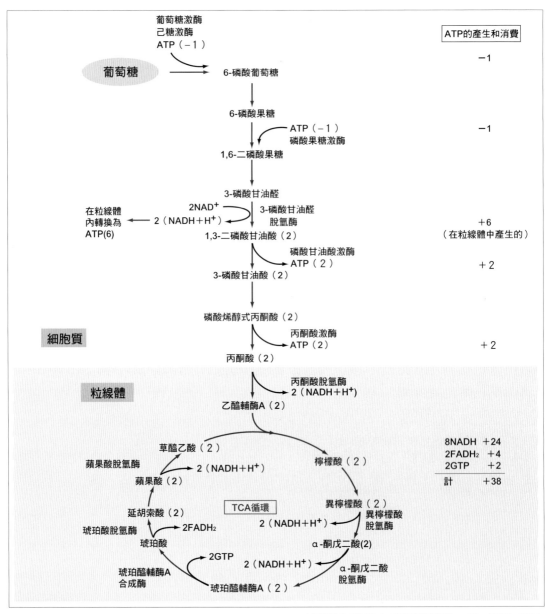

▲圖8　葡萄糖的能量代謝

本圖節錄自 武田英二：臨床病態營養學，p35，文光堂，2004

Note

NADH

NADH是名NAD(Nicotinamide adenine dinucleotide，煙醯胺腺嘌呤二核苷酸)的輔酶被還原(獲得氫原子)後所產生的物質。

稱為**醣解路徑**。醣解路徑可以分為不需要氧氣的**無氧醣解路徑**，以及需要氧氣的**有氧醣解路徑**。

❶無氧醣解路徑

葡萄糖被分解為**丙酮酸**或**乳酸**的過程被稱為無氧醣解路徑。

一分子的葡萄糖在經過10個步驟的反應之後，將會轉變成兩分子的丙酮酸。這10個步驟中，是由各種不同的酵素在參與反應作用。葡萄糖分解為丙酮酸的過程中會消費掉2分子的ATP，並且產生4分子的ATP，因此可以淨得2分子

的ATP。除了ATP之外，無氧醣解路徑也會產生2分子的NADH，NADH在後敘的**電子傳遞路徑**(也被稱為**呼吸鏈**)中可以用於生產ATP。

在沒有粒線體的紅血球或無法獲得充分氧氣的組織中，由於無法進行有氧醣解路徑，丙酮酸將會被轉換成**乳酸**。舉例來說，長時間進行劇烈運動的肌肉就是十分缺乏氧氣的組織。在這種狀態下，乳酸會堆積在肌肉內，進而導致疲勞和肌肉疼痛。大部分的乳酸會經由血液進入到肝臟，並且透過醣質新生作用再生為葡萄糖。

❷有氧醣解路徑

如果能充分地提供氧氣，2分子的丙酮酸將會被被運送到粒線體內，並且在粒線體中分解為**水**和**二氧化碳**，同時產生大量的**ATP**。

在有氧醣解路徑中，丙酮酸首先會轉為乙醯輔酶A，並且產生2分子的NADH。乙醯輔酶A接著會進入到**TCA循環**中進行8個階段的反應。在最初的反應中乙醯輔酶A會被轉換為**檸檬酸**，接著則依序代謝為異檸檬酸、α-酮戊二酸，最後則是再度成為檸檬酸。

2分子的丙酮酸在TCA循環的過程中，將會產生6分子的**NADH**、2分子的**FADH₂**、2分子的**GTP**，NADH和FADH₂則會被運輸到電子傳遞鏈中。

電子傳遞鏈是透過「電子傳遞鏈中物質和物質之間」的電子傳遞，進而釋放出能量的反應。有氧醣解路徑和無氧醣解路徑中產生的NADH和FADH₂，一旦進入到電子傳遞鏈後就會被氧化，氧化過程中放出的能量可以產生ATP。每1分子的NADH可以獲得3分子的ATP，每1分子的FADH₂則可以產生2分子的ATP。

如果將有氧醣解路徑和無氧醣解路徑中產生的ATP減去消費掉的ATP，每分子的葡萄糖可以產生38分子的ATP。

▌C. 醣元的儲藏和分解

肝臟和肌肉雖然都是醣元主要的儲藏位置，然而兩者醣元的利用方式卻是截然不同。

儲藏在肝臟中的醣元，主要是用來維持**血糖值**(**血中的葡萄糖濃度**)。當血糖因為能量消耗或空腹等原因而下降時，胰臟胰島的**α細胞**會釋放出升糖激素，腎上腺髓質則會分泌出腎上腺素，兩者會促使醣元分解成葡萄糖並且釋放到血液中。在上述這套機能的作用下，即使是在空腹狀態下，人體

TCA循環

tricarboxylic acid cycle的簡稱。由於檸檬酸是過程中最早產生的物質，所以也被稱之為檸檬酸循環。

FADH₂

輔酶FAD(flavin adenine dinucleotide)還原後(獲得氫原子後)所產生的物質。

GTP

GTP是指高能量化合物鳥苷三磷酸(guanosine triphosphate)。GTP在分解時會產生和ATP同等的能量，因此在計算上會被直接換算成ATP。

葡萄糖和醣元的儲藏量

肌肉：300g
肝臟：100g
血液全體：15g
腦：2g
如果以每分鐘1kcal的基礎代謝消耗維持7小時，這些儲藏的備用能量就會消耗殆盡。

也能夠將血糖值維持在一定範圍內。之所以要將血糖值維持在一定範圍內，是因為葡萄糖是腦和紅血球唯一的能量來源，必須維持穩定的供給。

另一方面，儲藏在肌肉中的醣元只會作為肌肉收縮的能量源使用，不會釋放到血液中。

醣元的儲藏有其上限，一旦達到上限後，肝臟和脂肪組織中的葡萄糖會被合成為三酸甘油酯。

D. 醣質新生

當體內的血糖值下降時，儲藏在肝臟中的醣元雖然會分解成葡萄糖並且釋放到血液中，但是如果長時間沒有攝取醣類，醣元也依然會耗盡。為了不讓血糖值在醣元耗盡的狀況下下降，肝臟和腎臟會利用**醣類以外的物質產生葡萄糖**。此反應路徑基本上是和醣解路徑相反(顛倒)。

醣質新生的主要原料來自**胺基酸、乳酸、甘油**。乳酸是來自無氧醣解路徑，甘油則是三酸甘油酯加水分解後所產生的。胺基酸中能夠被醣質新生反應所利用者，又被稱為**醣元性胺基酸**。

無論是胺基酸或者是乳酸、甘油，都是藉由血液的運輸進入到肝臟。胺基酸和乳酸會先轉變成丙酮酸，接著再產生葡萄糖。

E. 血糖值的維持

血糖值空腹時維持在70～110mg/dL範圍內，用餐後雖然會上升到120～150mg/dL，2～3小時候又會恢復到70～110mg/dL的範圍內。換句話說，人體的血糖值總是被維持在70～110mg/dL的範圍內。上述血糖值的範圍，都是透過賀爾蒙進行調整的。

生物體在攝取醣類後，血糖值將會上升。一旦血糖上升，胰臟蘭格氏島的 β **細胞**就會開始分泌**胰島素**。胰島素中含有促進醣解路徑、醣元合成、脂質合成和抑制醣質新生的作用，結果就會使**血糖值下降**。人體中能夠使血糖值下降的賀爾蒙只有胰島素一種。

當空腹狀態下血糖值下降時，胰臟蘭格氏島的 α 細胞會釋放出昇糖激素，腎上腺髓質則會釋放出腎上腺素等賀爾蒙。這些賀爾蒙具有促進醣元分解和醣質新生的作用，可以防止血糖值下降。

4 蛋白質的代謝

A. 蛋白質代謝的概要

　　腸道吸收的**胺基酸**在經過門脈後，會全數被送往**肝臟**。在肝臟中，胺基酸會用於合成肝臟的蛋白質和白蛋白等各種**血清蛋白質**。除了合成蛋白質之外，肝臟也會將支鏈胺基酸以外的胺基酸進行代謝並且釋放到血液中，以供給其他組織在必須胺基酸上的需要。肝臟無法**分解支鏈胺基酸**，所以會直接從肝臟釋出，主要會在骨骼肌中被代謝。在肝臟中，支鏈胺基酸以外的必須胺基酸的代謝速度，會根據組織的胺基酸需求量進行調整。

　　為了避免老舊蛋白質的堆積，組成身體的蛋白質(**體組織蛋白**)總是持續在進行合成和分解的作用。像這樣蛋白質不斷重複合成和分解的現象被稱為**代謝轉換**。蛋白質的合成，是由消化食物中的蛋白質後所獲得的胺基酸，以及體組織蛋白分解後產生的胺基酸來做為原料。

　　在合成新蛋白質的過程中，如果體組織蛋白分解後產生的胺基酸不被需要，或者是攝取了必要量以上的胺基酸(蛋白質)時，胺基酸將會以脂質的形式進行儲存。如果是處在飢餓的狀態下，作為能量來源的醣類缺乏時，體組織蛋白會被分解成胺基酸，並且作為能量來源使用。胺基酸受到代謝後，其中所含的氮會轉換成尿素，最後排泄到尿液中(圖9)。

B. 蛋白質的合成和分解

❶合成

　　蛋白質是根據細胞核中**DNA(去氧核糖核酸)**的**鹼基序列(遺傳情報)**進行合成(**圖10**)。

　　蛋白質的合成，首先是細胞核內的DNA鹼基序列被轉錄為**RNA(核糖核酸)**，接著再從這些RNA中組合出合成蛋白質所必要的**mRNA(傳訊RNA)**。mRNA接著會從細胞核移動到細胞質，並且和名為核糖體的小型胞器結合。在核糖體中，**tRNA(轉運RNA)**會根據mRNA上的情報，將胺基酸一個個運送到核糖體上，並且以胜肽鍵的方式連接胺基酸，進而合成出蛋白質。

　　在mRNA(或DNA)上是由三個鹼基序列來決定一個胺

N o t e 📖

支鏈胺基酸

　　纈胺酸、亮胺酸、異亮胺酸三者皆為支鏈胺基酸。這三種胺基酸由於分子內含有支鏈結構，所以被稱為支鏈胺基酸，也有人稱為分支胺基酸。

代謝循環

　　在健康的成人體內，分解的蛋白質量和合成的蛋白質量相同。合成蛋白質時使用的胺基酸，有70～75％是重複使用老舊蛋白質分解後產生的胺基酸。剩下的25～30％則是來自當天攝取的蛋白質消化後所產生的胺基酸。

核糖體

　　核糖體是蛋白質合成的場所，外型上呈微小顆粒狀。核糖體散佈在細胞質內，有的則附著在內質網上。

胜肽鍵

　　詳細說明請參照第9頁。

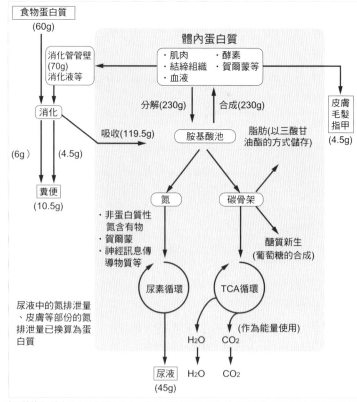

本圖轉錄自 鈴木公：蛋白質的營養，營養科學系列NEXT，基礎營養學(木戶康博、中坊幸弘編)
，p88，講談社，2003

▲圖9　蛋白質的代謝

基酸，這樣三個一組的鹼基序列被稱為**密碼子(codon)**。mRNA是由4個鹼基所構成，密碼子則是由三個鹼基組成，所以密碼子的總數是64個(4×4×4)。

❷分解

在胜肽鏈內切酶和蛋白質體(蛋白質體在細胞質中發揮其分解作用)兩種蛋白質分解系統的作用下，蛋白質會被**分解為胺基酸**。胞內小型胞器的**溶小體**參與的分解系統中，含有名為組織蛋白酶(cathepsin)的一系列蛋白質分解酵素，在分解細胞吞入的蛋白質上扮演了很重要的角色。

C. 胺基酸的代謝(尿素的產生)

沒有參與蛋白質合成的多餘胺基酸，隨後會被分解為氮，最後則**轉換成尿素**排泄到尿液中。這整段代謝過程可以分為三大步驟，分別是①氨基轉移反應，②脫氨反應，③尿素循環。

溶小體

溶小體是具有膜的球狀體，內部含有能夠分解高分子的四十多種水解酵素。溶小體除了參與營養素的分解之外，也和廢棄細胞(不需要的細胞)的分解有關。

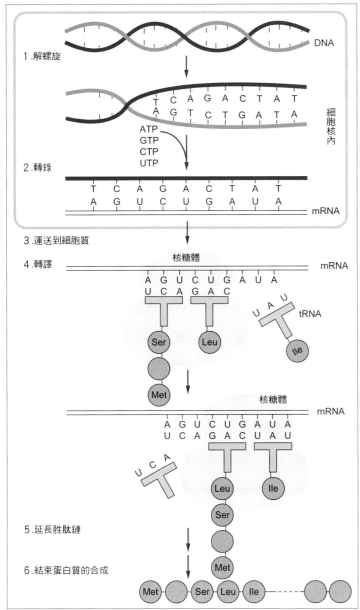

本圖轉錄自 鈴木公：蛋白質的營養，營養科學系列NEXT，基礎營養學(木戶康博、中坊幸弘編)
，p89，講談社，2003

▲圖10　蛋白質的合成

❶氨基轉移反應

　　所謂的氨基轉移反應，是指在氨基轉移酵素(轉氨脢)的作用下，胺基酸的氨基(-NH2)轉移到其他 α-酮酸上，並且產生新的**胺基酸**和 α-**酮酸**的反應。反應過程中主要負責接受氨基的 α-酮酸有**丙酮酸**、**草醋酸**、 α-**酮戊二酸**。

　　反應過程中，大多數的胺基酸是將氨基轉移給 α-酮戊二酸，並且產生 α-酮酸和谷氨酸。舉例來說，丙胺酸是藉由丙胺酸氨基轉移酶的作用產生丙酮酸和谷氨酸；天門冬氨酸

α-酮酸

　α-酮酸是泛指所有羧基(-COOH)旁 α 位置上的碳連接酮基的化合物。

則是藉由天門冬氨酸氨基轉移的作用產生草醋酸和谷氨酸。

❷ 脫氨反應

氨基轉移反應過程中產生的谷氨酸，在肝臟中會受到谷氨酸脫氫酶的作用，進而使谷**氨酸的氨基以氨(NH3)**的形式游離出來。這部份的反應被稱為**脫氨反應**。游離的氨隨後會進入到肝臟進行尿素循環。

在肌肉中，谷氨酸在丙胺酸氨基轉移的作用下，其氨基會轉移到丙酮酸上，進而產生丙胺酸。丙胺酸接著會隨著血液運輸到肝臟中，並且在丙氨酸氨基轉移酶的作用下產生**谷氨酸**。谷氨酸接著會在脫氨反應的作用下成為氨，最後進入到尿素循環中。

❸ 尿素循環

氨具有強烈的毒性，所以必須藉由尿素循環的作用，轉換為無毒而易溶於水的**尿素**。

氨首先會與二氧化碳結合成**胺基甲醯基磷酸**，接著進入到尿素循環中。在尿素循環中，胺基甲醯基磷酸必須經過四個步驟才轉換為尿素(**圖11**)。

產生的尿素會從肝臟釋放到血液中，接著循著血液進入到腎臟內，最後排泄到尿液中。

高氨血症

尿素循環是在肝臟中進行，所以一旦肝臟的機能發生障礙，自然無法將氨轉換為尿素，此時就可能會導致高氨血症。

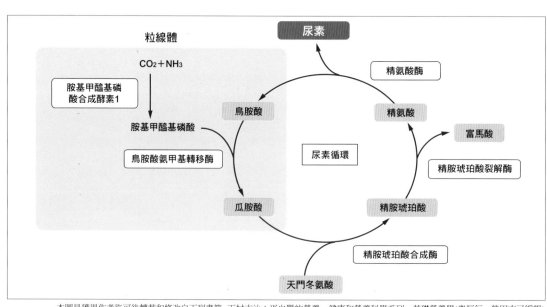

本圖是獲得作者許可後轉載和修改自下列書籍 下村吉治：蛋白質的營養，健康和營養科學系列，基礎營養學(奧恒行、柴田克己編輯)，修訂第2版，p149，南江堂，2005

▲圖11 尿素循環 (灰色部分是粒線體內的反應)

5 脂質的代謝

A. 脂質代謝的概要

　　從食物中攝取的**三酸甘油酯(中性脂肪)**，經過消化後會轉換為**乳糜微粒**並且被淋巴管所吸收。進入到淋巴管中的乳糜微粒接著會藉由胸管進入到鎖骨下靜脈，最後才運送到各個組織中。乳糜微粒中的三酸甘油酯，在血液中會被脂蛋白脂肪酶水解成**甘油**和**脂肪酸**。

　　產生的甘油可能會進入到各種細胞中作為醣解路徑的原料來使用，也可能會被肝臟等器官用來合成三酸甘油酯。脂肪酸的用途會視體內能量狀況而決定。當體內的能量(葡萄糖量)相當充足時，脂肪酸會被合成為三酸甘油酯並且儲藏在脂肪組織內。相反地，當體內缺乏能量時，各種組織將會吸收脂肪酸並進行 β 氧化反應釋放出能量。

　　除了上述兩種狀況之外，在體內能量十分充足的情況下如果攝取了大量的醣類時，這些醣類在體內也會依序轉換為脂肪酸和三酸甘油酯，並且儲藏在體內。

B. 脂肪酸的分解(圖12)

❶產生能量

　　分解脂肪酸產生能量的反應，主要是在**粒線體**中進行的。

　　在粒線體外膜上的醯基輔酶A合成酵素的作用下，脂肪酸一開始會先被轉換為**醯基輔酶A**。醯基輔酶A能通過粒線體的外膜，不過卻無法通過內膜。要通過內膜，醯基輔酶A必須在膜間腔(外膜和內膜之間的空間)內和**肉鹼**反應生成醯基肉鹼後，才能通過內膜進入到**粒線體基質**內。在粒線體基質中，醯基肉鹼會再度轉為醯基輔酶A並且發生 β **氧化**反應。

　　β 氧化是在四種酵素組成的 β 氧化循環中進行。醯基輔酶A在 β 氧化循環中每循環一次，就會釋放出一分子的乙醯輔酶A，自己則是成為少了兩個碳的醯基輔酶A。經過無數次 β 氧化循環後，所有的醯基輔酶A都會轉為乙醯輔酶A。這些**乙醯輔酶A**在進入到TCA循環後會被分解成水和二氧化碳，並且產生出ATP。

　　以實際例子來說，當1分子的棕櫚酸(碳數=16)被分解成水和二氧化碳時，棕櫚酸會被轉換為**棕櫚醯輔酶A**，能量上會消耗掉2分子的ATP，並且在 β 氧化循環中產生8分子

乳糜微粒

　　乳糜微粒和極低密度脂蛋白(very-low-density lipoprotein：VLDL)、低密度脂蛋白(low-density lipoprotein：LDL)、高密度脂蛋白(high-density lipoprotein：HDL)都屬於脂蛋白。乳糜微粒是四者中比重(密度)最低者。在脂蛋白中，比重越小含有的脂質比例越高，同時直徑也越大。

肉鹼

　　肉鹼是一種幾乎存在於所有組織中的化合物。組織內的肉鹼濃度越高，β 氧化進行的速度越快。

粒線體基質

　　粒線體基質是指粒線體內膜的內側。粒線體基質內除了含有 β 氧化所需要的酵素外，也含有生產ATP所必要的酵素。

β 氧化

　　在脂肪酸中，從羧基數過來第一個碳被稱為 α，第二個碳則稱為 β。在脂肪酸分解的過程中，由於是第二個碳被氧化，所以才會稱為 β 氧化。

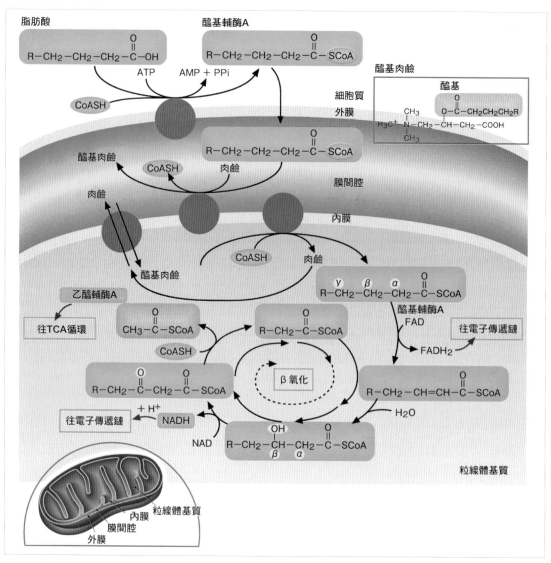

本圖參考下列書籍製作　三輪一智、中惠一：脂質代謝，系統護理學講座，專門基礎2，人體的構造和機能[2]，生化學，醫學書院，2005，p177

▲圖12　脂肪酸的分解(β氧化)

📖 Ｎｏｔｅ

棕櫚醯輔酶Ａ

　　棕櫚酸和CoA結合後形成的分子，也是一種醯基輔酶Ａ。

乙醯輔酶Ａ、7分子FADH2、7分子NADH2。產生的乙醯輔酶Ａ在進入到TCA循環後，將會產生8分子FADH2、24分子NADH、8分子GTP。FADH2和NADH會被送到電子傳遞鏈中進行反應，每分子的FADH2可以產生2分子的ATP，每分子NADH則可以產生3分子的ATP。

　　將上述過程加總之後可以知道，從每1分子的棕櫚酸中可以獲得129分子的ATP。和葡萄糖相較之下，每1分子的葡萄糖可以產生38分子ATP，棕櫚酸產生的ATP量可以說是高達葡萄糖的三倍以上(圖13)。

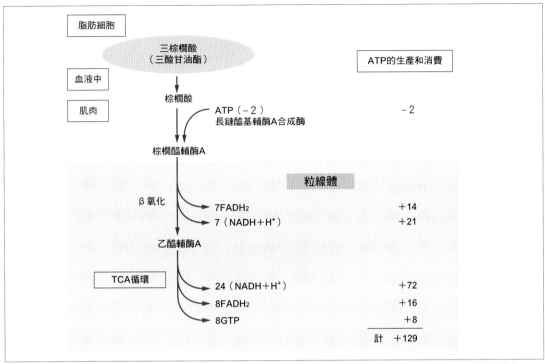

▲圖13　三酸甘油酯的能量代謝

本圖參考下列書籍製作　武田英二：臨床病態營養學，p37，文光堂，2004

❷酮體的產生

　　在肝臟中，當脂肪酸經過β氧化產生的乙醯輔酶A，如果當下沒有生產大量能量的必要時，大部分的乙醯輔酶A會用於生產酮體。**酮體**包括了丙酮(acetone)，乙醯乙酸(ace-toacetate)及**β－羥丁酸**(β-hydroxybutyrate)。

　　由於酮體無法在肝臟中被代謝，產生的酮體隨後會被釋放到血液中。**乙醯乙酸**及**β－羥丁酸**會被肌肉、腦部、心臟、腎臟所吸收，隨後則轉換成乙醯輔酶A進入到TCA循環中進行分解，成為身體的能量來源。酮體中的**丙酮**不會被人體所利用，會以吐氣(利用肺部)或尿液的方式排泄出體外(**圖14**)。

C. 使用醣類合成出脂肪酸

　　當體內的能量十分充足時，如果攝取了大量的醣類，這些醣類會先轉換成脂肪酸，接著再轉換成三酸甘油酯並且儲存到體內。

　　身體內許多組織都能夠合成脂肪酸，其中又以肝臟、腎臟、脂肪組織最為活躍(**圖15**)。**脂肪酸的合成**雖然是以乙醯輔酶A作為起始物質，但是其反應過程並非β氧化的逆反應。

N o t e 📖

酮酸中毒

　　脂肪酸大量氧化生成酮體，血液中酮體濃度升高的狀態被稱為酮酸中毒。糖尿病患者和飢餓狀態下的人時常可以觀察到酮酸中毒的現象。

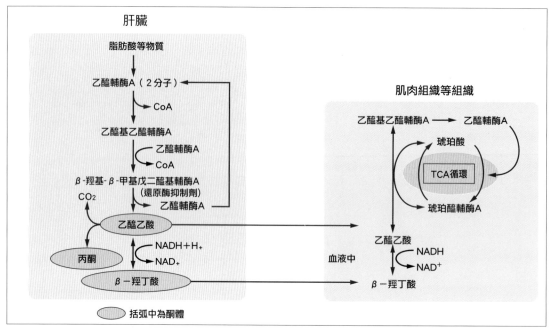

▲圖14　酮體的產生和利用　　　　　　　　　　　　　　本圖摘錄自　武田英二：臨床病態營養學，p23，文光堂，2004

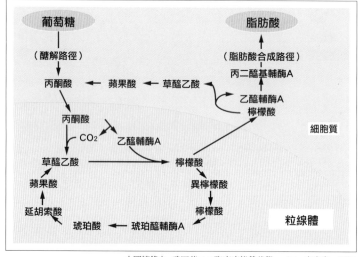

本圖摘錄自　武田英二：臨床病態營養學，p24，文光堂，2004

▲圖15　肝細胞中的脂肪酸合成路徑

　　脂肪酸的合成是在細胞質中進行的，然而起始物質的乙醯輔酶A卻是在粒線體中進行合成，而且無法通過粒線體的膜進入到細胞質中。由於乙醯輔酶A無法直接進入到細胞質中，所以必須在TCA循環中和草醯乙酸反應成檸檬酸後，才能進入到細胞質中。等進入到細胞質後，檸檬酸會再度分解為草醯乙酸和乙醯輔酶A，提供細胞質乙醯輔酶A。

　　細胞質中的乙醯輔酶A，一開始會在脂肪酸合成的**速率限制步驟酵素**—乙醯輔酶A羧化酶作用下，轉變為丙二醯基輔酶A。隨後在各種脂肪酸合成酵素的一連串作用下，每一輪

速率限制步驟酵素

　　在代謝的過程中，對反應速率影響最大的步驟被稱為速率限制步驟，參與速率限制步驟的酵素則稱為速率限制步驟酵素。

酵素反應就會使脂肪酸的碳數增加2，最後形成碳數=16的
棕櫚酸。接著人體就會以棕櫚酸作為前驅物，合成各種非必
須脂肪酸。

■ 容易醉的人、不容易醉的人

　　有些人無論怎麼豪飲，臉色也絲毫沒有任何變
化，但是也有人只喝了一口啤酒，臉色就會顯得通
紅。為什麼會有這樣的差別呢？

　　人體攝取的酒精(乙醇)大約有30％是由胃部吸
收，剩下約70％則是由空腸所吸收，總共有90％的
酒精是由肝臟負責代謝。酒精代謝的第一步，主要
是由酒精脫氫酵素(ADH)將乙醇轉換成乙醛。接著
乙醛會被乙醛脫氫酵素轉換為乙酸(醋酸)，乙酸則
會在TCA循環中被分解成水和二氧化碳。肝臟無法
代謝完的約10％的酒精，是維持在酒精的形態下被
排泄到尿液、吐氣和汗液中。

　　飲酒之後可以觀察到的臉色紅潤、噁心、頭痛
等症狀，其實是由乙醛所引起的。由於每個人乙醛
和乙酸的生成速度不同，使得喝酒後的症狀也會有
所差異。換句話說，如果酒精轉換成乙醛的速率較
快，或者是乙醛轉換為乙酸的速率較慢時，乙醛容
易堆積在身體內，進而導致各種飲酒後的症狀，也
就使人容易喝醉、不善於喝酒。

　　乙醛和乙酸的生成速度，是由乙醛脫氫酵素的活
性強度決定。包含日本人在內，許多東方人由於乙
醛脫氫酵素上的其中一個胺基酸被取代，使得大多
數人的乙醛脫氫酵素轉為非活化態，所以和西方人
相較之下，不善於飲酒的人口比例較高。

第4章

各種發育階段所需要的營養

本章的內容

1. 幼兒所需要的營養
2. 懷孕婦女、授乳中婦女所需要的營養
3. 老年人所需要的營養

學 習 目 標

· 能夠說明各種發育階段的特徵，以及該發育階段所需要的營養。

· 了解嬰兒時期的營養供給方式—母奶營養、人工營養、混和營養和斷乳食品

· 了解孕婦、授乳中婦女所需要的營養和可能會遇到的問題。

· 了解老年人在身體和代謝上的變化，以及老年人營養攝取上必須注意的事項。

1 幼兒所需要的營養

1 嬰兒期

A. 嬰兒期的特徵

產後四周(28天)稱為**新生兒期**,產後未滿一年(含新生兒期在內)稱為**嬰兒期**。

嬰兒期的身體特徵有三點,分別是:

❶成長十分顯著

- 出生3個月後體重即成長到約兩倍,出生後12個月就相當於出生時的三倍。
- 12個月時身高已經相當於出生時的1.5倍。
- 皮下脂肪發育旺盛,會發育成略帶圓形的體型。

❷未成熟的生理機能

- 咀嚼、吞嚥機能尚未成熟。
- 消化、吸收、排泄機能尚未成熟。

❸牙齒

出生後6～8個月牙齒會開始生長,到兩歲半時**上下排20顆乳牙**就會長齊。

B. 嬰幼兒期的營養

出生後約5個月為止,都只能以乳汁作為營養的來源,出生5個月後則可以合併使用斷乳食品和乳汁餵食。

使用母乳供給營養的方式稱為**母乳營養**,奶粉等人工的乳製品補給的方式稱為**人工營養**,母乳營養和人工營養併用的方式則稱為**混和營養**。

❶母乳營養

Note

新生兒的身體

新生兒出生時的體重約為3000g前後,身高約為50cm。

胃的容量

新生兒的胃容量約為30～60mL,出生後3個月大時約為140～170mL。由於胃容量上的限制,新生兒哺乳時應分多次餵食。

母乳是最適合嬰兒的食品，其優點如下：

- 蛋白質、脂質等代謝上的負擔最少，營養效率非常高。
- 具有促進腸內比菲德氏菌生長的效果。
- 由於母乳的鈣質、蛋白質含量非常低，可以避免嬰兒血液中的溶質濃度升高，進而可以避免尿液滲透壓的上升，整體下來就可以減輕嬰兒腎臟的負擔。
- 母乳中含有各種保護嬰兒免於受到感染的物質。
- 人工乳製品中由於含有牛的異種蛋白，如果在未經消化的狀態下吸收進入體內後，有可能會引起體中的抗體反應，進而導致過敏性疾病。母乳就沒有這方面的問題。
- 哺育母乳可以促進母子間的肌膚接觸(skinship)，可以協助建立良好的母子關係。

❷人工營養

當無法分泌母乳，或者遇到母親必須就業，無法哺育母乳等狀況時，就必須仰賴人工營養。人工乳製品雖然在很多方面遜色於母乳，不過近年來在調整奶粉的技術有許多進步，從營養生化學的角度上幾乎已經可以和母乳匹敵了(表2)。

❸混合營養

當母乳分泌量較少，或者是母親必須就業時，可以採用混和營養的方式進行餵食。

Note

母乳

初乳：分娩後4～5天內分泌的母乳，含大量具有感染抑制作用的免疫球蛋白和乳鐵蛋白。
永久乳：分娩後7～10天之後所分泌的母乳。

▼請參照表1

▼表1　母乳的成份

每100mL中含有的成分	人類初乳	人類永久乳	牛乳
熱量 (kcal)	63.20	65.4	59
蛋白質 (g)	2.05	1.07	2.9
脂質 (g)	2.96	3.46	3.2
醣類 (g)	7.1	7.49	4.5
鈣質 (g)	0.3	0.2	0.7

※實際含量會受到個人差異、時段、分泌量、母親的食物、授乳方法等影響

▼表2　人工營養和母乳營養的比較

	人工營養	母乳營養
成分	主要的營養素含量和母乳相同。一部分乳製品的維他命、礦質量較母乳高，成分內容也不會因為母親年齡增長而變化。不含免疫防禦成分	含有許多免疫、感染防禦相關的成分
營養的調節	較容易調節	母乳的成份和母體的營養攝取狀態有關，有時難以調整營養
母子關係	在精神上較難有聯繫	可以確保母子的關係
嬰兒的哺乳量	哺乳量可以自由調節，因此當嬰兒食慾旺盛時，可能會有營養過度的危險	母親的分泌量較少，或者是嬰兒的食慾旺盛時，會發生相對性的不足。
牛乳過敏	有可能會發生	無
母子感染	無	母親患有感染症時，可能會經由授乳傳染給嬰兒。

本圖摘錄自 武田英二：臨床病態營養學，p80，文光堂，2004

開始斷乳

一般認為當嬰兒滿五個月或者是滿7kg重時，最適合開始進行斷乳，不過如果嬰兒發育良好，也能在滿4個月時就開始斷乳。斷乳時期最慢不應該晚於嬰兒滿七個月大。

從嬰兒的消化、代謝機能，以及預防過敏的角度上來判斷，最好是能夠在出生後三個月之內使用母乳進行餵食。

混和營養在方法上可以分為兩種：①只有當母乳的量不足時，才使用人工乳製品來補足不足的部份，②分別給予母乳和人工乳製品。

❹斷乳食品

從乳汁營養轉移到幼兒食品的過程稱為**斷乳**。在斷乳過程中，嬰兒的攝食機能會從乳汁的吸取發展成食物的咀嚼和吞嚥，使得嬰兒的攝食行為逐漸自立。

斷乳食品的概略流程如**表3**中所示，各階段的重點則整理如下：

❹斷乳初期(5～6個月)

這段時期主要的目的在於吞嚥斷乳食品，並且習慣斷乳食品的味道和舌頭觸感。由於重點不在於營養供給，因此即使斷乳食品的營養攝取量很低也無所謂。

ⓑ斷乳中期(7～8個月)

餵食完斷乳食品後，再使用母乳或嬰兒奶粉餵食兩次到三次左右。

▼表3 斷乳食品使用上的概略流程 （日本厚生省、1995）

		斷乳初期 5～6個月	斷乳中期 7～8個月	斷乳後期 9～11個月	斷乳結束期 12～15個月
一天的 餵食數	斷乳食品	1→2	2	3	3
	母乳、牛奶	4	3	2	*
	食品調理型態	糊狀～ 能夠用舌頭壓碎的硬度	能夠用舌頭壓碎～ 能用牙肉壓碎的硬度	能用牙肉壓碎的～ 能用牙肉咬碎的硬度	能用牙齒咬碎的硬度
一次給予的食品	穀類(g)	碎粥 30～40	粥 50～80	硬粥～軟飯 80	軟飯～飯 80～90
	蛋(g)	蛋黃 2/3以下	蛋黃～整顆蛋 一半～1	整顆蛋 一半	整顆蛋 一半～2/3強
	或豆腐(g)	25	40～50	50	50～55
	或乳製品(g)	55	80～100	100	100～110
	或魚(g)	5～10	15～18	18	18～20
	或肉(g)	5～10	15～18	18	18～20
	野菜・果物(g)	15～20	25	30～40	40～50
	調理用油脂類・ 砂糖(g)	各0～1	各2～2.5	各3	各4

＊標記表示「每天給予牛奶300～400mL」

ⒸⓇ 斷乳後期(9～11個月)

在顧慮到缺乏鐵質、腎臟的負擔、蛋白質過剩等因素的前提下，每天餵食兩次左右的母乳或嬰兒用奶粉。母乳和嬰兒用奶粉的量應逐次減少，最後停止餵食。

Ⓓ 斷乳結束期(12～15個月)

當嬰兒能夠咀嚼有形狀的食物，並且能夠從乳汁以外的食物中攝取到大部分的營養時，就算是**完成斷乳**。一般情況下在一歲左右時將可以完成斷乳。

2 幼兒期

A. 幼兒期的特徵

滿一歲之後到就學之前的五年稱為**幼兒期**。這段時期在運動機能、精神、知能上的發育非常顯著。

幼兒期和嬰兒期一樣，身體的發育非常顯著。兩歲後半時，體重已達出生時的四倍，4歲後半時則相當於出生時的五倍。在身高方面，4歲後半時約為出生時的兩倍。比起體重，幼兒期在身高的發育上較為顯著，並且隨著運動機能的發達，幼兒的皮下脂肪會開始減少並轉為肌肉，體型也會變得較細長。

B. 幼兒期的營養

❶飲食型態

飲食型態從特定食品或口味較清淡而且柔軟的斷乳食品，逐漸轉變到成人的飲食。在幼兒期的前半段(1～2歲)，還是會餵食軟食以促進咀嚼的發展。如果發展順利，到了幼兒期後半(3～5歲)時就可以和家人攝取相同的食物。

❷點心

幼兒期的代謝相當旺盛，如果換算成等體重的成年人，幼兒的營養需要量會比成年人還要多。雖然營養需要量較高，然而因為消化器官尚未發育成熟，只依靠三次的正餐無法滿足需要的營養量，必須利用點心來補充。

點心的量應該控制在一天所需能量的10～15％(大約150～250kcal)。

幼兒的飲食

幼兒期隨著自我意識的發展，對於食物會有明顯的偏好，可能會出現偏食的現象。此時不應該勉強幼兒進食，應該在菜單內容和料理方法上多下功夫。

點心的次數

1～2歲：兩次，上午10點和下午三點。

3～6歲：一次，下午三點

正餐和點心之間最好能夠間隔兩個小時以上。

3 學齡期

A. 學齡期的特徵

　　滿6歲到滿12歲這段時期稱為**學齡期**。學齡期也是成長期的其中一個階段，相較於其他階段，學齡期的身心成長較平衡，是成長期中最為安定的階段。學齡期是較少罹患疾病的時期，身體上的特徵有下列三點：

❶腦

　　隨著腦細胞的發育，學齡期的兒童頭腦會逐漸發展，腦部的重量也會隨著增加。腦部的重量在出生時約為350～400g，到六歲左右時約為800g，到12歲左右時則接近1200g。成年人的腦部重量約為1300g。

❷體格

　　如果從性別來觀察體格，到6～8歲左右為止男童較女童為高，不過到了10～11歲時，則會出現女童高於男童的逆轉現象。在體重方面，6～9歲為止男童較女童高，到了11歲時則是女童較高。

　　女童大約比男童早1～2年出現**青春期生長陡增(急速發育的現象)**，大約在滿9歲時就會出現，在大約10～12歲時會開始出現青春期的變化。

❸牙齒

　　在低學年時乳牙會開始脫落，逐漸換成**恆牙**。

B. 學齡期的營養

　　學齡期也是成長和發育的時期，所以應該配合骨骼、內臟、肌肉的發育，攝取適當的能量、優質的蛋白質、鈣、鐵和各種微量元素、維他命。

肥胖和過瘦

　　隨著飲食習慣的歐美化和運動的不足，有肥胖傾向的兒童逐漸在增加。有些肥胖的兒童可能已經罹患了高脂血症、糖尿病等生活習慣病，必須特別留意。然而在另外一方面，也有兒童因為減肥而出現過瘦的現象。為了避免這些狀況，應該告訴孩童過瘦或在發育時期減肥可能會造成的傷害、障礙。

4 青春期

A. 青春期的特徵

11歲左右到15歲這段時期稱為**青春期**，青春期的開始和結束有著性別上和個人上的差異。

青春期可以分為三期，分別是「前期」、「中期」、「後期」。

❶青春期前期

身高和體重急速發育，開始出現**第二性癥**。

❷青春期中期

第二性癥變得相當顯著。性器官的發育持續進展，女性會出現**初經**，男性則是首次**射精**。除了上述的現象之外，女性的乳房會開始發育，並且隨著皮下脂肪增加的影響，體型會逐漸變得豐腴；男性則會出現變聲和肌肉發達的現象，體型上也會變得較結實。

❸青春期後期

第二次性癥完成，性器官也完全成熟，體型轉為成年人的體型。

B. 青春期的營養

在青春期時，應該攝取能夠符合成長需求的能量和營養素。在攝取上，特別應該注意到男性在肌肉發育、女性在貧血預防上的需求。

雖然青春期在營養攝取上有許多需求，但是往往會因為第二次性癥的出現而導致心理上的不安，使得飲食行為上出現各種錯誤。舉例來說，可能會有不吃早餐、偏食、不規則的飲食、由於想要減肥而引起的拒食、減少食量等問題。為了維持身心上的健康，應該對青春期的男女進行淺顯易懂的營養指導。

N o t e 📖

青春期

青春期並沒有明確的年齡劃分。除了以年齡劃分之外，也有標準是以「第二性癥的開始(10歲前後)到長骨骨骺線的閉合(17～18歲左右)」來區隔青春期。

青春期需要的蛋白質量

和其他年齡層相較之下，青春期需要的蛋白質量是最多的。
10歲：2.1g/kg體重/天
15歲：1.5g/kg體重/天
19歲：1.2g/kg體重/天
理想的能量比為12～13%，動物性蛋白質比則應該在40%以上。

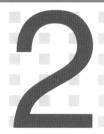

2 懷孕婦女、授乳婦女需要的營養

Note

1 懷孕婦女、授乳婦女的特徵

A. 懷孕婦女

　懷孕期間約為10個月(40週)。懷孕婦女的體重在第10個月底時，會比原本的體重增加10kg，並且出現子宮擴大、乳腺發達、基礎代謝增加、循環血液量增加等變化。

　當進入到懷孕的中～後期時，胃部會隨著子宮的擴大而被往上推擠，使得用餐上出現障礙。除了胃部會受到擠壓之外，隨著黃體素的增加等賀爾蒙的作用，消化道的運動機能也會下降，容易導致食物堆積在胃部內，以及便秘等症狀。

B. 授乳婦女

　分娩後，隨著雌激素和黃體素的急速減少等作用的影響，乳汁會逐漸變得容易分泌。體重要恢復到原來的狀態，需要約5個月的時間。一般在過了5個月之後，很難再使體重繼續減少。

2 懷孕婦女、授乳婦女的營養

A. 懷孕婦女、授乳婦女的營養需求量

日本人的營養攝取標準

　詳細說明請參照第92頁的note，書末附錄中也有相關的參考資料，希望各位讀者也能夠參考。

　在「日本人的飲食攝取標準(2005年版)」中，註明了懷孕期和授乳期的能量和營養追加量，請各位參照書末附錄。

❶懷孕期

　懷孕期的**營養不良**，可能會導致母體的衰落、流產、早產、胎兒的臟器發育不良等危險。在懷孕後期，每週的體重增加量如果低於225g時，就有很高的可能性是發生了營養不良。另一方面，**營養過剩(肥胖)**也會造成孕婦高血壓症、

孕婦糖尿病、微弱陣痛等危險。當一週內的體重增加量大於500g以上時，就有很高的可能性是發生了營養過剩，必須特別注意。

❷授乳期

為了恢復分娩後的疲勞，以及確保母乳的品質和分泌量，應該攝取充分的營養素和能量。

B. 孕婦在營養上相關的問題

❶孕吐

若因為孕吐而出現食慾不振的問題時，應該讓孕婦在想吃的時候吃喜歡的食物。由於空腹狀態下較容易感到孕吐，應該建議和指導孕婦準備一些較不耗時間準備的餐點料理。

❷孕婦高血壓症候群

懷孕20週以後到分娩後的12週之間，可能會出現高血壓和蛋白尿的現象。其中又以年輕孕婦和出產婦發生的機會較多。治療方法上可以採用：①飲食療法(**表4**)，②藥物治療等方法。

❸貧血

在懷孕的過程中，由於胎兒、胎盤、子宮等的影響，對鐵的需求量將會增加，如果不攝取充分的鐵質，可能就會發生貧血。貧血可能會導致胎兒的發育障礙、感染症、微弱陣痛等障礙，因此務必要讓孕婦攝取到充分的鐵質。

孕婦高血壓症候群

西元2004年7月，日本婦產科科學會將孕婦中毒症更名為孕婦高血壓症候群，並且給予了下列的定義：

「所謂的孕婦高血壓症候群，是指從懷孕20週以後到分娩後12週之間，出現了高血壓的症狀，或者是出現高血壓伴隨蛋白尿，且上述這些症狀並非單純的偶發性懷孕併發症的現象」。

表4　孕婦高血壓症候群的營養管理方法　　　　　　　　　　　　　　　　　　（日本婦產科科學會周產期委員會）

能量	蛋白質	鹽　份	水　份	其他
·未懷孕時BMI未滿24的孕婦 　30kcal×理想體重(kg)＋20kcal ·未懷孕時BMI在24以上的孕婦 　30kcal×理想體重(kg)＋20kcal ·基於預防上的考量，懷孕過程中應勸導孕婦適度地增加體重。	·理想體重(kg)×1.0g/日 ·基於預防上的考量，理想的狀態應為理想體重(kg)×1.2～1.4g/日	·約7～8g/日 ·鹽份的限制不應過度嚴格。 ·基於預防上的考量，鹽份的攝取應維持在10g/日以下	·一天的尿量高於500mL以上或有肺水腫的症狀時，水份攝取應限制在「前一天的尿液量＋500mL」內。 ·除了上述限制之外不另外設限 ·最理想的攝取量應維持在「孕婦不會感到口渴程度」。	·生活指導上因讓孕婦維持安靜，並且避免感到壓力。 ·基於預防上的考量，因讓孕婦進行輕度的運動，並且維持規律的生活作息。 ·最好能夠限制動物性脂肪和醣類的攝取，並且提供含高維他命的食物。

註）無論病情輕重，基本的指導方式都是相同的。若罹患的是混和型孕婦高血壓症候群，則應配合基本疾病變更營養管理的內容。
BMI＝體重(kg) / [身高(m)]^2，理想的BMI＝22。

❹維他命A的過度攝取

維他命A的攝取量若超過5000IU時，可能會導致畸形兒，因此在使用營養補給品，或者是食用富含大量維他命A的食物時都必須特別注意。

❺葉酸的攝取不足

根據研究報告指出，葉酸的攝取不足可能會導致胎兒發生神經管缺陷。為了防止神經管缺陷的發生，建議孕婦在懷孕期間應攝取400μg/日的葉酸。

3 老年人需要的營養

1 老年人的特徵

A. 身體的變化

❶臟器重量

隨著年齡的增長，老年人組織中的實質細胞會逐漸減少，使得心臟以外幾乎所有臟器的重量都出現了減少的現象。實質細胞的減少，也會導致臟器的機能下降。

❷身體的組成成分

老年人的身體組成成分會發生變化，體內的總水份量和蛋白質量會減少。在總水份量的減少中，又以細胞外水份量的減少最為顯著。細胞內水份量的減少雖然不明顯，然而一旦細胞內水份量減少，就會導致脫水的發生機率上升。相較於水份的減少，老年人的脂肪組織比例則會上升。

❸消化器官系統

Ⓐ口腔內部

老年人最普遍的身體變化，在於**牙齒的缺損**。一旦牙齒的缺損數量超過十顆以上時，就會導致咀嚼機能顯著下降。除了牙齒的缺損外，唾液的分泌量也會跟著減少，這會影響到咀嚼和吞嚥的機能。

隨著舌頭上味蕾細胞數的減少，味覺機能也會出現顯著的下降。在各種味覺中，比起酸味和甜味的下降，鹹味的感覺鈍化較為顯著。由於鹹味感覺鈍化的影響，如果突然地減少鹽份用量時，就會導致食慾不振的發生。

Ⓑ胃和腸

隨著胃粘膜的萎縮，分泌胃液的胃腺會逐漸減少，胃液的分泌量也會跟著下降。小腸的粘膜也會發生萎縮，和青年人相較之下，小腸粘膜的面積有明顯減少的現象。胰液等消化酵素的分泌量、活性也會下降。在大腸中則可以觀察到蠕動運動減少的現象，因而導致老年人容易便祕。

Note

老年人

對於幾歲以上才應該稱呼為老年人這個問題，目前尚無特別的定義。以日本為例，日本的老人保健法是適用於65歲以上的人；聯合國則規定，65歲以上的人口到達總人口的7％時，稱為「高齡化社會」，因此一般而言老年人都是指年齡在65歲以上人。

除了上述的分類方法之外，也有方法是將65～74歲定義為前期高齡者，75～84歲定義為後期高齡者，85歲以上者則稱為超高齡者。

骨骼的成份

骨骼是由鈣質和磷組成的骨鹽，沉澱到由膠原蛋白組成的基質上後所形成。

雌激素

雌激素也是骨骼形成同化質爾蒙的一種。女性在更年期之後雌激素會出現顯著的下降，因此必須特別注意骨質疏鬆症的發生。

維他命C

維他命C是構成膠原蛋白所不可或缺的物質，一旦缺乏就會使骨基質的形成能力下降。

ⓒ肝臟

老年人隨著肝臟細胞數的減少，肝臟的醣類、脂質、胺基酸代謝能力也會跟著下降，不過各種用來檢查肝功能的數據依然都維持在標準值之內。

❹骨骼肌系統

老年人的骨骼肌會出現顯著的萎縮。骨骼肌佔了體重的40～45％，是比重非常高的組織，因此肌肉的萎縮對整體蛋白質的代謝有相當明顯的影響。

除了骨骼肌的萎縮之外，老年人還會出現①骨鹽量的下降，②雌激素分泌量的下降，③維他命C的攝取不足，④骨骼中鈣質移動量的增加等現象，這些現象都會使骨質疏鬆症的發病率上升。

❺內分泌系統

空腹時血液中的胰島素濃度，並不會隨著年齡增長而出現變化。會下降的是老年人的餐後血液中胰島素濃度，以及標的組織的胰島素感受性。換句話說，老年人的耐糖能力會下降，罹患糖尿病的機率也會因而提高。

❻循環器官系統

心臟的重量雖然不會發生變化，卻可能會因為纖維化或鈣化等因素，引起心律不整或瓣膜性心臟病。在心拍出量方面，老年人在運動狀態和安靜狀態下的數值皆會下降。由於動脈硬化的影響，血管的彈力會下降，而引起血壓的上升。高血壓則是引起腦血管障礙、缺血性心臟病的重要原因。

❼腎臟系統

腎臟血漿流量、腎小球過濾量(濾過率)、腎小管吸收機能都會下降。在上述機能的影響下，尿液濃縮能力、鈉保留率、水份攝取不足的耐受力都會下降，因此必須注意脫水的發生。

B. 代謝的變化

❶能量代謝

在臟器的實質細胞的減少，以及代謝較不活潑的脂肪細胞比例增加的影響之下，基礎代謝量會隨著年齡增長而下降。

❷蛋白質代謝

在蛋白質的消化、吸收率、單位體重的總蛋白質合成量和

分解量上，老年人和成年人之間並沒有差距。血清白蛋白濃度會隨著年齡增長而下降，γ球蛋白的濃度則會上升。除此之外，自體抗體和異常蛋白質的出現率也會跟著提高。

❸脂質代謝

老年人和成年人在脂質的消化、吸收率上並沒有差別，血清膽固醇值、血清三酸甘油酯值則較高。膽汁酸的產量會減少，膽固醇的產量會增加。除此之外，由於排泄到膽汁中的膽固醇量增加，老年人較容易形成膽結石。

❹醣類代謝

胰臟的胰島素分泌能力下降，末梢組織的胰島素感受性也出現下降的現象。在這兩種機能的影響下，會使得老年人的醣類代謝能力下降。由於老年人的活動組織量減少，以及日常生活行為能力的下降，能量的使用量也會跟著降低。

2 老年人的營養

A. 營養需求量

❶能量

在一般情況下，由於基礎代謝量和日常生活行為能力的下降，能量需求也會減少。雖然能量需求普遍下降，但是因為個人差異相當顯著，所以有必要計算出個人的能量需求量。

❷蛋白質

蛋白質的需求量應該控制在1.0～1.2g/kg的範圍，最好能盡量攝取優質的蛋白質和必須胺基酸。

❸脂質

老年人能量需求中，脂質能量所佔的比例和成年人相同，以20～25％較適當。老年人時常會出現高脂血症和動脈硬化症，因此應該減少攝取飽和脂肪酸和膽固醇較多的食品。

❹醣類

老年人容易出現高血糖的問題，因此醣類的能量攝取比例應避免超過50～60％。

❺食物纖維

蛋白質－能量營養不良(PEM)

所謂的蛋白質-能量營養不良(PEM)，是指醣類、脂質、蛋白質這三大營養素的缺乏所導致的能量不足狀態，是老年人常見的一種現象。蛋白質-能量營養不良可以分為三型，分別是：

①消瘦症(marasmus)：蛋白質和能量皆缺乏的狀態，其中又以能量缺乏的情況最為顯著。患者會出現顯著的體重減少。血清白蛋白不會出現顯著的下降。

②紅孩兒症(kwashiorkor)：顯著缺乏蛋白質的狀態。能量方面的營養狀態良好。患者並沒有明顯的體重減少，不過血清白蛋白量則會下降。

③消瘦症－紅孩兒症混合型：常見於老年人，患者會出現體重減少、血清白蛋白量減少的現象。

PEM是protein energy malnutrition的縮寫。

在飲食量的減少和咀嚼機能下降的影響下，食物纖維的攝取量也會出現減少的傾向，為了防止便秘的發生，應留意食物纖維的攝取。老年人食物纖維的目標攝取量和成年人相同，每1000kcal約攝取10g較適當。

❻維他命

老年人需要特別大量攝取的維他命包括：預防、治療骨質疏鬆症所必要的維他命D；防止老化的維他命E；隨著年齡增長，血液等組織中的含量會下降的維他命C。

❼礦物質

為了預防骨質疏鬆症和貧血，鈣質和鐵質的攝取必須特別注意。在需求量上，老年人的需求量和成年人相同，鈣為600mg/日，鐵為10mg/日。

B. 調理型態等事項

一般來說，老年人喜好熬煮過的根莖類和蔬菜類等植物性食品，在蛋白質、鈣、鐵、脂溶性維他命上容易有攝取不足的傾向。為了彌補這些營養素的攝取和兼顧喜好，應該選用多種食品，並且使用煎、煮、油炸等各種調理方式。

如果遇到老年人咀嚼能力下降的狀況，應該將料理調理的較容易咀嚼，例如調理到使用牙床、舌頭就可以壓碎的程度。如果有吞嚥機能上的障礙時，為了讓老年人容易吞嚥，可以加入增黏劑或明膠，使料理呈膠體狀。

鈣質的攝取

一旦進入到老年，鈣質就會從骨骼中析出，使得骨鹽量減少，同時腸道的鈣質吸收量也會跟著減少。在上述兩種因素的影響下，老年人不但容易骨折，骨質疏鬆症發生的頻率也會跟著提高。為了防止這些問題的發生，務必要攝取足夠的鈣質。

第5章

營養評估

■■■ **本章的內容**　　1. 什麼是營養評估
　　　　　　　　　　　2. 營養評估時使用的指標

■■■ **學習目標**　　·能夠說明實施營養評估的目的為何。
　　　　　　　　　·了解問診、身體觀察、身體測量的具體過程。
　　　　　　　　　·了解尿液檢查、血液檢查、氮平衡、能量的平衡。

1 什麼是營養評估

N o t e

營養評估的目的

①判斷是否有營養不良。
②掌握營養不良的程度。
③制定營養管理計畫。
④判斷營養管理的效果。

所謂的營養評估，是透過問診、身體觀察、身體測量、血液檢查等臨床檢查，以及能量的出納等情報中，判斷、評價對象的**營養狀態**。

營養評估實施的目的如下：

(1)找出營養不良的原因，並且實施營養管理以改進營養狀態。

及早改善營養狀態，除了可以促進原發疾病的治療，也能夠減少傷口瘉癒的延遲或感染症等併發症的發生，進而達到縮短住院時間的效果。

(2)制定和實施適當的營養管理計畫。

想要制定適當的營養管理計畫，就必須要利用營養評估來了解對象的營養不良程度和詳細內容，並且更進一步地掌握對象的身體狀況。

(3)判斷實施的營養管理是否適當。

在實施營養管理之後，也會進行營養評估，目的在於判斷實施的營養管理是否適當。如果對象的營養狀態沒有獲得改善時，就必須修改營養管理計畫。

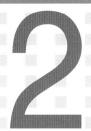

2 營養評估時使用的指標

1 問診．身體觀察

A. 問診

❶是否有體重上的變化

比較該患者平時的體重和現在的體重，以確認是否有體重上的變化。如果患者有體重上的變化時，應該進一步詢問體重變化的時間、體重的增減量(kg)。如果體重有減少時，應計算出減少率。

❷是否有飲食攝取量上的變化

比較該患者平時和現在的飲食攝取量，如果有發生變化，則應該確認變化是從何時開始。

❸是否有攝食、吞嚥上的障礙

確認患者在牙齒、咀嚼狀況、吞嚥機能上是否有障礙。除此之外，也必須確認患者能夠攝取什麼型態(例如普通飲食、粥、流質食物等等)的食物。

❹是否有消化器官上的症狀

若有噁心、嘔吐、便秘、下痢等消化器官的症狀時，應該詢問患者症狀出現的時間。

❺疾病和生活習慣

了解患者基礎疾病、既往病史、飲酒史、吸菸史等生活習慣，以及患者是否有服藥、服藥的藥物種類等等。

❻身體機能

了解患者的工作能力、步行(是否能夠獨自步行，是否需要拐杖、助行器等工具協助)、排泄(是否能夠如廁，是否需要使用尿布)等狀態。

Note

問診時的注意事項

①在體重的變化上，最理想的狀況是能夠知道患者過去六個月內的變化，以及過去兩週內的變化。

②若患者出現工作能力下降的現象時，應詢問患者詳細的內容狀況以及發生的時期。

③用餐時間、用餐次數、甜點和宵夜的習慣、外食的次數、是否有飲酒、飲酒量等事項，也應該詢問患者。

水腫

當蛋白質的攝取量下降時,血漿中的蛋白質量會減少,進而使得血漿膠體滲透壓下降。在血漿膠體滲透壓下降的影響下,血液中的水份將會流入組織間隙,導致水腫的產生。由於上述的因素,水腫的有無也可以作為營養狀態的觀察指標。

B. 身體觀察

觀察患者的體型(肥胖、一般、消瘦)、水腫或褥瘡的有無、腹水的有無等等。

2 身體測量

身體測量可以在不帶給患者痛苦的前提下,輕易地實施。測量後得到的數值除了要和標準值做比較之外,也必須和患者本人的一般值(平時數值)做比較,以得知變動的情況。

A. 體重

❶%理想體重(%ideal body weight:%IBW)

配合理想體重對照表(表1),可以透過下列公式求得IBW:

$$\%\text{IBW}=\frac{\text{BW}}{\text{IBV}}\times100$$

　　BW:體重
　　IBW:理想體重

> **<判定標準>**
> ●70%以下:高度的肌蛋白消耗
> ●70〜80%:中度的肌蛋白消耗
> ●80〜90%:輕度的肌蛋白消耗
> ●90%以上:正常

平時的體重

「平時的體重」需仰賴患者的記憶,測量時也必須顧慮到這一點。

❷一般體重百分比 (%usual body weight:%UBW)

可以利用下列公式求得UBW:

$$\%\text{UBW}=\frac{測量時的體重}{平時的體重}\times100$$

> **<判定標準>**
> ●75%以下:高度的營養不良
> ●75〜85%:中度的營養不良
> ●85〜95%:輕度的營養不良

表1 理想體重表

身高 (cm)	大都會人壽保險公司理想體重表(1980年) 男			女			桂英輔 修訂後的 broca 指數	明治人壽保險公司新 體重表(1985年)	
	small frame	medium frame	large frame	small frame	medium frame	large frame		男	女
130							27.0		41.9
131							27.9		42.3
132							28.8		42.9
133							29.7		43.4
134							30.6		43.9
135							31.5		44.4
136							32.4		44.9
137							33.3		45.4
138							34.2		45.9
139							35.1		46.3
140							36.0	45.9	46.8
141							36.9	46.5	47.2
142				41.8	45.0	49.5	37.8	47.1	47.6
143				42.3	45.3	49.8	38.7	47.7	48.1
144				42.8	45.6	50.1	39.6	48.3	48.5
145				43.2	45.9	50.5	40.5	48.9	48.9
146				43.7	46.6	51.2	41.4	49.5	49.3
147				44.1	47.3	51.8	42.3	50.1	49.8
148				44.6	47.7	52.3	43.2	50.8	50.2
149				45.1	48.1	52.8	44.1	51.4	50.6
150				45.5	48.6	53.2	45.0	52.0	51.0
151				46.2	49.3	54.0	45.9	52.6	51.4
152				46.8	50.0	54.5	46.8	53.3	51.9
153				47.3	50.5	55.0	47.7	53.9	52.3
154				47.8	51.0	55.5	48.6	54.6	52.8
155	50.0	53.6	58.2	48.2	51.4	55.9	49.5	55.2	53.2
156	50.7	54.3	58.6	48.9	52.3	56.8	50.4	55.9	53.9
157	51.4	55.0	59.5	49.5	53.2	57.7	51.3	56.6	54.2
158	51.8	55.5	60.0	50.0	53.6	58.3	52.2	57.2	54.7
159	52.2	56.0	60.5	50.5	54.0	58.9	53.1	57.9	55.2
160	52.7	56.4	60.9	50.9	54.5	59.5	54.0	58.6	55.7
161	53.2	56.8	61.5	51.5	55.3	60.1	54.9	59.3	56.2
162	53.7	57.2	62.1	52.1	56.1	60.7	55.8	60.0	56.8
163	54.1	57.7	62.7	52.7	56.8	61.4	56.7	60.7	57.3
164	55.0	58.5	63.4	53.6	57.7	62.3	57.6	61.4	57.9
165	55.9	59.5	64.1	54.5	58.6	63.2	58.5	62.1	58.6
166	56.5	60.1	64.8	55.1	59.2	63.8	59.4	62.8	59.2
167	57.1	60.7	65.6	55.7	59.8	64.4	60.3	63.6	59.9
168	57.7	61.4	66.4	56.4	60.5	65.0	61.2	64.3	60.3
169	58.6	62.3	67.5	57.3	61.4	65.9	62.1	65.0	61.3
170	59.5	63.2	68.6	58.2	62.2	66.8	63.0	65.8	62.0
171	60.1	63.8	69.2	58.8	62.8	67.4	63.9	66.5	62.8
172	60.7	64.4	69.8	59.4	63.4	68.0	64.8	67.3	63.6
173	61.4	65.0	70.5	60.0	64.1	68.6	65.7	68.1	64.4
174	62.3	65.9	71.4	60.9	65.0	69.8	66.6	68.9	65.3
175	63.2	66.8	72.3	61.8	65.9	70.9	67.5	69.7	66.2
176	63.8	67.5	72.9	62.4	66.5	71.7	68.4	70.5	67.1
177	64.4	68.2	73.5	63.0	67.1	72.5	69.3	71.3	68.1
178	65.0	69.0	74.1	63.6	67.7	73.2	70.2	72.1	69.1
179	65.9	69.9	75.3	64.5	68.6	74.1	71.1	72.9	70.1
180	66.8	70.9	76.4	65.5	69.5	75.0	72.0	73.8	71.2
181	67.4	71.7	77.1	66.1	70.1	75.6	72.9	74.6	
182	68.0	72.5	77.8	66.7	70.7	76.2	73.8	75.5	
183	68.6	73.2	78.6	67.3	71.4	76.8	74.7	76.3	
184	69.8	74.1	79.8				75.6	77.2	
185	70.9	75.0	80.9				76.5	78.1	
186	71.5	75.8	81.7				77.4	79.0	
187	72.1	76.6	82.5				78.3	79.9	
188	72.7	77.3	83.2				79.2	80.8	
189	73.3	78.0	83.8				80.1	81.7	
190	73.9	78.7	84.4				81.0	82.6	
191	74.5	79.5	85.0				81.9		

註） frame 代表體格的意思。

B. 身高體重指數(body mass index：BMI)

身高體重指數可以利用下列公式求得：

$$BMI = \frac{體重(kg)}{身高(m)^2}$$

<判定標準>
- <18.5　　　　　日本肥胖學會(1999)：低體重
　　　　　　　　　WHO標準：Underweight
- 18.5≦～<25　　日本肥胖學會(1999)：一般體重
　　　　　　　　　WHO標準：Normal range
- 25≦～<30　　　日本肥胖學會(1999)：肥胖(1度)
　　　　　　　　　WHO標準：Preobese
- 30≦～<35　　　日本肥胖學會(1999)：肥胖(2度)
　　　　　　　　　WHO標準：Obese class I
- 35≦～<40　　　日本肥胖學會(1999)：肥胖(3度)
　　　　　　　　　WHO標準：Obese class II
- 40≦　　　　　　日本肥胖學會(1999)：肥胖(4度)
　　　　　　　　　WHO標準：Obese class III

C. 腰臀比(waist/hip:w/h ratio)

根據腰圍和臀圍的比例，可以推測出檢測對象是屬於內臟脂肪型肥胖，還是屬於皮下脂肪型肥胖。內臟脂肪型肥胖和各種疾病有很深的關係，例如代謝內分泌疾病、高血壓、腦中風、缺血性心臟疾病都有關連。

W/H比＝腰圍／臀圍

<判定標準>
■**男性**
- 0.9以上：可能屬於內臟脂肪型肥胖
- 1.0以上：內臟脂肪型肥胖
■**女性**
- 0.8以上：可能屬於內臟脂肪型肥胖
- 0.9以上：內臟脂肪型肥胖
*當數值在0.7以下時，也有可能屬於皮下脂肪型肥胖
 (男女標準相同)

D. 皮下脂肪厚度

根據脂肪的厚度，可以推測出體脂肪量(**圖1**)。

**內臟脂肪型肥胖
和皮下脂肪型肥胖**

內臟脂肪型肥胖：也被稱呼為上半身肥胖、蘋果型肥胖。常見於男性。

皮下脂肪型肥胖：也被稱為下半身肥胖、西洋梨型肥胖。常見於女性。

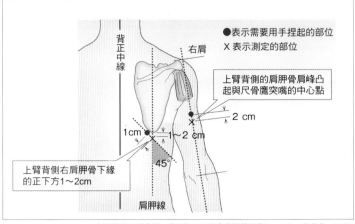

本圖載自下列書籍 武田英二：臨床病態營養學，p101，文光堂，2004

▲圖1 皮下脂肪厚度的測定部位

❶肱三頭肌皮下脂肪厚度 (triceps skin fold thickness : TSF)

\<測定方法\>

①讓患者站立或坐立，並且讓患者將非慣用手側的上肢自然下垂，接著在其上臂三頭肌部位上畫上標記。

②捏起標記上方2cm處的皮下脂肪，再使用皮下脂肪測定器(caliper)夾住標記位置。

③等待2～3秒使測定器的數值安定，隨後再記錄測定值。

④測定三次後，取平均值和標準值做比較。

\<判定標準\>

以測定值和標準值的相對百分比(%)進行判定。

●標準值

　男性：8.3mm

　女性：15.3mm

●60%以下：高度的營養不良

●60～80%：中度的營養不良

●80～90%：輕度的營養不良

●90%以上：正常

---

❷背部肩胛骨下端處皮下脂肪厚度

\<測定方法\>

①讓患者處於站立狀態，並且讓肩膀和雙腕放鬆，處於自然下垂的狀態

②測定右肩胛骨下端處(肩胛骨下角)正下方1～2cm部位。檢測員的手捏住的部位，是沿著自然的行走線，大約位在測定點上方1cm的位置。

<判定標準>
本測量方法的判定標準和TSF相同。

E. 上臂肌圍(arm muscle circumference:AMC)

藉由上臂肌圍可以推定出肌蛋白量。利用下列公式可以求得上臂肌圍：

AMC=AC- π ×TSF

*AC: 上臂圍。以非慣用手上臂的中點作為檢測點。

<判定標準>
以測定值和標準值的相對百分比(%)進行判定。
- ●標準值
  男性：24.8cm
  女性：21.0cm
- ●60%以下：高度的營養不良
- ●60～80%：中度的營養不良
- ●80～90%：輕度的營養不良
- ●90%以上：正常

3 尿液檢查

A. 肌酸酐身高指數(creatinine height index:CHI)

肌酸酐是肌肉代謝過程中產生的物質，由於尿液中的肌酸酐排泄量和全身的肌肉量有關，所以可以透過肌酸酐推定出肌蛋白量。

透過分析24小時尿液中肌酸酐的量，可以得知患者在24小時內的肌酸酐排泄量，再配合下列公式即可求得。

肌酸酐身高指數＝

$$\frac{24小時肌酸酐排泄量}{標準肌酸酐排泄量} \times 100$$

*標準肌酸酐排泄量＝理想體重×肌酸酐係數
*肌酸酐係數
  男性：23mg／理想體重(kg)
  女性：18mg／理想體重(kg)

<判定標準>
- ●60%以下：高度的營養不良
- ●60～80%：中度的營養不良

B. 尿液3-甲基組胺酸
(3-methylhistidine: 3-Mehis)

3-甲基組胺酸是肌肉蛋白質在異化的過程中產生的胺基酸。蛋白質合成的過程中不會重複使用3-甲基組胺酸,而且幾乎在經過72小時後就會完全排泄到尿液中,所以可以用來推測肌蛋白的異化程度。

<判定標準>
- 標準值
  男性5.2 μmol/kg
  女性4.0 μmol/kg
- 60%以下:高度的營養不良
- 60～80%:中度的營養不良

4 血液檢查

A. 血清蛋白質

❶白蛋白

白蛋白是肝臟合成的蛋白質中分子量最大的,佔了所有血清蛋白質的約60%,是最能夠反映出臟器蛋白質量的分子。但是,半衰期比較長有17~23日,所以要在短期間內把握住營養狀態的變化是很困難的。

<判定標準>
- 標準值:3.5～5.0g/dL
- 3.0～3.5g/dL:輕度的營養不良
- 2.0～3.0g/dL:中度的營養不良
- 2.0g/dL以下:高度的營養不良

❷快速反轉蛋白(rapid turnover protein:RTP)

在肝臟合成的蛋白中,運鐵蛋白、血清前白蛋白、視黃醇結合蛋白三者的半衰期較短,可以靈敏地反映出營養狀態,所以被稱為快速反轉蛋白。對於代謝動態變化顯著的患者,上述這些血清蛋白質很適合用來推定患者的內臟蛋白質量。

罹患有肝損傷、腎病症候群時,會導致血清運鐵蛋白的濃度上升。相反地,當缺乏鐵質時則會導致運鐵蛋白濃度上升,因此在解釋數據時必須注意這些狀況。

半衰期

這裡是指在化學變化等因素影響下,物質變成初期量的一半時,所需要的時間。

白蛋白

由於白蛋白是在肝臟合成,如果肝臟機能發生障礙時,血清白蛋白的濃度也會發生下降,所以在解釋數據時必須注意到這一點。

Ⓐ **運鐵蛋白**

在所有的運鐵蛋白中，約有三分之一是和鐵結合，以便運輸鐵質。運鐵蛋白的半衰期為8～10天，是所有的快速反轉蛋白中半衰期最長的。

> **<判定標準>**
> ●標準值：200～400mg/dL
> ●150～200 mg/dL：輕度的營養不良
> ●100～150 mg/dL：中度的營養不良
> ●100 mg/dL：高度的營養不良

Ⓑ **血清前白蛋白(Prealbumin又稱transthyretin)**

血清前白蛋白能夠和甲狀腺賀爾蒙thyroxine結合，協助thyroxine的搬運。血清前白蛋白也能夠和視黃醇結合蛋白結合，防止分子量較小的視黃醇結合蛋白在腎臟被過濾。

半衰期為2～3天。由於血清前白蛋白由大量的必須胺基酸色胺酸所組成，因此蛋白質攝取不足時，就會使血清前白蛋白的量顯著減少，一旦補充蛋白質和胺基酸後，又會迅速地上升，這一點也是血清前白蛋白的特徵之一。

> **<判定標準>**
> ●標準值：16～40mg／dL
> ●10～15mg／dL：輕度的營養不良
> ●5～10mg／dL：中度的營養不良
> ●5mg／dL以下：高度的營養不良

Ⓒ **視黃醇結合蛋白**

視黃醇結合蛋白在肝臟中和視黃醇(維他命A)結合後會釋放到血液中，具有搬運視黃醇的能力。視黃醇結合蛋白的半衰期只有12小時，非常的短。

> **<判定標準>**
> ●標準值：7～10 mg／dL

B. 總淋巴細胞數 (total lymphocyte count: TLC)

由於營養狀態惡化時免疫能力也會隨著下降，因此免疫能力檢查也能夠用來評估營養不良的有無或程度。能夠代表免疫能力的總淋巴細胞數，是較具代表性的營養標準。

<判定標準>

● 標準值：1500/mm³ 以上

● 1200～1500/mm³：輕度的營養不良

● 800～1200/mm³：中度的營養不良

● 800/mm³ 以下：高度的營養不良

5 氮素平衡(nitrogen balance)

蛋白質不斷地在重複著合成和分解的反應。在蛋白質合成的過程中，由於沒有被回收再利用的氮將會被排泄到體外，因此只要觀察攝取的總氮量和排泄的總氮量間的平衡，就能夠掌握住體組織蛋白質的動態。

體內多餘的氮，一般情況下幾乎都是排泄到尿液中，因此可以將尿液中的總氮量視為排泄總氮量。

氮平衡(g/日)=氮攝取量(g/日)- 氮排泄量(g/日)

＊氮攝取量(g/日)

$$= \frac{蛋白質(胺基酸)\ 攝取量(g/日)}{6.25}$$

＊氮排泄量(g/日)

$$= \frac{24小時內尿液中尿素氮量(g/日)}{0.8}$$

<判定標準>

● ±0：正常

● 正(+)：蛋白質合成量高於蛋白質分解量的狀態。

● 負(-)：蛋白質分解量高於蛋白質合成量的狀態。

氮的最終代謝產物

氮的最終代謝產物包含了尿素、氨、馬尿酸等物質，其中尿素佔了全體的約85%。

氮的含有量

每6.25g胺基酸中含有1g氮。

註)本文中的「24小時內尿液中尿素氮量」之所以會除以0.8，是因為假設有80%的氮是以尿液的形式排泄(剩下的20%則假設以糞便、汗液的形式排泄)。

6 能量的平衡

所謂的能量平衡，是指能量消耗量和能量攝取量之間的關係。如果想要實施適當的營養管理，掌握能量平衡就是非常重要的一件事。

● 能量消耗量=能量攝取量→平衡

● 能量消耗量<能量攝取量→正

● 能量消耗量>能量攝取量→負

當能量平衡的結果為「正值」時，過剩的能量會以中性脂肪的形式儲存在體內，可能會導致肥胖。相反地，當結果為「負值」時，體內儲藏的醣元或中性脂肪會作為能量來源而被消費，進而使體重減少。

A. 計算能量消耗量(能量需求量)

想要使能量的消耗維持平衡，就必須攝取和消耗的能量相同量的能量。換句話說，就是必須讓能量消耗量=能量需求量。

在「日本人飲食攝取標準(2005年版)」中，可以找到能量攝取量這個項目。這份標準中的能量攝取量是以健康的人作為對象所設計，目的在於維持、增進人體的健康，可以說是標準的能量攝取量。然而在實際情況上，隨著性別、年齡、身高、體重等條件的不同，每個人的能量需求都是不一樣的。除此之外，臨床上隨著患者的病情不同，能量的需求也會發生變化。因此在面對每一位患者時，都有必要找出該患者的能量需求量。

❶使用公式計算能量需求量
■能量需求量(kcal/日)
=理想體重×活動量
=基礎能量消耗量×理想體重×活動係數×壓力係數

＊理想體重(kg) =身高$(m)^2$ ×22

＊活動量
25～30kcal/kg/日：輕度活動
30～35kcal/kg/日：中度活動
35kcal/kg/日以上：高度活動

＊基礎能量消耗量(basal energy expenditure: BEE)的計算方式
(Harris-Benedict方程式)
男性：BEE=66+13.7W+5H—6.8A
女性：BEE=65+9.6W+1.7H—4.7A
W：體重 (kg)
H：身高 (cm)
A：年齡 (歲)

＊活動係數
臥床安靜狀態：1.2
床外活動：1.3

日本人的飲食攝取標準

基於維持、增進國民的健康，以及預防生活習慣病等目的，日本厚生勞動省所公告的能量和各種營養素攝取量標準。此標準是以健康的人作為對象，每5年會修訂一次，2005年版的使用時間是介於2005年4月～2010年3月。詳細說明請參照書末附錄。

基礎能量消耗量(BEE)

所謂的基礎能量消耗量，是指維持生命活動所必須的最低限度活動，也就是心臟的跳動、呼吸運動、腎臟形成尿液、維持體溫等活動所需要消耗的能量。基礎能量消費量、基礎代謝量、基礎代謝率都是基礎能量消耗量的同義語。成年人的基礎能量消耗量約為20～22kcal/kg/日。

*壓力係數

　小手術：1.2
　中等手術：1.2～1.4
　大手術：1.3～1.5
　多處外傷：1.4
　重度感染症：1.6
　燙傷：1.2～2.0

❷使用間接熱量計計算能量需求量

　　所謂的間接熱量計，是測定受檢者呼出的氣體中氧氣消耗量和二氧化碳生成量的機器。

　　使用下列的公式可以求得**能量消耗量**(energy expenditure:**EE**)。

■EE (kcal/日)

$$=5.5\dot{V}O_2(mL/分)+1.76\dot{V}CO_2(mL/分)-1.99UN(g/日)$$

　$\dot{V}O_2$：氧氣消耗量
　$\dot{V}CO_2$：二氧化碳生產量
　UN：尿液中的氮排泄量

B. 計算能量攝取量

　　如果是使用腸道營養劑或經靜脈營養劑來攝取營養時，可以輕易地掌握住正確的能量攝取量。如果是透過食物攝取時，除了需要使用食品成分表來控制之外，也必須考慮到食物產地、季節、調理方法等因素所造成的能量差異。

　　飲食的調查方法有三種，分別是：①記錄法，②陰膳法(譯註：多做一人份的餐點以供分析使用)，③體內指標法(第94頁**表2**)。醫療人員應該了解各種方法的優點和缺點，再根據對象或目的來選擇適當的檢查方法。

表2 飲食的調查方法（記錄法、陰膳法、體內指標）

1. 記錄法

方　　法	優　點	缺　點
●記錄法 記錄固定期間內的食品名稱、材料名稱、重量。觀察和調查的記錄方法分為觀察者本人親自記錄的方法，以及由受檢者記錄的間接法。重量的測定和推測方法可以分為兩種，一種是使用磅秤、量杯等工具的秤量記錄法，另一種是使用目測法(接近portion size)的目測記錄法。	・秤量記錄法是最接近實際數據的記錄方法。	・非常耗費經費。 ・無法反映出平時的攝取量。 ・可能會遇到能量較低，或者是菜單內容較樸素的狀況。 ・數據結果會有個人上的差距。 ・過於繁瑣，可能會因此導致誤差。
●食歷法 由熟練的營養師進行面談，詢問受檢對象主要攝取哪些食物和攝取量，再推測出受檢對象習慣攝取的食品和攝取量。	・在癌症的疫學等研究上也有幫助。	・需要耗費1〜2小時的面談時間。 ・調查對象較多時，需要耗費的費用過多。
●24小時回憶法 由營養師進行面談，藉由容器、展示食品來詢問受檢對象調查前一天攝取的食品名稱和攝取量。	・進行短時間(30〜60分鐘)面談。 ・詢問短時間內的記憶即可。 ・從定性、定量的角度上是較正確的方法。	・無法配合其他的調查方法 ・無法評估平時的飲食攝取狀況。
●食物攝取頻率調查法 列舉一定數量的食品，再讓受檢者以自填或營養師面談的方式記錄食物的攝取頻率和攝取量。列舉的食品內容，需根據調查的目標營養素，選擇貢獻度較高的食品，並排除例外的食品。攝取量的記錄上，分為serving size(一人份的供給量)和portion size(一茶匙、一個等)兩種方式。	・可以代表受檢對象平時的飲食。 ・調查費用低廉。 ・相較於其他方法，本法較簡便，也適合用於調查對象數較多的場合。	・調查結果為半定量。 ・能量攝取量的評估精確度不佳。

2. 陰膳法

方　　法	優　點	缺　點
請各家庭多準備一人份的餐點，再藉由化學式的分析方法，推測受檢對象的營養素攝取量。	・可以避免食品成分表造成的誤差。	・準備繁瑣、需要大量經費。

3.體內指標

方　　法	優　點	缺　點
●鈉攝取量*1 藉由24小時尿液推測受檢者的鈉攝取量。是否是24小時尿液，可以利用肌酸酐來確認。 ●蛋白質攝取量*2 藉由24小時尿中尿液氮排泄量，推測出受檢者的蛋白質攝取量。	・比飲食調查所推測的結果正確性更高。藉由這個方法，也可以確認飲食調查的可信度高低。	・若受檢對象有腎臟排泄機能等方面的異常時，無法使用本方法。

*1 鈉攝取量
　一天的食鹽攝取量 (g/24hr)=24小時尿中的鈉排泄量* (mEq/24hr)÷17
　*24小時尿中的鈉排泄量 (mEq/24hr)=尿液中的鈉濃度 (mEq/L)×24小時尿液量 (L/24hr)

*2 蛋白質攝取量
1) Maroni-Mitch的公式
　一天的蛋白質攝取量 (g/24hr)=[24小時尿素氮生產量* (g/24hr)+ 0.031×體重 (kg)] × 6.25
2) Kopple的公式
　一天的蛋白質攝取量 (g/24hr)=[1.20×24小時尿素氮生產量* (g/24hr)＋1.74] X 6.25
　*24小時尿素氮生產量 (g/24hr)
　＝24小時尿素氮生排泄量+△ (若血液尿素或體液沒有發生變動時，△=0)
　＝尿液中尿素氮濃度 (mg/dL) ×24小時尿液量 (L/24hr)÷1000

以上內容節錄自 武田英二：臨床病態營養學，p109〜110，文光堂，2004

第6章

營養補給方法

本章的內容
1. 營養補給方法的種類和選擇
2. 經口營養法
3. 經管營養法
4. 靜脈營養法
5. 家庭內的營養補給方法(居家營養療法)

學 習 目 標
· 了解營養補給方法的種類(腸道營養法、靜脈營養法),並且能夠說明如何選擇這些方法。
· 了解醫院飲食的種類(普通飲食、特別飲食),並且能夠說明如何選擇這些飲食。
· 能夠說明經管營養法適用的狀況和禁忌。
· 了解腸道營養法的種類。
· 了解經鼻營養法和經廔管法的步驟,以及營養劑的投予方法。
· 了解經管營養法的併發症以及相關對策。
· 能夠說明靜脈營養法適用的狀況和禁忌。
· 了解靜脈營養劑的種類。
· 了解靜脈營養法的步驟和施行過程中的各種管理。
· 了解中心靜脈營養法的併發症以及相關對策。
· 了解居家腸道營養法、居家中心靜脈營養法適用的狀況和概要。

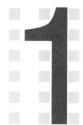

營養補給方法的種類和選擇

1 營養補給方法的種類

營養補給方法大致分為腸道營養法和靜脈營養法。

A. 腸道營養法(enteral nutrition :EN)

利用消化道的機能進行營養補給的方法稱為腸道營養法。腸道營養法可以概分為**經口營養法**和**經管營養法**兩大類。

❶經口營養法

和一般狀態一樣，藉由嘴部攝取食物來獲取營養的方法。在食物上可以細分為普通飲食和特別治療飲食兩種。除了攝取食物之外，經口投予經腸道營養劑也是屬於經口營養法(接下來的章節中會再做詳細說明)。

❷經管營養法

藉由導管來投予營養劑的營養補給方法。視導管的路徑不同，又可以分為**經鼻法**和**經廔管法**兩種方法。

經鼻法

為了防止營養劑從胃部逆流，進而預防吸入性肺炎的發生，一般會建議將導管設置在胃部的幽門輪之後，也就是十二指腸、空腸的位置中。

Ⓐ經鼻法

從鼻腔插入導管，導管的前端設置於胃部、十二指腸、空腸等位置，再投予營養劑的營養補給方法。隨著設置位置的不同，又可以分為**經鼻胃管法**(圖2)、**經鼻十二指腸法**、**經鼻空腸法**。

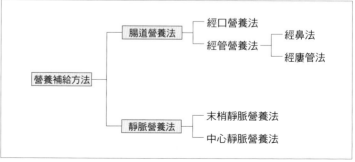

▲圖1　營養補給方法的種類

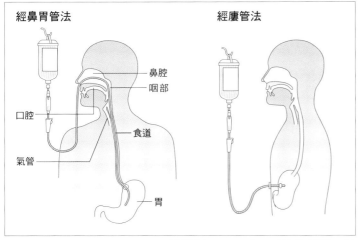

經鼻胃管法　　　　　　　　　經廔管法

鼻腔
咽部
口腔
食道
氣管
胃

▲圖2　經鼻胃管法和經廔管法　　本圖摘錄自Nursing college，2004年10月號，p37

Ⓑ經廔管法

在胃或空腸造設廔孔，再將插入體內的導管誘導至體外注入營養劑的方法。也有人稱之為**胃廔(圖2)、空腸廔法**。

在過去，想要設置胃廔就必須使用開腹手術，不過近年來隨著技術的進步已經開發出了新的方法**經皮內視鏡胃造口術(percutaneous endoscopic gastrostomy: PEG)**。在新方法中藉由內視鏡的使用，已經能夠在短時間內造設胃廔，使得這個方法快速的普及。

在空腸廔的造設方法上，除了接受手術之外，也可以利用PEG造設胃廔後，再將導管移動到空腸中，這種方法被稱為**經皮內視鏡腸造口術(percutaneous endoscopic jejunostomy: PEJ)**。

B. 靜脈營養法

靜脈營養法是將導管插入和設置於靜脈內後，再投予輸注液的營養補給方法。靜脈營養法可以細分為**末梢靜脈營養法**和**中心靜脈營養法**兩種。

❶末梢靜脈營養法
(peripheral parenteral nutrition:PPN)

在前臂等末梢靜脈中設置導管後，再投予低濃度輸注液的營養補給方法。

❷中心靜脈營養法(central parenteral nutrition:CPN)

在中心靜脈(上大靜脈)設置導管的前端，再投予高濃度輸注液的營養補給方法。由於本法能夠提供維持生命所需要

PPN使用的輸注液

由於末梢靜脈管徑細且血流量較低，如果投予高濃度的輸注液時，會對血管造成強烈的刺激，進而造成血管疼痛或靜脈炎。為了防止上述問題的發生，PPN時可以使用的輸注液的滲透壓比只能到3，也就是醣類濃度最高只能到約10%的程度。另一方面，中央靜脈由於管徑粗而且血流量高，即使投予高濃度的輸注液也會立刻被血液稀釋，對於血管壁的影響較小。

的所有營養素和能量,所以也被稱為**完全靜脈營養法**(total parenteral nutrition:TPN)、或**高熱量輸注液**(intravenous hyperalimentation:IVH)。

2 營養補給方法的選擇 (圖3)

在各種營養補給方法中,最優秀的當然是經口營養法。然而如果遇到無法實施經口營養法,或者是經口營養法無法補給患者必須的營養素和能量時,就必須使用經管營養法或靜脈營養法來補給營養(**表1**)。

在選擇營養補給的方法時,首先要考慮消化道的機能。如果消化道的機能幾乎正常時,**經管營養法**就是較佳的選擇。會這麼說,是因為和靜脈營養相較之下,經管營養法具有下列幾種優點:①營養投予路徑較符合生理,②步驟和管理較簡便,造成的併發症也較少,③間接投予時較方

細菌位移
(bacterial translocation)

所謂的細菌位移,是指在腸道內生長的細菌或細菌放出的內毒素等毒素,突破腸道粘膜的防禦網侵入到體內的現象。細菌位移會導致敗血症等疾病,嚴重時可能會導致患者生命垂危。

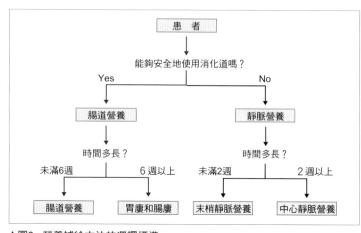

▲圖3　營養補給方法的選擇標準

▼表1　經管營養法和靜脈營養法的特徵(優點、缺點)

	優　點	缺　點
經管營養法	●投予路徑較符合生理 ●步驟和管理較簡便,造成的併發症也較少 ●代謝上的併發症較少 ●間接投予時較方便 ●可以預防細菌位移	●患者的消化道必須具備機能(如果是使用成分營養劑時,可以無視消化機能) ●經鼻營養法會帶給患者痛苦
靜脈營養法	●可以無視消化道的機能 ●能夠確實地投予患者所需要的營養成分 ●中心靜脈營養法可以投予人體需要的所有營養素和能量	●容易引起細菌位移 ●由於中心靜脈營養法的步驟和管理較繁瑣,容易因此導致併發症 ●末梢靜脈營養法在投予的能量上有其限制

便，④可以預防長時間沒有使用腸道所引起的**細菌位移**。如果營養補給時間較長時，則應該選擇導管插入時異物感較低的胃廔法，而不是選擇經鼻法。

　　若患者因為腸阻塞等因素無法使用消化道時，應該選擇**靜脈營養法**。末梢靜脈營養法能夠投予的能量有其限制，如果預測患者的營養補給時間可能較長時，應該選擇中心靜脈營養法。在補給過程中若患者的消化道恢復機能時，再改以經管營養法進行補給。

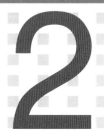

經口營養法

1 醫院飲食的種類

經口營養法是藉由嘴部攝取食物和補給營養的方法,在醫院中則是以提供**醫院飲食**的方式來實施。

根據日本厚生勞動省「**住院時飲食療養費用制度**」中的規定,醫院飲食被區分為**普通飲食**和**特別飲食**兩大類。

A. 普通飲食

依食物型態的不同,普通飲食又分為**一般飲食**、**軟質飲食**、**流質飲食**三種。

❶一般飲食

飲食內容、食物型態幾乎和一般健康人的飲食相同。一般飲食是提供給消化能力較安定的患者。在準備一般飲食時,應該在調理過程中下各種提高料理美味的功夫,以提高患者的進食率。雖然要提高患者的進食率,不過在飲食中應該避開刺激性強和難以消化的食物。

❷軟質飲食

軟質飲食的主食是以粥為主,再配合十分柔軟的配菜來組合。主食的粥可以分為全粥、七分粥、五分粥、三分粥等數種不同的種類。當患者在治療牙齒、胃腸障礙,或者是因為手術後等因素的影響,造成食慾或消化能力下降時,都會採用軟質飲食。

❸流質飲食

所謂的流質飲食,是指食物本身為流動性,或者是進入到口腔內後能夠迅速地轉變成流動性的食品,這些食品同時也具備了容易消化和低刺激性的性質。湯、豆奶、果汁、冰淇淋等都是屬於流質飲食。當患者結束斷食,開始以經口的方式攝取食物,或者是食慾和消化能力偏低時,都會提供流質飲食。

流質飲食含有的能量和營養素較少，主要的目的是用來補給水份和礦物質。由於能夠提供的營養素較少，提供流質飲食的時間最好控制在短時間之內。

B. 特別飲食

特別飲食是為了改善疾病，特地調整能量或特定營養素的飲食。

在過去，特別飲食是依照疾病的種類，分成糖尿病飲食、腎臟病飲食、肝臟疾病飲食等許多類型，然而因為這種分類方式無法靈活地對應患者的狀態，現在已經改以營養素來進行分類。**表2**就是以營養素進行分類的例子，**圖4**則是指定飲食內容時的範例。

▼表2　以營養素控制的角度來分類特別飲食

特別飲食	疾病名稱、病狀
總能量規定．營養均衡飲食	參考糖尿病飲食、肥胖症飲食等飲食的概念後，以標準體重和運動強度為基準，計算出一天所必須的總能量後，再決定營養素的分配。
高能量．高蛋白質飲食	用於營養不良等症狀。隨著患者病期的不同，營養管理方式會有顯著的變化。管理時應留意維他命不足的發生。
高能量．低蛋白質飲食	用於慢性腎臟衰竭、肝性昏迷等症狀，不過因為低蛋白質飲食容易引起能量不足，也會使用其他特別用途的食品。
高脂質．低醣類飲食	用於治療酮酸中毒，在調理上必須特別準備。飲食中會使用到含有易消化脂質的特別用途食品。當對象屬於癲癇等疾病時，醣類會被限制在一天10～30g的範圍內。
低脂質飲食	用於急性、慢性胰臟炎等症狀，主要以醣類作為能量供給來源。營養管理上需注意維他命或無機質的補給。
無機質控制飲食	鈉限制飲食(用於腎臟炎、缺血性心臟病)、高鐵質飲食(缺鐵性貧血)等皆屬於此類，其他還包含高．低鈣飲食、高．低鉀飲食、高．低碘飲食等等。
水份限制或水份量規定飲食	用於腎病症候群、腎功能衰竭、心臟疾病手術後等場合，會明確的指定飲食中的水份量。

上表節錄自　武田英二：臨床病態營養學，p115，文光堂，2004

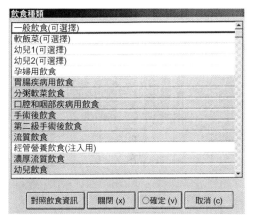

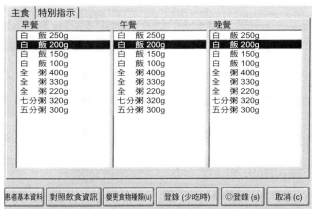

▲圖4　指定飲食內容過程範例　指定飲食的過程：選擇食物種類(左側視窗)後，在下一個畫面(右側)選擇主食的量或種類。最後可以註明特別指示。

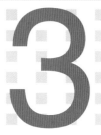

3 經管營養法

1 適用範圍和使用禁忌

　　經管營養法是在導管的輔助下，將營養劑投予到胃或腸道中的營養補給方法。經管營養法可以分為從鼻腔插入導管的**經鼻營養法**，以及在胃或腸中造設廔孔的**胃廔法**和**腸廔法**。

　　無論是哪一種經管營養法，都適用於消化道機能正常，卻因為某些原因而無法經口攝取食物的患者。舉例來說，意識障礙或消化道阻塞的患者，就適合使用經管營養法。在使用的禁忌上，當患者的下部消化道完全阻塞時，或者是患有急性胰臟炎等等，消化道必須維持安靜休息狀態的症狀時，禁止使用經管營養法。

　　下**表3**和**表4**中，已經將經管營養法的適用範圍和使用禁忌進行了統整。

▼表3　經管營養法的適用範圍

意識障礙導致患者無法經口攝取	頭部外傷、腦血管障礙、腦部手術後
無法張口、無法吞嚥	顏面的外傷、燙傷、手術後、炎症、口腔內和咽部的外傷、破傷風、狂犬病
消化道通過障礙	食道的腫瘤、潰瘍、無法切除的上部消化道癌
上部消化道手術剛結束後的營養補給	食道癌根治手術、全胃切除手術、胰頭十二指腸切除手術後
手術後的併發症	縫合不全等併發症
大腸手術前置處理	
神經性厭食症、進食失調	
炎症性腸道疾病	潰瘍性大腸炎、克隆氏症

▼表4　經管營養法的禁忌

1. 食道支氣管造口
2. 下部消化管完全阻塞的病例
3. 下部消化道出血
4. 急性胰臟炎
5. 炎症性腸道疾病急性惡化期
6. 難治性腹瀉
7. 休克、多處臟器機能不全等其他疾病

2 腸道營養劑的種類和特徵

　　腸道營養劑的分類如下表所示(**表5**)。在選擇腸道營養劑時，應該配合患者的狀態，選擇最適當的營養劑(**表6**)。

A. 天然性流質食品

　　以天然食品作為材料製成的流質食物，可以細分為**攪碎食品**和**天然性濃稠流質食品**兩大類。

❶攪碎食品

　　以攪碎器將食品攪碎後製成的流質食品。

❷天然性濃稠流質食品

　　減少流質食物中含有的水份，並且提高單位投予量所含熱量的食品。

Ⓐ優點

● 在各種腸道營養劑中最接近一般的食物，並且含有較均衡的營養素。
● 滲透壓較低，不容易引起腹瀉。

N o t e

腸道營養劑的型態

　　腸道營養劑在型態上分為兩種，一種需要用溫水溶解後才能使用的粉末狀，另一種則是液體狀。兩者在未開封的狀態下都能夠長期保存。粉末狀腸道營養劑在溶於水後必須在24小時內使用，液體狀腸道營養劑在開封後也必須在24小時內使用。

腸道營養劑的認證標準

　　在腸道營養劑中，絕大多數的天然性流質食品和半消化狀營養劑屬於食品，其他則屬於醫藥品。擁有食品認證的腸道營養劑不適用於醫療保險，患者必須負擔全額費用(譯註：在日本購買醫藥品時由民眾負擔金額的1/3)。

▼表5　腸道營養劑的分類

1. 天然性流質食品	攪碎食品
	天然性濃稠流質食物
2. 人工濃稠流質食品	半消化狀營養劑
	消化狀營養劑 (元素營養劑)
3. 特別調配的腸道營養劑	

▼表6　腸道營養劑的成份組成表

分類		半消化狀營養劑		元素營養劑	特殊糖尿病用	特殊呼吸器官疾病用	特殊腎衰竭用	特殊肝臟疾病用
商品名稱		Maibalance	RACOL	ELENTAL	Inslow	Pulmocare	Renalen	肝美靈
濃度	kcal/mL	1	1	一般 1	1	1.5	1.6	一般 1
蛋白質	g/100kcal	4	4.4	4.4	5	4.2	1	6.4
脂質	g/100kcal	2.8	2.2	0.2	3.3	6.1	2.8	1.7
碳水化合物	g/100kcal	15.5	15.6	21.1	13.9	7	18.7	14.8
滲透壓	mOsm/L	340	約300～360	760	500	384	500	640
NPC/N		134	119	128	102	150	613	75
F值		2.9	2.88	3	2.73	2.9	2.85	38
能量組成比例	%(蛋：糖：脂)	16：59：25	18：62：20	18：84：2	20：50：30	17：28：55	4：71：25	26：59：15

註) NPC/N非蛋白質熱量對氮素比值(kcal)/氮素量(g)

B 缺點

- 由於流動性低且黏度高，導管容易因此而堵塞。

C 適用範圍

- 消化機能正常的患者
- 胃廔法、腸廔法的患者(醫師希望使用粗導管，但是如果使用經鼻營養法卻又會增加患者痛苦的狀況。)

B. 人工濃稠流質食品

人工濃稠流質食品是經過人工處理的營養劑，從消化程度上又可以分為**半消化狀營養劑**和**消化狀營養劑**(包含**元素營養劑**)兩種。

❶ 半消化狀營養劑

將天然食品適度消化後所製成的營養劑。半消化狀營養劑的醣類是由糊精等類似物質組成，蛋白質則是由胜肽等物質所組成。脂肪含有量較高也是半消化狀營養劑的特徵之一。

A 優點

- 即使長時間使用也不容易導致必須脂肪酸缺乏症。
- 營養素的平衡度較佳。
- 滲透壓較低，不容易引起腹瀉。

B 缺點

- 溶解性略差。
- 和消化狀營養劑(元素營養劑)相較之下黏度較高。
- 一部分製品的味道或香氣不佳。

C 適用範圍

- 消化機能沒有發生高度障礙的患者。

❷ 消化狀營養劑(包含元素營養劑)

由被消化的營養素組合而成的營養劑。消化狀營養劑中的醣類是由糊精組成，蛋白質則是雙肽和三肽(元素營養劑中含有的蛋白質則是結晶胺基酸)，另外也含有少量的脂肪。

A 優點

- 即使是消化或吸收機能有高度障礙的患者也能夠使用。
- 元素營養劑中的蛋白質是以胺基酸的形式提供，所以不會引起過敏反應。
- 溶解性和流動性佳。

半消化狀營養劑

將天然食品適度消化後(將醣類分解至糊精，蛋白質分解至胜肽、胺基酸的程度)製成的營養劑。脂肪的含量較高。大多數半消化狀營養劑不含食物纖維，或者是只含有少量的食物纖維，所以也被稱為低渣飲食。

消化狀營養劑

將營養成分進一步消化後(將醣類分解成糊精，蛋白質分解成雙肽、三肽等型態)製成的營養劑。脂肪的含量較低。

元素營養劑

比消化狀營養劑更近一步消化分解後(將醣類分解成糊精，蛋白質分解成結晶胺基酸)製成的營養劑。脂肪的含量非常低。

⑧缺點

- 滲透壓較高，容易引起腹瀉。
- 一部分產品所含的脂質不足。
- 味道和香氣較差。

ⓒ適用範圍

- 克隆氏病患者等消化道高度障礙的人。
- 有食物過敏患者。

C. 特別調配的腸道營養劑

　　配合患者的病狀，調整特定營養素含量的營養劑。肝衰竭用營養劑(**胺基酸的F值**較高)、呼吸器官疾病用營養劑(脂質含量高)、腎衰竭用營養劑(限制蛋白質和磷含量)、糖尿病用(使用巴拉金糖)營養劑等等，都是屬於這一類。

3 經管營養法的實際操作過程

A. 營養導管的插入＜經鼻營養法＞

❶經鼻導管的選擇

　　為了減少患者的痛苦，應該盡量選擇柔軟而管徑細的導管。使用消化狀營養劑時應選擇5Fr以上的導管，半消化狀營養劑則應該選擇管徑在8Fr以上者，並且最好能夠使用聚氨酯或矽膠製的導管。

　　過細的導管在插入上較困難，可以使用導引鋼絲(guidewires)進行輔助。市面上也有販售隨付插入用保護鞘的導管。

❷經鼻導管的插入步驟

ⓐ當導管設置在胃部內時(經鼻胃管法)

＜準備＞

①測量經鼻導管到達胃部需要的長度後，在導管上標上記號。若患者為成年人時，一般長度約在40～50cm左右(**圖5**)。插入的導管如果長度不足，可能會無法到達胃部，此時就有引起營養劑逆流的危險。相反地，如果導管過長時，導管的前端可能會碰觸到胃壁，進而導致出血或穿孔。為了避免上述問題的發生，應該事先測量好適當的導管長度。

②將病床調高30～45°。

F值

$$F值 = \frac{支鏈胺基酸(纈胺酸＋亮胺酸＋異亮胺酸)}{芳香族胺基酸(苯丙胺酸＋酪胺酸＋色胺酸)}$$

Fr(French)

　　Fr是表示導管直徑的單位。1Fr等於1/3mm，導管尺寸每多1Fr，管徑就增加1/3mm。30Fr等於1cm。

插入導管時應該謹慎

　　如果不慎將營養導管插入到氣管中時，有可能會導致吸入性肺炎等重度的症狀。因此醫療人員在插入導管時，務必要確認經鼻導管是否已經正確的插入到胃部內。當經鼻導管誤插到氣管中時，雖然會引起咳嗽反射，但對象如果是意識層級較低的患者或老年人時，咳嗽反射會較難發生，因此必須特別注意。

<插入>

①將導管緩慢地插入鼻腔的其中一側。若患者保有意識，也能夠吞嚥時，可以在導管抵達咽部後讓患者重複吞嚥動作，醫療人員則一邊配合患者的吞嚥動作，一邊將導管插入到標記的位置。

②如果患者因為吞嚥反射的影響出現嘔吐現象時，應該將導管抽離2～3cm，並且休息到嘔吐現象停止為止。

<插入後的確認>

①為了確認經鼻導管是否纏繞在口腔內部，檢查人員應一邊以小手電筒照亮口腔內部，一邊進行觀察(圖6)。

②使用下列任何一種方法，確認經鼻導管是否已經確實插入到胃內。

　　a.將裝有10mL左右空氣的注射筒接到經鼻導管上，接著將空氣注入。在注入空氣的同時，將聽診器貼在心窩上。如果注入空氣的過程中可以聽到空氣通過胃液的「咕嚕咕嚕」或「咳咳咳...」聲時，就表示導管已經插入到胃部內。

　　b.將注射筒連接在導管上後開始吸引。如果能吸取到胃液時，表示導管已經插入到胃部中。

　　c.以小型X光進行攝影。

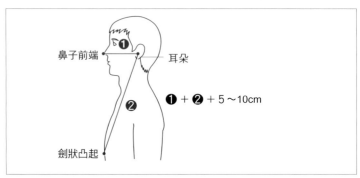

▲圖5　導管到達胃部所需的長度　本圖摘錄自 Nursing college，2004年10月號，p39

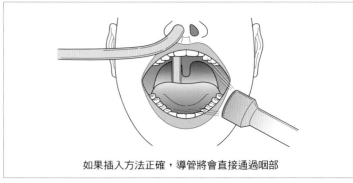

如果插入方法正確，導管將會直接通過咽部

▲圖6　口腔內部的確認　　　本圖摘錄自 Nursing college，2004年10月號，p40

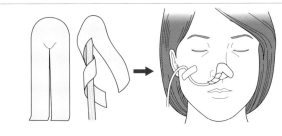

為了避免皮膚潰爛，應該視設置時間
和導管粗細進行修改或調整

▲圖7 導管固定方法的例子　　本圖摘錄自 Nursing college，2004年10月號，p40

**ⓑ設置在十二指腸、空腸時的場合(經鼻十二指腸
法、經鼻空腸法)**

有下列兩種設置方法：

①在經鼻導管中插入導引鋼絲，並且在X光的透視下讓導管
越過幽門輪。

②使用前端付有重物的經鼻導管，並且配合胃部的蠕動運動
使導管越過幽門輪。

＊

導管插入之後，應使用和經鼻胃管相同方式進行檢查，確
認經鼻導管已經正確插入後，再將導管進行固定(圖7)。

B. 營養導管的插入<胃廔法和腸廔法>

❶胃廔、腸廔導管的選擇

當患者需要長時間接受經管營養時，大多會選擇使用胃廔
法和腸廔法。由於使用時間較長，應該選擇耐久性佳、內徑
較大(能夠防止導管阻塞)的導管。

使用胃廔導管時，為了避免導管脫落，會在外部和胃內部
中安裝固定具(圖8)。外部的固定具分為兩種，一種是貼付
在體表的**鈕扣型**，另一種則是突出在體外的**導管型**；胃內部
的固定具分為**保險桿型**和**氣球型**兩大類。較常被選用的固定
具則分別是不會妨礙到患者活動，也不易被患者自己拔離的
鈕扣型，以及耐久性較佳的保險桿型。

❷經皮內視鏡胃造口術

(percutaneous endoscopic gastrostomy: PEG)

ⓐPEG的術式

ＰＥＧ有三種術式(實施方法)，分別為①直接導入法
(Introduce)，②牽引法(Pull)，③推進法(Push)。無論是哪
一種術式，都是利用體內的內視鏡送入空氣，藉由空氣的作
用使胃部脹大，進而使胃的前壁和腹腔壁緊貼，接著再進行
腹腔壁的穿刺。

**經鼻十二指腸法、
經鼻空腸法**

‥‥‥‥‥‥‥‥‥‥‥‥‥

將導管設置在十二指腸或空
腸中，可以預防吸入性肺炎的
發生。相較於其他方法，這兩
種方法在手術之後，小腸的運
動機能會比胃部恢復得更快，
在術後早期就可以實施經鼻營
養法。

PEG的禁忌

‥‥‥‥‥‥‥‥‥‥‥‥‥

①內視鏡難以通過的場合(例如
　遇到咽部、食道、胃噴門部
　狹窄等類似情況時)
②堆積有大量的腹水時
③極度肥胖
④肝腫大非常顯著時
⑤患有胃部腫瘤性病變或急性
　粘膜病變時
⑥過去曾接受過胃部手術
⑦橫隔膜疝氣
⑧高度的出血傾向
⑨全身狀態不佳

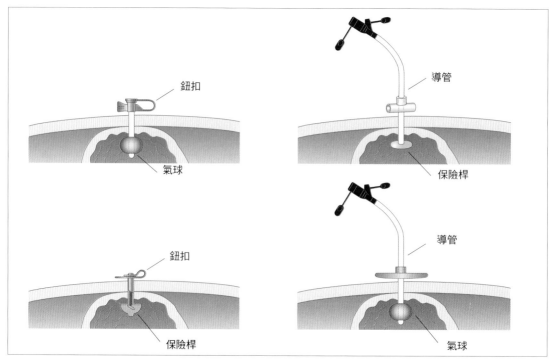

▲圖8 固定具　　　　　　　　　　本圖摘錄自責任編輯　尾 仁：胃廔造設(PEG) 患者的照護手冊，修訂版，P36、37，醫學藝術社2002

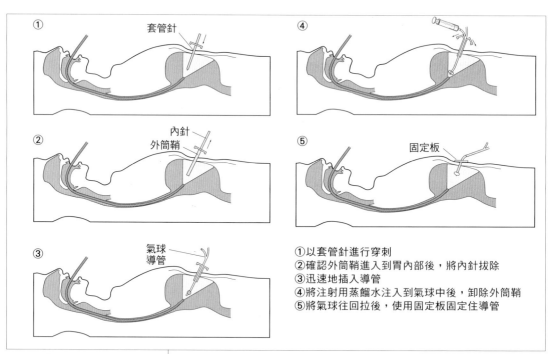

① 以套管針進行穿刺
② 確認外筒鞘進入到胃內部後，將內針拔除
③ 迅速地插入導管
④ 將注射用蒸餾水注入到氣球中後，卸除外筒鞘
⑤ 將氣球往回拉後，使用固定板固定住導管

▲圖9－① 直接導入法　　　　本圖摘錄自責任編輯嶋尾 仁：胃廔造設(PEG)患者的照護手冊，修訂版，P36、37，醫學藝術社2002

①直接導入法(圖9－①)

在固定腹腔壁和胃壁時，以穿刺部位為中心固定三個點，每個點分別間隔1～2cm。將套管針(套管針的內針和外筒可以分離)刺入後再拔除內針，接著將導管插入。

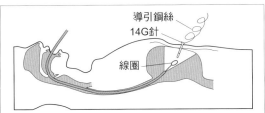

①當針穿刺進體內後拔除內筒，再插入導引鋼絲。
讓內視鏡前端的線圈鉤住導引鋼絲後，將導引鋼
絲連同內視鏡一起從嘴往外拉。

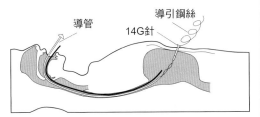

②當導引鋼絲被拉到嘴外之後，把導管連接到導引
鋼絲上，再拉腹腔壁外的導引鋼絲，使導管在通
過嘴、食道後，進入到胃部內。

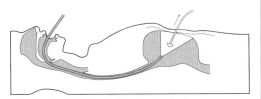

③再度插入內視鏡，以確認導管的狀態。

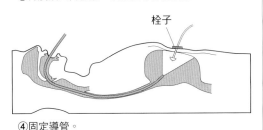

④固定導管。

本圖摘錄自 責任編輯嶋尾 仁：胃廔造設(PEG) 患者的照護手冊，修訂版，P25～27，醫學藝術社2002

▲圖9-② 牽引法

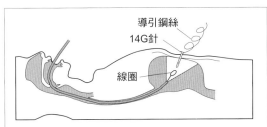

①當針穿刺進體內後拔除內筒，再插入導引鋼絲。
讓內視鏡前端的線圈鉤住導引鋼絲後，將導引鋼
絲連同內視鏡一起從嘴往外拉。

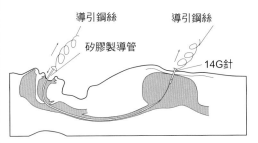

②當導引鋼絲被拉到嘴外之後，將導引鋼絲插入內
部成中空狀態的推進式導管。接著將口腔外和腹
腔外的導引鋼絲往外拉，使導管被壓入到口腔
內。

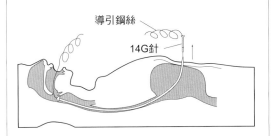

③當導管突出到腹腔壁外之後，再度插入內視鏡以
確認導管的狀態。確認之後，開始進行固定。

本圖摘錄自 責任編輯嶋尾仁：胃廔造設(PEG) 患者的照護手冊，修訂版，P25～27，醫學藝術社2002

▲圖9-③ 推進法

②牽引法(圖9-②)

當導引鋼絲插入腹腔壁後，使內視鏡的線圈(鋼絲製成
的環狀物)鉤住導引鋼絲，再將內視鏡拉到嘴外。當導引
鋼絲被拉到嘴外後，接上導管，再將腹腔外的導引鋼絲往
外拉，使導管在通過嘴、食道後，進入到胃部內。

③推進法(圖9-③)

推進法一開始和牽引法相同，都是先讓插入腹腔壁的導
引鋼絲和內視鏡一起被拉出嘴外。當導引鋼絲被拉出嘴外
後，再將導引鋼絲插入內部成中空狀態的推進式導管。接
著將口腔外和腹腔外的導引鋼絲往外拉，使導管被壓入到
口腔內。

N o t e

PEG

PEG一般都是屬於施行局部麻
醉的低侵襲性手術，不過在手
術過程中還是必須進行呼吸管
理和循環管理，並且要注意併
發症的發生。

⑧PEG術後到廔孔完成之前的注意事項

PEG術後到廔孔完成需要約兩週的時間。在廔孔完成之前需注意以下幾點：

①廔孔的消毒

手術後一週內，每天消毒廔孔一到兩次，並且以紗布保護廔孔。一週過後再使用溫水等物品擦拭廔孔周圍，以保持其清潔。

②觀察廔孔的周圍

觀察廔孔的周圍是否出現發紅、腫脹、感染徵候、局部疼痛。

③調整固定具

從手術後第二天開始，每天逐步地調鬆腹腔壁的固定具，以避免將胃壁和腹腔壁固定的太緊。如果固定的太緊時，可能會導致潰瘍或廔孔周圍發炎。

C. 投予營養劑的方法

❶投予速度、濃度、溫度

ⓐ投予速度

一開始的速度設定為50mL/時，接著則維持在100mL/時的速度。

⑧投予濃度

腸道營養劑的標準濃度為1mL＝1kcal，不過也有1mL＝1.5～2.0kcal的產品存在。在投予量的控制上，應避免稀釋腸道營養劑的濃度，改以調節投予速度的方式來控制投予量。

ⓒ投予溫度

如果是使用液體狀的腸道營養劑時，需先從冰箱中取出，使營養劑恢復到室溫。在投予時雖然可以事先溫熱腸道營養劑，但是因為營養劑在投予的過程中就會冷掉，所以沒有必要這麼做。

❷間隔性投予

相較於持續性投予，間隔性投予可以讓患者依照空腹的時間，調整生活作息的規律性，也可以讓患者減少被導管限制的感受。除了上述的好處之外，也有研究報告指出間隔性投予的患者在氧氣上的消耗量較少，氮平衡也較良好。

雖然間隔性投予有許多優點，然而並不是每一位患者都適合使用。想要使用間隔性投予，必須具備下列幾項條件：

使用輸注液幫浦

若患者是合併有糖尿病或腎衰竭等類似疾病的病例時，必須準確的控制營養劑注入速度，使用輸注液幫浦。

PEG術後的營養劑投予

一般情況下，在手術後第三天將會開始投予營養劑，在這之前則會以靜脈營養法進行管理。如果患者在手術前就使用經鼻胃管法進行餵食時，也有可能手術後第一天就可以投予營養劑。

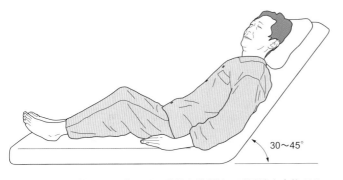

將病床頂端上舉30～45度可以預防餵食道逆流，以及防止食物吸入到肺部中。

▲圖10 投予時的體位

●一天的總投予量較少。
●腸道營養導管已經插入到胃部內。
●投予的腸道營養劑並非高滲透壓性。
●心臟機能和糖耐受性良好。

❸投予時的體位

　　當營養導管插入到胃部內時，為了預防胃食道逆流和吸入性肺炎的發生，應該先將病床頂端上舉30～45度後，再進行投予。投予營養劑之後，也應該維持餵食時的姿態30分鐘～1小時(圖10)。

4 併發症和相關對策

　　經管營養法可能發生的併發症分為三大類，分別是：①由於營養導管造成的併發症，②消化器官症狀，③代謝併發症(第112頁表7)。

A. 由於營養導管造成的併發症

❶導管誤插到氣管或支氣管內

　　各種經鼻營養導管在插入時，有可能會不小心插入到氣管或支氣管中。因此醫療人員在營養導管插入之後，或者是在營養劑投予之前，都應該確認導管是否正確插入。

❷皮膚和粘膜的潰爛、潰瘍、出血

　　當患者接受經鼻營養法時，由於導管的壓迫或固定導管用的貼布影響，可能會導致潰爛等症狀。為了避免這些問題發

腸道營養劑的滲透壓

　理想的滲透壓一般在300～400 mOsm/L之間。

預防吸入性肺炎

　除了本文中提到的方法外，讓導管的前端越過胃的幽門輪，也就是十二指腸或空腸的留置也是很重要。

確認導管位置的方法

　詳細說明請參照第106頁。

▼表7　經管營養法的併發症

1. 營養導管引起的併發症
　①不慎插入到氣管或支氣管中
　②皮膚和粘膜的潰爛、潰瘍、出血
　③逆流性食道炎、吸入性肺炎
　④導管的阻塞
　⑤消化道穿孔
　⑥誤插到輸注液路徑
　⑦患者自行拔去導管

2. 消化器官症狀
　①腹瀉
　②便秘
　③腹部脹大感

3. 代謝併發症
　①高血糖、非酮高滲性昏迷
　②肝功能異常
　③電解質異常
　④必須脂肪酸缺乏症
　⑤維他命缺乏症
　⑥微量元素缺乏症

生，應該盡量選用柔軟且管徑細的導管，並且使用刺激性較低的貼布進行固定，也必須時常更換固定的位置。

　　如果是胃廔或腸廔的場合，應該在導管插入的位置周圍進行各種處置，以防止消化液或營養劑外漏。

❸逆流性食道炎、吸入性肺炎

　　胃內容物有可能會發生逆流，進而導致逆流性食道炎。逆流的胃內容物也可能會進入到氣管或支氣管中，進而導致吸入性肺炎。

　　為了防止胃內容物的逆流，醫療人員應該採取各種防範措施，例如：①將營養導管的前端設置在十二指腸或空腸中，②將投予速度設定在100mL/時，③投予營養劑時將病床頂端抬高30～45度。

❹導管的阻塞

　　若導管發生阻塞，常會造成無法在時間內注入預定量的營養劑。導管阻塞的防範對策如下：

①注入營養劑後，以注射器將20～30mL的水注射到導管內清洗。

②除了注入營養劑後需要清洗外，每天也應該清洗4～5次。

③除非不得已，應避免從營養導管投予粉末狀的藥劑。

④每隔一段時間，使用蛋白質分解酵素製劑填滿導管。

⑤若使用的是管徑較細的導管時，應該注意營養劑中的食物纖維含量。

⑥胃廔、腸廔的導管較短，有時會使用導引鋼絲再度開通導管。

食道炎

　胸部灼熱感、心窩疼痛等現象是食道炎的症狀。如果患者出現上述這些症狀時，需以內視鏡等方法進行診斷，一旦判斷症狀很嚴重時，應該拔除營養導管。

吸入性肺炎

　氧氣飽和度的下降、咳嗽、噎到(也可能不會出現)、濕性嘶啞等現象是吸入性肺炎的症狀。若發生異物吸入的狀況時，應立即將氣管內的營養劑吸出。若患者是老年人時，吸入性肺炎常常會使身體狀況嚴重惡化，必須特別注意。

❺消化道穿孔

如果勉強將營養導管插入到消化道相當狹窄的患者中時，可能會導致消化道穿孔的發生。醫療人員在插入導管時應該慎重。

❻誤插到輸注液路徑

使用導管時，如果不慎將腸道營養劑投予到輸注液路徑中，將會導致重大的障礙，甚至造成死亡。為了完全防止誤插的事件發生，應該在輸注液路徑上使用其他製劑無法使用的接口，或者是在路徑上標明記號。

❼患者自行拔去導管

以經鼻的方式插入營養導管時，若患者罹患有意識障礙等症狀，很可能會因為不適感而自行拔去導管。為了防止患者拔導管，除了需要確實地固定導管外，不得已的情況下也可能需要拘束患者。如果有拘束患者的必要時，事前必須先獲得家屬的同意。

B. 消化器官症狀

❶腹瀉

腹瀉是出現頻率最高的併發症，可能原因例如：①腸道營養劑的注入速度過快，②腸道營養劑的滲透壓過高，③腸道營養劑的溫度過低，④乳糖不適症，⑤腸道營養劑受細菌污染。

為了防止腹瀉，應適當的調整腸道營養劑的投予速度、濃度、溫度，並且使用乳糖含量較少或不含乳糖的腸道營養劑。在腸道營養劑的細菌污染防治對策上，除了在調配時必須特別注意外，調配後應該保存在冰箱內，並且在24小時以內使用。

❷便秘

可能引起便秘的原因例如：①脫水，②宿便，③腸阻塞。

患者是否有脫水現象，可以從皮膚或口腔粘膜是否乾燥，以及血液、尿液檢查中判斷。如果確定有脫水現象時，應該增加投予的水份量。

宿便可以藉由肛門指診進行確認。若判斷患者有宿便時，應以摘便或灌腸的方式使其排泄。

要判斷腸阻塞，可以透過患者有無噁心、嘔吐、腹部脹大感，以及腹部X光線攝影進行鑑別。

頻繁地出現水狀腹瀉時

若患者頻繁地出現水狀腹瀉時，也必須注意是否有脫水、電解質異常、酸鹼基平衡異常的現象發生。

滲透壓性利尿

　　當血液中的葡萄糖等物質增加時，尿液的滲透壓會因此而提高，使得血液中的水份移動到尿液中，進而導致尿液量增加。上述這種現象被稱為滲透壓性利尿。

非酮高滲性昏迷

　　在非酮高滲性昏迷的患者上可以觀察到顯著的高血糖、高鈉血症、高滲透壓血症、脫水，以及尿糖和BUN(尿素氮素)的上升

<診斷標準>
- 血糖值：500mg/dL以上
- 血液的滲透壓：350mOsm/L以上

AST(GOT)、ALT(GPT)

AST：天門冬胺酸氨基轉移
　　(Aspartate aminotransferase)
GOT：麩草酸轉胺基
　　(Glutamyl oxaloacetic transaminase)
ALT：丙胺酸轉胺
　　(Alanine aminotransferase)
GPT：麩丙酮酸轉胺基
　　(Glutamyl pyruvic transaminase)

C. 代謝併發症

❶ 高血糖、非酮高滲性昏迷

　　由於腸道營養劑的熱量來源幾乎都是醣類，所以能夠快速的被患者的身體水解和吸收，也因為這種特性，有時可能會導致患者的血糖值升高。高血糖可能會導致**滲透壓性利尿**，甚至引起**非酮高滲性昏迷**。非酮高滲性昏迷是死亡率高達40%的高危險併發症。

　　非酮高滲性昏迷，是由於滲透壓性利尿引起的高度脫水現象所造成的。醫療人員每天應該注意患者的尿液量，如果尿液量高達4000～5000mL/日時，就必須懷疑患者是否陷入非酮高滲性昏迷，並且檢查血糖值、尿糖、尿酮體、血清電解質、滲透壓。若發現是非酮高滲性昏迷時，應投予水份來彌補脫水所造成的不足，並且投予胰島素來控制血糖。

❷ 肝功能異常

　　在投予元素營養劑時，特別容易因為高熱量的負擔，導致AST(GOT)和ALT(GPT)的上升。這種現象屬於暫時性，只要停止腸道營養劑的投予，大多數案例都能夠恢復正常。當AST和ALT都維持在100IU/L的狀況下時，不需要進行特別的處置，不過一旦超過100IU/L時，必須降低投予的熱量，使肝功能恢復正常。

❸ 電解質異常

　　在腸道營養劑的電解質含量，以及患者的症狀影響下，可能會發生電解質異常的現象。此時可以考慮變更腸道營養劑，或者是經靜脈投予電解質來調整。

❹ 必須脂肪酸缺乏症

　　元素營養劑中幾乎不含脂質，所以在長期使用的情況下可能會導致必須脂肪酸缺乏症。為了防止必須脂肪酸缺乏症的發生，應該在腸道營養劑中添加脂肪，或者是以經靜脈的方式投予脂肪乳劑。也可以考慮變更腸道營養劑的種類。

4 靜脈營養法

1 靜脈營養法的適用範圍和禁忌

　　靜脈營養法是將導管設置在靜脈後，再投予營養劑的營養補給方法。在種類上，靜脈營養法又可以分為導管設置在前臂等末梢靜脈的「**末梢靜脈營養法**」，以及設置在中心靜脈(上大靜脈)的「**中心靜脈營養法**」。

　　無論是中心靜脈還是末梢靜脈營養法，都適合用於無法經口攝取的病例，或者是無法以經口攝取的方式獲得充足能量、營養素的患者(**表8**)。靜脈營養法的適用範圍與經管營養法有許多重複的地方，當患者的消化道機能正常時，應該優先選擇經管營養法。在日本，曾有呼籲指出有許多病例並沒有必要使用靜脈營養法。醫療人員在選擇靜脈營養法時，應該更加慎重。

　　末梢靜脈營養法並沒有特別的禁忌，**中心靜脈營養法的禁忌**則包含下列幾點：

- ●腦和神經障礙導致患者經口攝取障礙時
- ●患者營養狀態良好，無法接受經口、經管營養法的時間較短時
- ●罹患菌血症等其他重度感染症時
- ●患者有換氣不全、循環動態不安定、彌漫性血管內凝固症等相關症狀時

▼表8　靜脈營養法的適用範圍

---

1. 無法經口攝取的病例
　　①消化道狹窄、阻塞
　　　食道癌、食道弛緩不能症、胃癌、胃潰瘍、十二指腸潰瘍、胰頭部周圍癌、克隆氏病、腸阻塞
　　②剛做完大手術
　　③縫合不完全、消化道外瘻

2. 無法完全經口攝取的病例
　　①低營養患者
　　②放射線治療、抗癌藥的副作用
　　③消化器官症狀嚴重的病例

3. 應避免經口攝取的病例
　　①消化道出血
　　②急性胰臟炎
　　③潰瘍性大腸炎急性期、難治性腹瀉
　　④切除廣範圍腸道後、消化道外瘻
　　⑤肝性腦病變

本圖摘錄自　武田英二：臨床病態營養學，p128，文光堂，2004

N o t e

末梢靜脈營養法

　　末梢靜脈營養法可以使用的輸注液的滲透壓比只能到3，也就是醣類濃度最高只能到約10%的程度。換句話說，末梢靜脈營養法適合用於營養管理為期兩週之內的患者。若營養管理的時間超過兩週時，應該選擇中心靜脈營養法。

2 靜脈營養劑的種類和特徵

　　靜脈營養法也被稱為點滴，主要的使用目的有兩種，一種是補給能量和營養素，另一種則是維持和調整體液的平衡。

　　以補給能量和營養素作為目的的靜脈營養劑，可以根據患者的營養狀態變化，搭配醣類製劑、胺基酸製劑、脂肪乳劑、維他命製劑、微量元素製劑使用。有的靜脈營養劑本身就混和有這些製劑。

　　在維持和調整體液的平衡上，靜脈營養劑可以根據目的選擇不同輸注劑，例如：①以增加循環血液量為目的，②以補充細胞外液為目的，③含細胞內液在內，以補充全體水份為目的。

A. 細胞外液補充液

　　細胞外液補充液的成份可以分為兩種，一種是只含電解質，另一種則是混和了電解質和醣類。細胞外液補充液的電解質組成和細胞外液相同，可以用於脫水或出血等細胞外液外漏的患者上。生理食鹽水、乳酸鹽林格液、醋酸林格液等都屬於此類。

B. 醣類製劑

　　醣類製劑可以分為葡萄糖、果糖、山梨糖醇、木糖醇。在特性上，果糖和山梨糖醇可以在不受胰島素影響的情況下被細胞所吸收，不過能量利用率則較葡萄糖為低。

　　葡萄糖液有各種不同的糖濃度，介於5％～70％之間。由於滲透壓上的關係，能夠投予末梢靜脈的製劑濃度限制在10％以下。

C. 醣類・電解質製劑

　　醣類・電解質製劑是在醣類中添加電解質的製劑，可以分為用於末梢靜脈營養法的**低張液**，以及用於中心靜脈營養法的**高張液(高熱量輸注基本液)**兩大類。

▼表9　靜脈營養劑的種類

1 ）細胞外液輸注液
2 ）醣類製劑
3 ）醣類・電解質製劑
4 ）胺基酸製劑
5 ）醣類・電解質・胺基酸・(脂肪)製劑
6 ）脂肪乳劑
7 ）維他命製劑
8 ）微量元素製劑
9 ）電解質調整製劑

電解質的組成

　　細胞外液和細胞內液的電解質組成差異相當大。

細胞外液		細胞內液	
Na$^+$	140	Na$^+$	14
K$^+$	4	K$^+$	160
Cl$^-$	110	Cl$^-$	3

(單位：mEq/L)

▼表10　主要靜脈營養劑的組成表

1. 末梢靜脈輸注液劑

分　類		開始液(1號液)	維持液(3號液)
製品名稱		KN補液1A	KN補液3A
溶液量	mL	500	500
熱量	kcal/L	100	108
總醣類量	g/袋或瓶	12.5	13.5
Na+	mEq/袋或瓶	38.5	30
K+	mEq/袋或瓶	0	5
Cl-	mEq/袋或瓶	38.5	25

2. 中心靜脈輸注液劑(使用時混合Ⓐ和Ⓑ)

Ⓐ

分　類		高熱量輸注液　基本液 (含有醣類、電解質) 維持液
製品名稱		HICALIQ-2
溶液量	mL	1400
熱量	kcal/L	1000
總醣類量	g/袋或瓶	350
總醣類濃度	%	25
葡萄糖	g/袋或瓶	250
		含礦物質、電解質

Ⓑ

分　類		總和胺基酸製劑 高濃度
製品名稱		Proteamin
溶液量	mL	200
熱量	kcal/L	655
胺基酸	游離胺基酸濃度(%)	11.36
	游離胺基酸量(g)	22.7
	總氮素量(g)	3.63

3. 中心靜脈輸注液劑(雙包裝製劑)

分　類		高熱量輸注液 (含有醣類、電解質、胺基酸)
製品名稱		UNICALIQ L
溶液量	mL	2000
熱量	kcal/L	600
總醣類量	g/袋或瓶	250
總醣類濃度	%	25
葡萄糖	g/袋或瓶	250
胺基酸	游離胺基酸濃度(%)	2.5
	游離胺基酸量(g)	50.06
	總氮素量(g)	7.79
	含礦物質、電解質	

葡萄糖液和胺基酸製劑的混合

葡萄糖液和胺基酸製劑混合後經過一段時間會起梅納褐變反應(Maillard reaction)，進而產生褐色物質。因此兩種製劑必須在使用前才進行混合。

❶低張液

依醣類濃度和電解質組成的不同，低張液可以分為四類，分別是：**1號液**(開始液)，**2號液**(脫水補給液)，**3號液**(維持液)，**4號液**(術後恢復液)。

1號液最主要的特徵，在於它不含鉀(**表10**)。由於這項特性，在緊急狀況等患者病情尚不明確的狀況下，通常會使用1號液來補充水份和電解質。在1號液中添加鉀之後就成為**2號液**。**3號液**是四種低張液中醣類濃度最高的，主要的目的是用來補給營養(**表10**)。**4號液**則是四種低張液中電解質含量最少的。

❷高張液(高熱量輸注基本液)

高張液可以分為兩大類，分別是開始液(用於開始注射高熱量輸注液[中心靜脈營養法])和維持液(用於維持期)。維持液的醣類濃度較高。這兩種製劑在使用時都會混合胺基酸製劑(**表10**)。

D. 胺基酸製劑

FAO、WHO

FAO：聯合國世界糧農組織
WHO：世界衛生組織

胺基酸製劑種類繁多，例如：①根據FAO/WHO的標準，將EN比(必須胺基酸和非必須胺基酸的比例)調配為1的綜合胺基酸製劑，②含有大量支鏈胺基酸的高濃度支鏈胺基酸製劑，③F值較高的肝功能衰竭用胺基酸製劑，④支鏈胺基酸和必須胺基酸含量較高的腎衰竭用胺基酸製劑。

E. 醣類、電解質、胺基酸、(脂肪)製劑

將醣類、電解質、胺基酸裝在單包裝或雙包裝容器中的胺基酸製劑。雙包裝製劑(**表10之3**)是將糖・電解質製劑和胺基酸製劑以膜隔開，使用前再以手壓破混合。雙包裝製劑的種類可以分為兩種，一種是末梢靜脈營養輸注液製劑組合包，另一種則是高熱量輸注液製劑組合包。

除了上述的種類之外，還有一種製劑是在高熱量輸注液製劑組合包中添加脂肪，稱為綜合包(all in one)。

F. 脂肪乳劑

脂肪乳劑大多是以精緻大豆油作為原料，含有10～20%的脂肪酸。脂肪乳劑為等張溶液，所以有不會引起滲透壓利尿，以及能夠從末梢靜脈投予的兩項優點。

乳酸中毒

乳酸中毒是乳酸在體內堆積後，趨向於酸中毒的一種病狀。當體內缺乏維他命B_1時，醣類代謝過程中將丙酮酸轉為乙醯輔酶A的代謝能力將會下降。這樣的現象，會導致丙酮酸在體內堆積，堆積的丙酮酸被代謝成乳酸後體內的乳酸量就會上升，進而造成酸中毒的現象。乳酸中毒的患者可能會出現嗜睡、呼吸過度、腹部消化器症狀、意識層級的下降等症狀。

G. 維他命製劑

中心靜脈營養法可能會因為缺乏維他命B_1，導致**腳氣病、乳酸中毒、韋氏腦病**等疾病發生，所以必須投予維他命製劑。除了各種單品維他命劑之外，市面上也有少數瓶

裝的綜合維他命製劑含有全種類的維他命劑。

H. 微量元素製劑

微量元素製劑分為兩大類，一種是含有鐵、銅、錳、鋅、碘五種元素，另一種是含有除了錳以外四種元素的製劑。

在過去，成人每天錳的建議投予量為20μmol，然而由於有研究報告指出這樣的投予量可能會使錳堆積在腦部內，進而導致類似帕金森氏症症狀的出現，現在一天的建議投予量已經改為1μmol。在這件事的影響之下，微量元素製劑的錳含量也從原本的20μmol減少成現在的1μmol。錳在體內主要是藉由膽汁進行排泄，因此為了配合膽汁排泄障礙的患者，以及錳可能堆積在腦內的患者，也發售了不含錳的微量元素製劑。

絕大多數的高熱量輸注基本液中都含有微量元素，不過由於含量不足以滿足人體的需求量，還是有必要投予微量元素製劑。

I. 電解質調整製劑

電解質調整製劑是用來調整單一電解質的輸注液劑，當患者的電解質組成發生異常，或者是需要調整其他輸注液的電解質組成時，都會使用到。Na劑、K劑、Ca劑、P劑、Mg劑等，都是電解質調整製劑的一種。

3 靜脈營養法的實際操作過程

A. 導管的插入

❶末梢靜脈營養法

Ⓐ選用的血管

一般選用的靜脈包含**前臂的皮靜脈(貴要靜脈、頭靜脈)**、手背靜脈、足背靜脈、肘正中靜脈、下肢的大隱靜脈等靜脈。在選擇時，應以對患者日常生活妨礙程度較低，導管也容易固定的前臂皮靜脈作為第一選擇。(第120頁**圖11**)。越靠近末梢的血管越容易發生血管痛或靜脈炎，因此應該儘可能地選擇上肢的靜脈。

Ⓑ穿刺的步驟(使用前臂皮靜脈的場合)
①將輸注液包和輸注液組合連接，開始進行準備。

電解質調整製劑

除了本文中介紹的種類之外，鹼化劑(當體液偏向酸性時，用來中和體液的製劑)和酸化劑(當體液偏向鹼性時，用來中和體液的製劑)也是屬於電解質調整製劑。

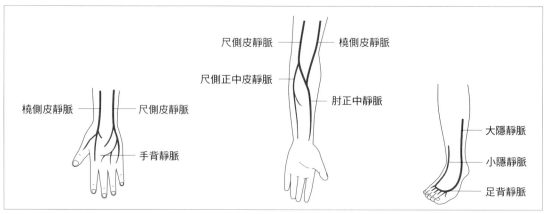

▲圖11　末梢靜脈營養法使用的血管　　　　　　本圖摘錄自 竹村節子等人監修：臨床護理風險防範指南，P79，醫學藝術社，2005

📖　**N o t e**

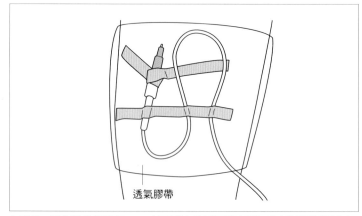

透氣膠帶

▲圖12　刺入部位的固定　　　本圖摘錄自 竹村節子等人監修：臨床護理風險防範指南，
　　　　　　　　　　　　　　　　　　　　　P102，醫學藝術社，2005

②綁上驅血帶後使用酒精綿消毒穿刺部位，再以傾斜的角度(15～20度)將留置針刺入，使針頭前端留置在靜脈內。

③藉由血液的逆流確認留置針進入到血管內後，將軟針往前插入。

④解開驅血帶，一邊壓迫靜脈一邊拔除硬針。

⑤迅速地將點滴管(輸注液路徑)連接到留置針上。

⑥點滴管固定成迴紋針狀(以免被輕易拔除，**圖12**)。

⑦調節點滴速度後，開始注入。

點滴速度的計算方式

一分鐘的點滴數＝
輸注液組合每1mL的點滴數×
投予量(mL)/時間(分)

❷中心靜脈營養法

Ⓐ穿刺部位

中心靜脈營養法可以穿刺的部位包含**鎖骨下靜脈、內頸靜脈、股靜脈**等位置(**圖13**)。如果從鎖骨下靜脈、內頸靜脈進行穿刺時，導管應該從**上大靜脈**插入並留置其中。從股靜脈進行穿刺時，則應該留置在下大靜脈內。

在部位的選擇上，一般以不容易因為身體移動而改變導管前端，穿刺部位的管理也較方便的鎖骨下靜脈最常使用。股靜脈由於離陰部較近，容易發生感染，加上運行路徑較長，

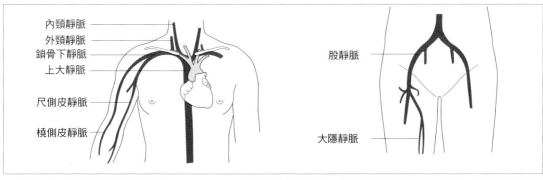

▲圖13　中心靜脈營養法的穿刺部位　　　　　本圖摘錄自 竹村節子等人監修：臨床護理風險防範指南，P94，醫學藝術社，2005

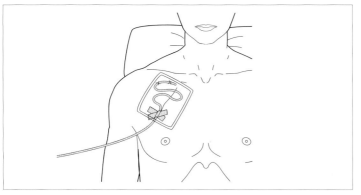

▲圖14　刺入部位的固定　　　　竹村節子等人監修：臨床護理風險防範指南，
　　　　　　　　　　　　　　　P106，醫學藝術社，2005

容易導致血栓形成，所以除非逼不得已，平時不會選擇股靜脈。

Ｂ導管的插入步驟(選擇鎖骨下靜脈的場合)

　醫師將會按照下列的步驟插入導管。護理師應該了解導管的插入流程，協助醫師操作。

①將輸注液包和輸注液組合連接，開始進行準備。

②讓患者放低頭部，以便使鎖骨下靜脈浮現。讓患者的頸部朝向穿刺部位的相反側。

③以穿刺部位為中心，使用Isodine進行廣範圍的消毒後，將開口式滅菌墊覆蓋在穿刺部位上，進行局部麻醉。

④對鎖骨下靜脈進行測試性穿刺，觀察是否有血液逆流，以確認穿刺部位。

⑤在測試性穿刺確認過的部位進行正式的穿刺，在確認到血液的逆流後，將針頭往前推進2～3cm，將硬針拔去後迅速地插上導管。

⑥以X光攝影確認導管前端的位置。

⑦將導管縫合固定，並且纏繞成迴紋針狀後以透氣膠帶固定(圖14)。

N o t e

有出血傾向的患者

　和鎖骨下靜脈並行的鎖骨下動脈位於頭側深部，不慎誤插時可能會大量出血，進而造成血胸的危險性。為了避免發生這樣的問題，有出血傾向的患者應該選擇鎖骨下靜脈以外的靜脈。

更換輸注液路徑(點滴管)

　為了防止感染發生，每週至少要更換兩次。

連接輸注液路徑，調節點滴速度後開始注入。

B. 施行過程中的管理

　　醫療人員應觀察注意的事項例如：①患者的狀態(血壓、脈搏、呼吸數等..)，②投予速度、投予量，③是否有副作用發生。若患者是接受中心靜脈營養法，由於點滴的時間可能長達數個月，必須特別在感染的預防上留意。除了上述幾點需要注意外，由於投予的是高濃度的醣類、胺基酸，醫療人員應定期進行生化學檢查，才能夠早期察覺代謝上的異常。

4 中心靜脈營養法的併發症和相關對策

　　中心靜脈營養法的併發症分為兩大類，分別是：①導管引起的併發症，②代謝併發症。

A. 導管引起的併發症

❶氣胸

　　從鎖骨下靜脈進行穿刺時，可能會因為不慎傷害到肺部，導致氣胸的發生。在氣胸的患者上可以觀察到胸部疼痛、呼吸不順、呼吸困難、咳嗽等症狀。在防範措施上，可以採取下列措施：1.應該在靜脈浮現的十分明顯時才進行穿刺，以避免失誤。2.在測試性穿刺時，如果沒有命中靜脈，就不進行正式的穿刺。

　　對於氣胸的患者應使用X光攝影進行確認，如果氣胸的程度輕微時，應該讓患者維持在安靜的狀態下，並且觀察病情的變化。

❷動脈穿刺、血胸

　　穿刺的過程中，可能會因為不慎操作而刺穿動脈，進而造成出血。若造成出血時，應立即拔去注射針，並且進行壓迫止血。如果患者有出血傾向或血壓較高，亦或者是動脈的損傷非常嚴重時，可能有導致血胸的危險性，醫療人員應注意患者的變化。如果證實發生了血胸，醫療人員應視情況需要進行胸腔引流。

❸神經損傷

　　穿刺時，可能會傷害到上臂神經叢、橫隔神經、喉返神經。上臂神經叢受損時手臂會出現麻痺或疼痛的現象；橫隔

神經受損時則會出現橫隔膜麻痺或呼吸困難；喉返神經受損時則會出現喉嚨嘶啞的現象。在穿刺時如果出現上述症狀，應該嘗試改變穿刺部位。

❹空氣栓塞

在穿刺時，可能會發生空氣進入到靜脈內的狀況。如果進入的空氣量很多時，空氣會儲存在右心室內並且形成氣泡，氣泡隨後會流入到肺動脈內。在氣泡的影響下，靜脈回流到右心房的血液將會受到阻礙，進而使患者陷入急性循環衰竭。

❺導管前端位置異常

導管的前端如果無法留置在中心靜脈，就可能會引起靜脈炎，或者是導致輸注液漏到血管外。即使剛插入時的位置正確，導管的前端也可能會移位，因此醫療人員應該在導管插入後，定期使用X光攝影確認導管前端的位置。

❻導管阻塞

導管阻塞可能是由於導管內血液的逆流所導致，磷酸鈣結晶化、脂肪乳劑也可能引起相同的問題。避免血液逆流，是防範導管阻塞的重要對策。

❼導管敗血症

所謂的導管敗血症，是因為導管留置所引起的感染症。如果檢查不出其他感染源，患者有38度以上的弛張熱、白血球增加、血小板減少等症狀，並且上述症狀在拔除導管後可以獲得改善時，就會診斷為導管敗血症。

為了防止導管敗血症的發生，醫療人員在留置導管、藥劑混合注射、交換點滴管時，應徹底執行無菌操作。除了無菌操作之外，為了防止病原菌或微生物的入侵，應盡可能採用封閉式的點滴管。

┃B. 代謝併發症

❶血糖異常

❹高血糖、非酮高滲性昏迷

即使投予高濃度的糖液，一般也不會造成高血糖的狀態。可能引起高血糖的原因包含糖尿病、脫水、感染症、術後等壓力的影響。一旦患者的血糖值高於200mg/dL時，醫療人

空氣栓塞發生的原因

- 穿刺的過程中，在穿刺針刺入體內的狀態下，患者如果反覆進行深呼吸時，空氣會從針孔處流入。
- 使用輸注液幫浦時，如果醫療人員沒有注意到輸注液已經用完，輸注液幫浦就可能會將空氣打入體內。

發生導管敗血症的原因

- 輸注液的汙染
- 病原菌或微生物從穿刺部位和點滴管侵入
- 在導管周圍形成的血栓
- 患者免疫機能的下降

非酮高滲性昏迷

詳細說明請參照第114頁。

員就必須排除上述這些可能的原因，並且投予胰島素。

如果患者因為高血糖而導致滲透壓利尿時，就有機會發生非酮高滲性昏迷。若患者的尿液量高達4000～5000mL/日以上時，就必須懷疑患者是否陷入非酮高滲性昏迷，並且檢查血糖值、尿糖、尿酮體、血清電解質、滲透壓。若發現是非酮高滲性昏迷時，應投予水份來彌補脫水所造成的不足，並且投予胰島素控制血糖。

Ⓑ低血糖

胰島素投予過多，或者是突然停止中心靜脈營養法時，可能會導致低血糖。基於這個問題，醫療人員在停止中心靜脈營養時，應該以逐次減少投予量的方式來中斷。

❷電解質異常

電解質異常

鈣、磷、鉀、鈉、鎂的缺乏症和過剩症的詳細說明，請各位參照第19頁表7。

低鉀血症、低鎂血症、低磷血症等疾病都是常見的電解質異常。醫療人員在選擇輸注液時應該注意電解質的組成，並且定期測定尿液中的電解質。

❸代謝性酸中毒

患者若缺乏維他命B₁時，可能會發生代謝性酸中毒。為了避免代謝性酸中毒的發生，醫療人員在施行中心靜脈營養法時，必須投予維他命B₁點。

❹肝‧膽管系統異常
Ⓐ過載症狀

肝功能異常

每週應接受一次左右的肝功能檢查，如果發現了異常，就應該立即減少投予量，並且改變輸注液的組成成分。

如果對長時間處於飢餓狀態下的患者實施中心靜脈營養法，可能會引起肝腫大、疼痛，以及血清AST(GOT)、ALT(GPT)的上升，這種現象被稱為**過載症狀**(或稱過載症候群，overload-syndromes)。過載症狀大多是暫時性的，一段時間過後患者就會逐漸恢復正常，不過也有放置之後發生休克的病例。

Ⓑ肝內膽汁淤積

在中心靜脈營養法實施的過程中，可能會因為膽汁淤積而導致黃疸出現。肝內膽汁淤積的原因尚不明確，醣類或胺基酸的投予過多、感染症、細菌位移、腸道通過障礙等因素都可能有關連。

Ⓒ脂肪肝

能量或醣類投予過剩，以及缺乏必須脂肪酸時，都可能導致脂肪肝。

❺ 消化道粘膜的萎縮

消化道粘膜的萎縮，可能是因為絕食引起的消化液或消化道賀爾蒙減少，以及缺乏營養素(鋅、胜肽、果膠、麩醯胺)所造成。消化道粘膜萎縮後，消化道的防禦機能將會受到干擾進而引起**細菌位移**，提高發生各種感染症的可能性。

❻ 微量元素缺乏症

高熱量輸注液中缺乏足夠的微量元素，因此若不投予微量元素製劑就會引起缺乏症。

N o t e

微量元素缺乏症

銅、鋅、錳等微量元素缺乏症的詳細說明，請各位參照第19頁表7。

> **小專欄**
>
> ## ■ 中心靜脈營養法的普及和背景
>
> 在中心靜脈留置導管，投予高濃度輸注液的中心靜脈營養法，是西元1969年由美國的Dudrick等人所開發，並且在極短的時間內就普及於全世界。當時的醫療現場由於抗生素和全身麻醉進步，已經能夠進行各種侵襲性的大型手術，正在尋找手術後非經口性的營養投予方法。
>
> 中心靜脈營養法普及的背後，優秀輸注液和導管的開發也佔了不可忽視的地位。
>
> 過去使用的脂肪乳劑會導致發熱和胸部疼痛的副作用，美國基於副作用發生的頻率過高，已經下令禁止使用。一直到了西元1961年，由瑞典的Wretlind等人開發出10%大豆油乳劑-Intralipid後，副作用較少的高熱量脂肪乳劑才終於在臨床上獲得運用。
>
> 蛋白質的補給在過去是使用酪蛋白的水解產物。西元1944年酪蛋白水解產物開始產品化並上市販售，卻因為噁心、發熱、嘔吐等大量副作用的影響，無法在市面上普及。一直等到西元1960年代，才製造出副作用較少，利用效率也較高的結晶胺基酸製劑。
>
> 到了西元1970年代後半，為了節省混合的手續，混合了高濃度葡萄糖和電解質的維持輸注液開始在市面上販售，這也加速中心靜脈營養法的普及。
>
> 中心靜脈營養法普及之後，靜脈內導管長期留置的病例也開始增加，進而造成血栓形成、敗血症等併發症的增加。中心靜脈營養法雖然導致了併發症的增加，但也因為這些併發症，人們開始專注於研究併發症的對策，進而發現到矽膠和氯乙烯在血栓的預防上具有較佳的效果。人們也發現到細菌侵入導管內部是導致敗血症的原因之一，因而在導管內設置了能夠過濾細菌的濾網。
>
> 時至今日，中心靜脈營養法在臨床上可以說是無處不在，能夠有這樣的成果，無數先人的努力可以說是功不可沒。

5 家庭內的營養補給方法 (居家營養療法)

Note

居家腸道營養法

　　HEN(home enteral nutrition)

居家中心靜脈營養法

　　HPN(home parenteral nutrition)

1 居家營養療法

　　在過去，腸道營養法和中心靜脈營養法只能夠在醫療設施中施行，不過隨著技術的進步，現在已經可以在家庭內進行，並且被稱為**居家腸道營養法**和**居家中心靜脈營養法**。

　　在居家腸道營養法和居家中心靜脈營養法的協助下，患者可以回到家庭和社會中。想要接受這種營養法，首先必須要符合下列幾項條件。

①病狀安定，並且改變營養療法內容的可能性較低。

②居家營養療法能夠改善患者的營養狀態，並且提昇生活品質。

③患者和家屬希望接受居家營養療法，並且能夠安全地進行操作和管理。

④責任醫療設施或居家訪問護理師小組擁有健全的支援體制，能夠在發生緊急狀況時進行對應。

2 居家腸道營養法

A. 適用範圍

　　適用於消化道的機能雖然正常，卻因為某些原因無法經口攝取，或者是經口攝取能力不足的患者。除此之外，也適用於消化道炎症等疾病造成的消化吸收能力下降。

<主要適用症狀>

● 有吞嚥障礙的病例

● 克隆氏病、潰瘍性大腸炎等疾病

B. 投予路徑

　　可以使用的投予路徑包含經口法、經鼻法、胃廔和腸廔法。經口法是以經口的方式投予腸道營養劑。在投予元素

營養劑等具有臭味或味道不佳的製劑時，可以添加香料來協助患者攝取。如果是使用經鼻法的情況，由於患者必須自行插入導管，所以應該先在住院過程中接受訓練。對於難以自行插入的患者，或者是居家營養法的時間較長時，最好能夠選擇胃廔和腸廔法。

C. 注入幫浦

患者的腸道蠕動能力下降，或者容易發生下痢的導入期，以及夜間也必須接受定量注入的場合，將會使用注入幫浦。市面上已經有在販售小而輕巧並且能夠以電池驅動的產品。

D. 患者和家屬的指導

患者住院的過程中，應該以醫師和護理師為中心，對患者和家屬進行居家腸道營養法的指導。除了指導之外，也應該試辦實驗性外宿，以測試實際在家中是否能施行，並且解決測試過程中發生的問題。

指導的內容如下：
①腸道營養劑的調配法、保存法
②若是接受經鼻法的情況，應指導如何插入營養導管
③若是接受胃廔法、腸廔法的情況，應指導廔孔周圍的管理方法
④腸道營養劑的注入方法
⑤注入幫浦的操作方法
⑥併發症和相關對策

3 居家中心靜脈營養法

A. 適用範圍

適用於消化道無法使用，可能需要接受長期中心靜脈營養法的患者。

<主要適用症狀>

● 腸道大量切除的病例：上腸繫膜動脈血栓(塞栓)症、腸軸扭轉、先天性小腸閉鎖症等疾病。

● 腸道機能不全的病例：炎症性腸道疾病、腸道運動障礙、消化吸收不良症候群等疾病。

居家腸道營養法可能發生的併發症

和在醫院中施行時相同，可能發生的併發症包含：由於營養導管而引起的併發症、消化器官症狀、代謝併發症。在併發症的防範措施上，定期接受複診或定期門診的檢查，是預防和早期發現併發症相當重要的方法。

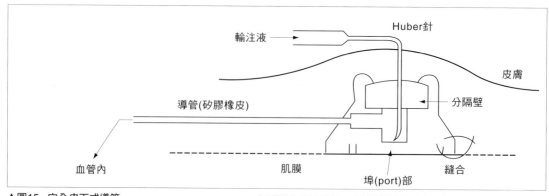

▲圖15　完全皮下式導管

本圖摘錄自 岡田正 監修：最新營養評估和治療手冊，p76，醫學藝術社，2002

📖 N o t e

攜帶式輸注液系統

整套系統包含了攜帶用持續注入幫浦、輸液管、輸注液劑等必要器材，可以將這些器材隨身攜帶。攜帶式輸注液系統分為肩包型或夾克型等不同的類型。

肝素鎖閘

所謂的肝素鎖閘，是在輸注液路徑移除後，使用肝素生理食鹽水(由抗凝固劑的肝素和生理食鹽調配而成的藥劑)填滿導管，進而確保靜脈路徑的方法。

B. 導管

分為體外式導管和完全皮下式導管(central venous port)兩大類，應配合患者的狀態選擇適合的導管。

❶體外式導管

由於導管在身體外，因此具有操作簡便的優點，但同時也有破損的可能性。

❷完全皮下式導管

完全皮下式導管由留置體中的導管，以及從體外進行穿刺的埠(port)部所組成，這兩部分都會埋入到皮下(圖15)。在注入營養劑之後，患者就能從導管中獲得解放。這一點雖然是完全皮下式導管的優點，但同時也有每次餵食都必須進行穿刺，以及導管堵塞時難以處理的缺點。

C. 投予方法

分為24小時持續投予法和間斷式投予法兩種方法。醫療人員應該配合患者的狀態或生活型態選擇適當的投予方法。

❶24小時持續投予

由於是24小時持續性的投予，所以對體內代謝的影響性較低，即使是罹患糖尿病等相關併發症的患者也能夠安全地施行。患者雖然24小時都會受到行動上的限制，但如果使用攜帶式的輸注液系統，患者也能夠獲得行動上的自由(圖16)。

❷間斷式投予

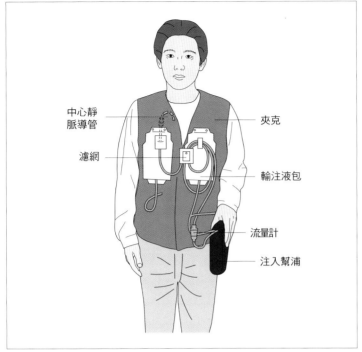

本圖摘錄自　岡田正 監修：最新營養評估和治療手冊，p77，醫學藝術社，2002

▲圖16　攜帶用輸注液系統(夾克型)

　　將一天所需要的能量以12小時左右為單位進行投予，投予結束後則進行**肝素鎖閘(Heparin Lock)**的方法。間斷式投予的患者在日常生活上的限制較少，但患者如果有心肺機能或糖耐量上的異常時，在施行上可能就會遇到困難。除此之外，如果是在夜間進行注入時，則可能會導致失眠、焦慮、頻尿等問題。

D. 患者和家屬的指導

　　患者住院的過程中，應該以醫師和護理師為中心，對患者和家屬進行居家中心靜脈營養法的指導。除了指導之外，也應該試辦實驗性外宿，以測試實際在家中是否能施行，並且解決測試過程中發生的問題。

　　指導的內容如下：
①輸注液的調配方法
②注入輸注液的步驟
③注入幫浦的操作方法
④入浴、沖澡的方法
⑤併發症和相關對策

第 7 章

各種病狀的營養管理

本章的內容
1. 呼吸器官障礙
2. 循環器官障礙
3. 消化器官疾病
4. 肝臟、胰臟疾病
5. 腎臟疾病
6. 內分泌、代謝疾病
7. 血液疾病
8. 感染症
9. 惡性腫瘤(癌)
10. 周術期的營養管理

學習目標
· 了解下列疾病或障礙的病狀、症狀、檢查、診斷、治療、營養管理。

動脈硬化、慢性阻塞性肺部疾病(COPD)、心臟衰竭、腦血管障礙和攝食·吞嚥障礙、胃·十二指腸潰瘍、胃切除後症候群、炎症性腸道疾病、肝炎·肝硬變、胰臟炎、腎臟衰竭、糖尿病、高脂血症、肥胖症、痛風、貧血、食物中毒、敗血症、肝臟癌、胰臟癌、手術前·手術後的營養管理

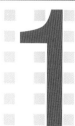

呼吸器官障礙

N o t e

空氣的組成

氮氣(N₂)：約79%
氧氣(O₂)：約21%
二氧化碳(CO₂)：約0.04%
以及其他稀有氣體

1 慢性阻塞性肺部疾病 (COPD)

A. 呼吸器官的功能

氣體交換是呼吸器官的重要功能，作用是將維持生命所必須的氧氣**吸入體內**，並且將體內產生的**二氧化碳**排出體外。

在呼吸的過程中，空氣會通過呼吸道(鼻腔、咽部、喉部、氣管、支氣管)到達肺泡，肺泡和肺泡之間的微血管中充滿了血液，氧氣和二氧化碳會透過**擴散**的方式進行交換。二氧化碳會以呼氣的方式排出體外，在血液中移動的氧氣則會和**血紅素**結合。

含有豐富氧氣的血液在經過左心房、左心室、大動脈後，會在體內進行循環，並且在末梢組織的細胞之間，以擴散的方式再度進行氣體交換。

肺部的擴張　收縮，是由**呼吸肌**(橫隔膜、腹肌、肋間肌)的收縮和鬆弛作用下所產生。呼吸肌收縮時，胸腔的容積會增加並且使空氣進入到胸腔，進而使肺部擴張。相反地在呼吸肌鬆弛時，胸腔的容積會減少，使胸腔的容積減少並且將空氣壓出，造成肺部收縮。

B. 病狀

慢性阻塞性肺部疾病(chronic obstructive pulmonary disease：COPD)主要的症狀為慢性的呼吸困難，是一群在臨床上、生理學上以**閉塞性換氣障礙**為特徵的症候群。**肺氣腫**和**慢性支氣管炎**都屬於慢性阻塞性肺部疾病的一種。COPD的發病可能和長時間的吸菸、粉塵或有害物質的吸入、呼吸道感染病史、遺傳因素有關。

❶慢性支氣管炎

支氣管的慢性炎症可能會導致：①咳嗽或痰的出現，②支氣管管壁增厚。

❷肺氣腫

　　所謂的肺氣腫，是因為肺泡壁受到破壞後使得肺泡發生擴張，進而使支氣管受到壓迫。除了支氣管受到壓迫外，肺泡的擴張也會使肺部的彈性下降，進而使肺泡內的氣體無法充分的釋出。

＊

　　在大多數的慢性阻塞性肺部疾病(COPD)患者身上，都可以發現到**營養不良**的狀態(圖1)。當患者出現閉鎖性換氣障礙時，會導致：①呼吸肌力下降，②換氣量的減少，③呼吸道抵抗的上升等問題，使呼吸肌的氧氣消耗量大增，靜止狀態下的能量消耗量也就會隨著增加。在呼吸困難和疲勞感等症狀的影響下，患者的飲食攝取量會減少，進而導致營養不良、胺基酸失衡，最後造成肌肉量的減少。肌肉量的減少會引起呼吸肌機能不全，甚至造成呼吸肌肌力下降，也就成了一連串的惡性循環。

換氣障礙

　　換氣障礙可以分為三大類，第一類是「閉鎖性肺部疾病」，第二類是「侷限性換氣障礙」，第三類則是具有兩者特性的「混合性換氣障礙」。**閉鎖性換氣障礙**是指無法充分地將氣體呼出體外的狀態；**拘束性換氣障礙**則是指肺活量下降的狀態(請參照圖2)。換氣障礙可以藉由肺部功能檢查，以及FEV1.0%和肺活量百分比來診斷。

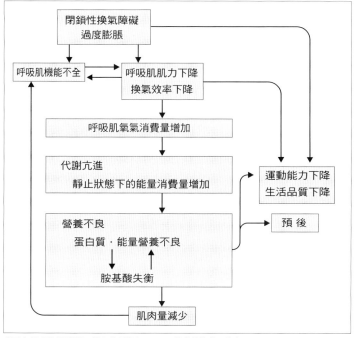

本圖參考下列書籍製作　竹中英昭等人：COPD的營養障礙，治療，Vol.84，No.9，p67，2002

▲圖1　COPD的營養障礙

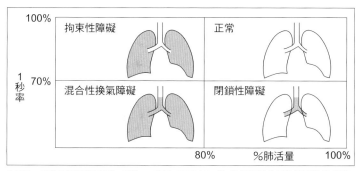

▲圖2　換氣障礙的診斷　(譯註：一秒率＝FEV1.0%＝第一秒鐘所呼出的氣體占肺活量的百分比)

啤酒桶狀胸廓

在一般正常狀態下，胸廓的左右徑(a)：前後徑(b)應該是1.4～2：1，慢性肺氣腫患者的前後徑則會出現增加的現象。

英國醫學研究顧問團(BMRC)呼吸困難指標

第0期：不會感到呼吸困難
第1期：拿重物時(或類似狀況)會感到呼吸困難
第2期：快步行走或行走於緩坡時會感到呼吸困難
第3期：和同年齡層相比，走路的速度較慢，也會因為喘氣而中途休息
第4期：行走時會感到呼吸困難，且只能行走100m左右或數分鐘的路程
第5期：即使是穿或脫衣服也會感到呼吸困難。
＊當呼吸困難的程度在第1期以上時，就有可能是罹患了COPD。

BMRC是British Medical Research Council的縮寫。英國醫學研究顧問團呼吸困難指標也被稱為MRC調查表，是一種能夠客觀的表現出呼吸困難度的方法，在全世界各地受到廣泛的使用。

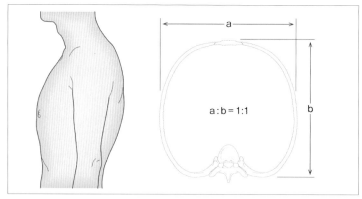

▲圖3　啤酒桶狀胸廓

C. 症狀

❶呼吸器官症狀

患者會出現咳嗽、痰、呼吸困難，勞動時則會出現呼吸不順等症狀。

❷嘟嘴呼吸

嘟嘴呼吸是指患者會將嘴巴嘟起後，再慢慢地將氣吐出。將嘴嘟起後再吐氣可以提高呼吸道內壓，避免呼吸道阻塞和塌陷，使患者更容易將氣吐出。慢性支氣管炎的患者隨著病情持續發展，常會觀察到嘟嘴呼吸現象的出現。

❸啤酒桶狀胸廓

所謂的啤酒桶狀胸廓，是指胸廓的前後徑增加，以致於前後徑的長度接近左右徑或超過左右徑，使得整個胸廓呈現啤酒桶狀(圖3)。在慢性肺氣腫的患者上可以觀察到啤酒桶狀胸廓的出現。

D. 檢查和診斷

❶肺功能檢查

肺功能檢查是使用名為「肺功能量計」，檢測從口部呼出或吸入的空氣量。透過肺功能檢查可以測出患者的用力肺活量和肺氣量容積圖等項目。

當患者罹患慢性阻塞性肺部疾病(COPD)時，用力肺活量的一秒量和一秒率會出現顯著的下降。所謂的**用力肺活量**，是指從最大吸氣位盡全力呼出的氣量，其中最初的一秒內所呼出的空氣量被稱為**一秒量**。**一秒率**則是用來表示一秒量佔了努力肺活量整體的百分之幾(圖4)。

❷胸部X光檢查

在慢性支氣管炎中，如果支氣管管壁的肥大化持續進展，就有可能可以觀察到支氣管管壁的肥大性陰影。如果是肺氣腫，則可以觀察到橫隔膜的下降和平坦化，以及X光穿透性的增加等現象(**照片1**)。

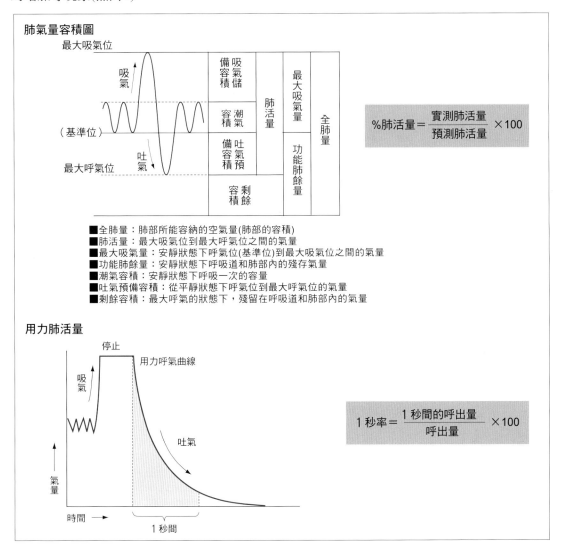

肺氣量容積圖

$$\%肺活量 = \frac{實測肺活量}{預測肺活量} \times 100$$

- ■全肺量：肺部所能容納的空氣量(肺部的容積)
- ■肺活量：最大吸氣位到最大呼氣位之間的氣量
- ■最大吸氣量：安靜狀態下呼氣位(基準位)到最大吸氣位之間的氣量
- ■功能肺餘量：安靜狀態下呼吸道和肺部內的殘存氣量
- ■潮氣容積：安靜狀態下呼吸一次的容量
- ■吐氣預備容積：從平靜狀態下呼氣位到最大呼氣位的氣量
- ■剩餘容積：最大呼氣的狀態下，殘留在呼吸道和肺部內的氣量

用力肺活量

$$1秒率 = \frac{1秒間的呼出量}{呼出量} \times 100$$

▲圖4 肺氣量容積圖、用力肺活量

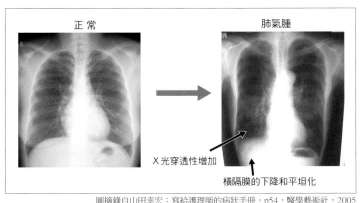

圖摘錄自山田幸宏：寫給護理師的病狀手冊，p54，醫學藝術社，2005

▲ 照片1 肺氣腫患者的胸部x光攝影照片

照片1的說明

從照片中可以觀察到：1.橫隔膜的下降和平坦化(由於肺部的彈力下降，導致肺部無法拉起橫隔膜)，2.X光穿透性的增加(肺部內的空氣含量增加，肺血管影變得較稀疏→肺視野的拍攝結果較暗)。除此之外，心臟也會呈現縱長型，並且拍攝出往上下延伸的長條狀肺部。

❸動脈血液氣體分析檢查

當氣體交換發生障礙時，可以觀察到動脈血液氧氣分壓(PaO_2，標準值為80～100mmHg)的下降，以及動脈血液二氧化碳分壓($PaCO_2$，標準值為35～45mmHg)的上升。

E. 治療和營養管理

COPD的肺部病變是不可逆性的，因此在治療上是以下列三點作為中心①抑制患者呼吸衰竭的進展，②預防可能導致急性惡化的感染，③提昇患者的生活品質。

❶藥物治療

分為吸入式治療和內服療法兩種，使用的藥物包含支氣管擴張劑和去痰藥。

❷呼吸復健

讓患者接受腹式呼吸或嘟嘴呼吸等呼吸訓練，以便緩和患者的呼吸困難。除了呼吸訓練之外，**體位引流法**也能夠協助患者清潔呼吸道。

❸氧氣療法

急性期時為了供給患者需要的氧氣，將會實施氧氣療法。一般情況下，氧氣療法的起始標準是將PaO_2控制在60mmHg以下。如果患者的狀態十分安定，卻必須長時間接受氧氣供給時，可以導入**居家氧氣療法**。

❹營養管理

藉由營養管理可以改善營養狀態，進而防止呼吸肌力的下降，也能夠預防呼吸機能不全的進展。

Ⓐ營養評估

■身體測量

測量%理想體重、上臂三頭肌肌圍、上臂三頭肌皮下脂肪厚度，以便得知體內能量或蛋白質的儲藏狀態。

■血液檢查

透過白蛋白、運鐵蛋白、前白蛋白、視黃醇結合蛋白的檢查，可以了解內臟蛋白質的狀態。從F值比中則可以得知胺基酸是否平衡。

■生理學檢查

體位引流

體位引流是根據痰停留在體內的位置改變體位，利用重力將末梢支氣管中的痰移動到較粗的支氣管，進而促進痰排出的方法。

居家氧氣療法的適用標準

1)慢性呼吸機能不全
- PaO_2在55mmHg以下
- PaO_2在60mmHg以下，並且在睡眠或運動產生負荷時，會出現顯著的低氧血症。

2)肺動脈高血壓症

測量呼吸肌力、握力、呼氣氣體分析。

B 需求量

■ 能量

由於靜態能量消耗值(resting energy expenditure:REE)的增加，能量需求量是基本能量消耗量(basal energy expenditure: BEE)(kcal) 的1.5～1.7倍。

■ 營養素

將能量需求量的12～15%定為蛋白質，60%為碳水化合物，剩餘的部份則是脂肪。支鏈胺基酸、F值比的下降會造成呼吸肌力下降，因此蛋白質的部份應該強化支鏈胺基酸的投予。維他命、微量元素的不足也會導致呼吸肌力下降，均衡地投予兩者也十分重要。

■ 水份

患者若罹患感染症時，可能會因為無感蒸發或發汗的增加而出現脫水的症狀，必須攝取充分的水份。

當患者處於呼吸機能不全的急性惡化期時，由於低氧血症和高二氧化碳血症的影響，會導致心臟機能和腎臟機能的下降，以及尿液量的減少，進而使患者容易發生下肢水腫和肺水腫。除了防止這些症狀的發生，這段時期必須進行水份和鈉的攝取限制。

C 營養補給方法

只要患者能夠經口攝取，即使攝取量不足，也應該以經口攝取作為第一選擇。醫療人員應該鼓勵患者將醫院飲食攝取完，如果難以完全攝取時，再以經管營養，或者是經口投予腸道營養劑的方式來補充不足的營養。在飲食的過程中或用餐後患者如果感到呼吸困難或疲勞感時，應該將一天的份量分成4～6次來食用。

患者如果無法經口攝取，但是仍然能夠使用消化道時，應該實施經管營養。若患者因為營養不良而導致胃腸粘膜障礙，使得消化、吸收能力下降時，應先施行中心靜脈營養法，等到患者的消化和吸收能力獲得改善後，再改用腸道營養法。

N o t e 📖

能量需求量

計算能量需求量時，應該盡可能地使用間皆熱量計來測定靜態能量消耗值。如果無法使用上述的方式求得能量需求量，則應該使用Harris-Benedict方程式來計算基本能量消耗量。

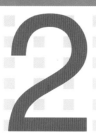

2 循環器官障礙

不斷增加的動脈硬化

　　動脈硬化和生活習慣歐美化、壓力的增加、肥胖、吸菸等都有關連，近年來案件數量在不斷增加。動脈硬化是成長期就開始發生的一種不可逆器質性變化，可能會導致腦中風或心肌梗塞等疾病，因此必須盡早著手預防工作。

動脈管壁的構造

　　動脈管壁是由內膜、中膜、外膜三層所組成。內膜是由細薄的內皮細胞和少量的結締組織所構成，中膜和內膜之間隔了一層彈性板。中膜較厚，是由平滑肌和彈性纖維所組成。外膜則是由疏鬆結締組織所組成。

1 動脈硬化

A. 病狀

　　動脈硬化是動脈管壁肥厚化、硬化或變形，導致內腔狹窄化的狀態。動脈硬化可以概分為三大類，分別是小動脈硬化、中膜性動脈硬化、粥狀動脈硬化。

❶小動脈硬化

　　小動脈管壁發生肥大化，內腔也變得狹窄，因而使得內膜或中膜受到侵襲(也有可能是兩者都受到侵襲)小動脈硬化的發生，是起因於高血壓或糖尿病導致的血管內皮傷害。在血管內皮傷害的影響下，小動脈管壁中血漿的通透性會增加，因而引起血管內膜增生、基底膜的肥厚化或多層化等反應，最後導致血管內膜的肥厚化。小動脈硬化好發於腦或腎臟組織中的動脈。

❷中膜性動脈硬化

　　中・小動脈的血管內膜中，可能會發生板狀或環狀的鈣化現象，也可能會出現軟骨化、骨化的現象。雖然會發生鈣化或骨化現象，但只要不合併粥狀動脈硬化或血栓，一般都不會引起顯著的狹窄化，因此對患者身體的影響較不大。

❸粥狀動脈硬化

　　粥狀動脈硬化是由內膜上網狀的脂質沉澱和纖維性肥厚化所導致，好發於大動脈、冠狀動脈、腦動脈、腎動脈、四肢等部位的動脈或肌性動脈。粥狀動脈硬化會導致臟器或組織陷入循環障礙，進而引起心肌梗塞、腦梗塞、腎梗塞、下肢的壞疽等症狀。在所有的動脈硬化中，粥狀動脈硬化是危險性最高的，在狹義上也將粥狀動脈硬化稱為**動脈硬化**。

Ⓐ粥狀動脈硬化的發生機制(圖1)

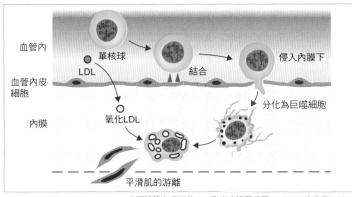

本圖摘錄自武田英二：臨床病態營養學，p311，文光堂，2004

▲圖1 粥狀動脈硬化的發生機制

①血管內皮細胞的損傷

除了高血壓、糖尿病、吸菸、肥胖之外，**氧化LDL(低密度脂蛋白)**也可能是致病原因。當血液中的LDL增加時，LDL會進入到內膜內，形成**氧化LDL**。

②巨噬細胞吞噬氧化LDL

在血液中流動的單核球一旦發現到受損的血管內皮細胞時，就會和內皮細胞結合，並且入侵到內皮下。單核球接著會分化為巨噬細胞並且吞噬氧化LDL。

③巨噬細胞變化為泡沫細胞

巨噬細胞吞噬氧化LDL之後會變化為泡沫細胞。到此為止的一連串過程就是粥狀動脈硬化的初期病變。

B. 症狀

隨著發病部位的不同，有可能不會出現症狀，但如果是需要循環血液量較多的腦動脈、冠狀動脈等動脈血管，一旦因為動脈硬化而發生血流障礙時，就會表現出症狀。

❶腦動脈硬化

患者會出現頭痛、目眩、耳鳴、記憶力下降、失眠、言語障礙、步行障礙等自覺症狀。若引起**腦中風**時，患者會出現意識障礙、昏睡、片側麻痺等症狀，死亡率非常高。

❷冠狀動脈硬化

冠狀動脈如果發生狹窄化，心肌的血液供給就會不足，進而導致狹心症的發病。**狹心症**患者會出現前胸部感到被壓迫般的疼痛、壓迫感、灼熱感等症狀，這些症狀常出現在工作時或運動中。上述這些症狀只要藉由服用舌下錠，或者是讓身體恢復到靜止狀態時就能夠消除。

動脈硬化持續進展後，冠狀動脈會被完全堵塞，也就是演

腦中風

腦出血、蜘蛛膜下腔出血、腦梗塞的總稱。

可能導致冠狀動脈硬化的危險因子

高血壓
血中膽固醇濃度偏高
吸菸
糖尿病
肥胖
運動不足
年齡增長

變成**心肌梗塞**。心肌梗塞的患者常會出現前胸部劇烈疼痛、呼吸困難、心律不整、休克等症狀，此時如果不及早進行處置，就有可能會導致死亡。

❸腎動脈硬化

大型腎動脈的粥狀硬化會導致腎實質的缺血，進而造成**腎素-血管擴張素系統**活化，最後導致間接性高血壓的發生。腎動脈硬化也是導致腎梗塞發生的原因。

腎小動脈的硬化會引起硬化性腎臟萎縮或腎臟衰竭，進而助長高血壓的狀況。

❹大動脈硬化

大動脈是粥狀動脈硬化最容易發生的位置，大動脈硬化是引起大動脈瘤或分割性動脈瘤。形成的血栓如果剝離，就有可能會導致末梢動脈發生塞栓症。

❺末梢動脈硬化

下肢如果發生末梢動脈硬化，患者就會因為血流障礙而發生**間歇性跛行**及知覺異常、疼痛、無力等症狀。如果症狀持續惡化，末梢組織也可能會發生潰瘍或壞疽。如果以觸摸方式感受脈搏時，將會無法感受到比患部更末梢的動脈脈搏。

C. 治療和營養管理

治療輕度和中度動脈硬化時，主要是使用飲食療法、運動療法、藥物治療這三種方法。預防的動作對動脈硬化而言非常重要，必須徹底的執行飲食療法和運動療法。各種明顯會導致動脈硬化的危險因子(高脂血症、高血壓、糖尿病、肥胖、高尿酸血症、吸菸)，必須進行改善。

❶飲食療法

飲食療法的基本原則分為兩點，分別是：①減緩年齡增長所造成的生理性血管老化，②防止動脈硬化的發生和進展。下列幾點就是攝取各種食品時需要注意的事項。

Ⓐ蛋白質

蛋白質的攝取如果過低，將會促進膽固醇的合成，蛋白質的攝取量應該佔總能量攝取來源的15～20%。乳類和乳製品除了含有優質的蛋白質之外，也含有豐富的鈣和維他命B2，最好能夠每天都攝取。如果患者血中膽固醇值過高時，可以

改用低脂牛乳或脫脂牛乳。膽固醇值不會影響患者的蛋黃攝取量。

Ⓑ脂質

每天膽固醇的攝取量應控制在300mg以內。飽和脂肪酸(S)具有增加血中膽固醇的作用，不飽和脂肪酸(P)則具有降低血中膽固醇的作用，因此兩者(P/S)的比值應該控制在1.0～1.5間。

Ⓒ醣類

醣類攝取過度會促進中性脂肪的合成。蔗糖或葡萄糖類的單糖，比澱粉、寡醣更容易促進中性脂肪的合成，應該限制砂糖、果實、糕餅類的攝取。

蔬菜、香菇、海草等食品中的食物纖維，也具有降低血中膽固醇值的效果。食物纖維能夠吸付體內的膽固醇，再和糞便一起排泄到體外。

Ⓓ維他命、礦物質

維他命C、磷、鎂、碘等維他命和礦物質，在動脈硬化的治療上也被認為是有效的營養素。患者每天最好能夠攝取250g以上的有色蔬菜。

Ⓔ其他

過度攝取酒精會促進中性脂肪的合成，因此中性脂肪過高時就必須限制酒精的攝取量。

❷運動療法

在各種動脈硬化危險因子中，肥胖會讓患者呈現**胰島素抗性**的狀態。運動能夠改善胰島素抗性，並且調整能量平衡，是治療動脈硬化相當有效的手段。

❸藥物療法

藥物治療時會投予血管擴張劑、抗凝固藥、血小板凝集抑制藥等藥物，這些藥物具有抑制動脈硬化進展的效果。

2 心臟衰竭

A. 病狀

不飽和脂肪酸

十六碳單烯酸、油酸、亞油酸、α-次亞麻油酸、γ-次亞麻油酸、花生四烯酸、二十碳五烯酸(EPA)、二十二碳六烯酸(DHA)等等

胰島素抗性

胰島素抗性是指胰島素作用下降的現象。胰島素抗性會使得葡萄糖無法進入到細胞內。

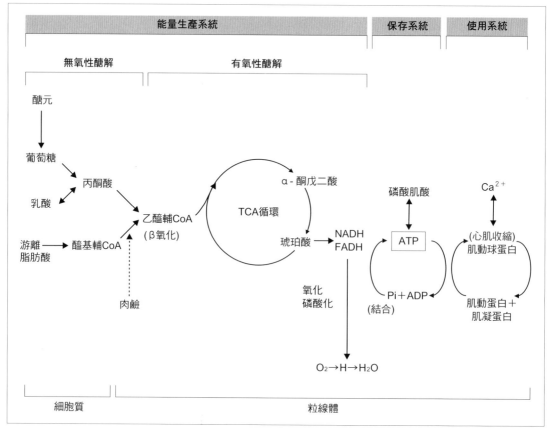
所謂的心臟衰竭，是指心臟的幫浦機能下降，無法送出符合身體組織需求的血液。心肌的收縮，是透過肌原纖維中肌肉收縮蛋白質的作用，將化學性能量轉換為機械性能量後才能夠進行(圖2)。一旦能量代謝發生障礙，幫浦機能就會下降。

❶正常心肌的能量代謝過程

心肌的主要能量來源是醣類(葡萄糖，以及醣類的中間產物-乳酸、丙酮酸)和脂質(游離脂肪酸和酮體)。

心肌有大約95%的能量來源，是由粒線體進行有氧代謝所產生的。葡萄糖和乳酸會先轉變成丙酮酸後，再轉變成乙醯輔酶A；脂肪酸則經由 β 氧化形成乙醯輔酶A。這些乙醯輔酶A會進入到TCA循環中產生**ATP**。

產生的ATP大約有70%是用於心肌的收縮和鬆弛。剩下的15%左右則用於鈣離子等離子的運輸，最後剩下的約15%則用於組成心肌的核酸和蛋白質。

＊

心肌幫浦機能低下的原因是起因於：能量產生上的障礙、能量利用上的障礙。

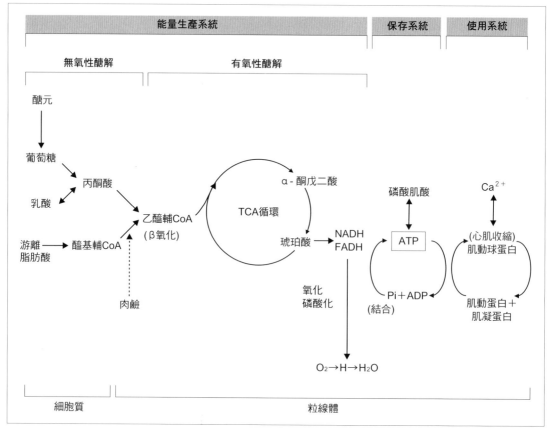

▲圖2　心肌的能量代謝

❷能量產生上的障礙

　　缺血性心臟疾病、貧血、出血性休克等疾病的患者，由於供給心肌的氧氣不足，粒線體的有氧代謝會受到阻礙。有氧代謝受到阻礙的結果，就會導致ATP的生產量下降。缺乏氧氣的狀態下，醣類代謝雖然可以將葡萄糖由丙酮酸轉變成乳酸，進而產生出ATP，但是這樣的產量並不足以維持正常的心臟機能。脂質和醣類不同，缺乏氧氣的無氧狀態下脂質無法被代謝。

❸能量利用上的障礙

Ⓐ肌肉收縮蛋白質的合成

　　如果患者因為瓣膜性心臟病或高血壓造成了心肌上的負荷，心肌為了維持本身的收縮能力，會嘗試合成新的肌肉收縮蛋白質(肌原纖維是由肌肉收縮蛋白質組成)。如果心肌的負荷持續增加，即使靠肌肉收縮蛋白的合成也無法彌補時，就會發展成**心臟衰竭**。

Ⓑ鈣的運輸

　　心肌的收縮，是透過細胞內的肌漿網釋放鈣離子來控制，當鈣離子被肌漿網回收後心肌就會鬆弛。當患者陷入心臟衰竭的狀態時，鈣的回收率會下降，結果會導致心肌的收縮力也跟著下降。

B. 症狀

❶左心衰竭

　　患者無法從左心室送出足夠的血液，這會使血液淤積在左心房和肺靜脈中，形成肺淤血，最後引起**肺水腫**。肺水腫會導致患者出現換氣障礙，也會導致**呼吸困難**、**端坐呼吸**、**咳嗽**、**喀痰**、**發紺**等症狀的出現。除了上述症狀之外，由於全身的組織缺乏足夠的血液，患者也會出現尿液量減少、水腫、消化不良等症狀。

▼表1　美國紐約心臟學會(NYHA)的心臟機能分類

分類(class)	臨床特徵
第Ⅰ級	身體活動不受限制，日常生活沒有任何障礙
第Ⅱ級	身體活動會受到輕度的限制。靜止狀態下沒有任何症狀。日常生活中的活動會出現容易疲勞、心悸、呼吸困難、狹心症等症狀
第Ⅲ級	身體活動會受到高度的限制。靜止狀態下雖然沒有任何症狀，但即使是日常生活水準以下的勞動，也會發生容易疲勞、心悸、呼吸困難、狹心症等症狀
第Ⅳ級	輕度的勞動或靜止狀態下也會出現心臟衰竭的症狀。無論是從事多麼輕微的勞動，都會使患者的症狀惡化。

心臟衰竭

　　心臟衰竭並非疾病名稱，而是指心臟機能下降的狀態。幾乎所有心臟疾病(例如狹心症、心肌梗塞等等)的末期症狀都可以觀察到心臟衰竭。

發紺

　　健康狀態下原本紅潤的嘴唇、臉頰等皮膚或粘膜呈現藍紫色的狀態。發紺是因為皮膚和粘膜內微血管的氧氣飽和度下降，導致還原態血紅素增加所造成。在多血症的患者上容易引起發紺，貧血的患者則不容易發生。

美國紐約心臟學會 (NYHA)的心臟機能 分類(表1)

　　本分類法是根據患者的自覺症狀進行評估，再根據評估結果進行分類。

❷右心不全

患者無法從右心室送出足夠的血液，這會使血液淤積在左心房和全身靜脈中，進而導致**水腫**、**胸水**和**腹水的蓄積**、**頸靜脈的浮現**、**肝臟腫大**等症狀。

C. 檢查和診斷

醫療人員應根據前述的症狀，再配合以下的檢查結果進行診斷。

❶胸部X光檢查

觀察患者是否有心臟肥大、肺淤血、肺水腫、胸膜積水等症狀。

❷心臟超音波

評估患者心室的動作、是否有心臟肥大、是否有瓣膜異常的現象。

❸腦鈉肽(BNP)

腦鈉肽是一種賀爾蒙，主要是由心室負責合成，當心室負荷或心臟肥大時分泌量會上升。腦鈉肽常被用來作為左心室的機能指標。

D. 治療和營養管理

根據患者的病狀或急性期的狀態變化，可能會需要進行外科性的醫療處置，不過對於慢性期的患者而言，最重要的還是藥物治療和飲食療法。

❶藥物治療

主要使用的藥物包含了強心劑、利尿劑、血管擴張劑。增強心肌收縮能力的「毛地黃製劑」；具有利尿作用和血管擴張作用的「血管收縮素轉換酵素抑制劑」和「心房鈉利尿胜肽製劑」，都是治療過程中可能會使用的藥劑。

❷飲食療法

飲食療法有許多種目的，例如：①減輕心臟機能的負擔，②增強心肌的收縮能力，③減輕或消除水腫。

飲食療法的摘要如下：

Ⓐ食鹽

毛地黃中毒

毛地黃製劑的治療濃度範圍十分狹窄，而且一旦過量就會導致毛地黃中毒，使用時必須特別注意。如果患者出現消化器官症狀(噁心、嘔吐、腹瀉)、循環器官症狀(心律不整、心搏加速)等毛地黃中毒的症狀時，必須降低藥量或暫停給藥。

含有食鹽的食品

即使料理的過程中不使用食鹽，麵包、牛乳、奶油、通心麵、蘇打餅、乳瑪琳等食品中也都有食鹽，因此在使用上必須注意。

料理的方法

為了讓缺少食鹽的料理能夠吃起來更美味，可以使用檸檬或醋等酸味來提味，也可使用薑或芥末等等的香料。

食鹽的攝取量若過多，鈉和水份就會堆積在體內，進而導致水腫的發生。為了防止水腫，應該限制食鹽的攝取量。

健康人體的食鹽攝取量每天在10g以下，心臟衰竭患者一般則應該維持在每天3～6g之間。醫療人員一開始應該以每天攝取1g為標準值，同時觀察患者水腫和尿液量的狀況，再視情況慢慢地增加食鹽攝取量。

如果因為食物的味道太淡使患者降低飲食攝取量，不得已的情況下需增加食鹽的使用量時，務必要配合使用利尿劑。

Ⓑ水份

和食鹽一樣，水份的管理也是非常重要的。病情較輕的患者每天的水份攝取量在1600mL以下，中等程度的患者則在1200mL以下，病情嚴重的患者的攝取量則相當於無感蒸發的排泄量，在800mL以下。如果患者在1～2週內體重增加了2kg以上時，可能就是水份蓄積所造成的現象，此時必須加強水份的限制，或者是暫時追加利尿劑。

Ⓒ能量

心臟衰竭的患者雖然能量的消耗量增加了，但卻因為受到消化道的血液滯留等症狀影響，導致患者的食慾低下，常會使患者陷入營養不良的狀態。當患者的營養狀態極度不良時，即稱為**心臟性惡病質(表2)**。如果想要改善患者的營養狀態，就需要比平時更多的能量。雖然需要的能量較多，但想要讓患者一口氣攝取大量的食物不但是一件難事，也會造成心臟的負擔。醫療人員應該提供患者容易消化的食物，並且多分幾次來攝取。

Ⓓ蛋白質

為了改善低白蛋白血症和強化心肌，應該提供患者優質的蛋白質，每天的攝取量則以1.0～1.2g/kg較為理想。

Ⓔ維他命和礦物質

在飲食攝取量的減少和利尿劑使用的影響下，患者可能會發生低鉀血症。如果發生了低鉀血症，應該讓患者攝取含有豐富鉀的食品。低鉀血症也容易使患者發生毛地黃中毒。除了鉀之外，攝取其他維他命和礦物質時，也應該遵守不過多、不過低的原則。

富含鉀的食品

香蕉、哈密瓜等水果、蔬菜、堅果類。

▼表2 心臟性惡病質

1. 屬於NYHA分類第III、IV級的重度心臟衰竭<請參照第143頁表1>
2. 攝取的能量和營養素長期持續在「一日能量以及重要必須營養素需求量」的80%以下
3. 組織中的能量和蛋白質儲存量匱乏指標：肱三頭肌皮下脂肪厚度(TSF)在標準值的50%以下，同時上臂肌圍(AMC)也在標準值的80%以下
4. 低白蛋白血症非營養學因子(例如血液稀釋)

(Heymsfield, SB Cardiac cachexia an overview. Amsterdam, Elsevier Science Pub, 1990, p75-78)

3 腦血管障礙和攝食、吞嚥障礙

A. 腦血管障礙

❶病狀

腦血管障礙可以分為兩大類,一種是由於血管阻塞而發生的**腦梗塞**,另一種則是血管破裂而發生的**腦出血**。

Ⓐ腦梗塞

腦梗塞是因為腦的動脈血管阻塞,使流向腦部的血液中斷,進而導致腦組織壞死的狀態。根據發生機制的不同,腦梗塞又可以分為下列三種(**圖3**)。

● **腦血栓症**:在動脈硬化的影響下,血管內腔逐漸狹窄,最後發生阻塞。

● **腦塞栓症**:在腦以外的部位(以心臟為主)形成的血栓或脂肪塊,隨著血液進入到腦後導了阻塞。

● **血流動力學性腦梗塞**:在血管逐漸狹窄化的過程中,由於腦血流減少而引起的腦梗塞。

腦梗塞的發病

過去由於食鹽的攝取量較多,腦出血發病的病例數較腦梗塞多,不過最近腦梗塞的發病數卻攀升到將近腦出血的五倍之多。腦梗塞的數量會增加,可能和飲食生活的歐美化之後,高脂血症和動脈硬化症的增加有關。

	腦血栓症	腦塞栓症	血流動力學性腦梗塞
發病	由於血管內腔狹窄而堵塞	血栓或脂肪塊堵塞血管	在血管逐漸狹窄化的過程中,由於腦血流減少而引起
症狀	症狀會逐漸惡化	患者會出現突然喪失意識、突然手腳無法動的症狀	患者會突然發作,但沒有腦塞栓症嚴重

▲圖3 腦梗塞的發生機制　　　本圖摘錄自山田幸宏:寫給護理師的病狀手冊,p450,醫學藝術社,2005

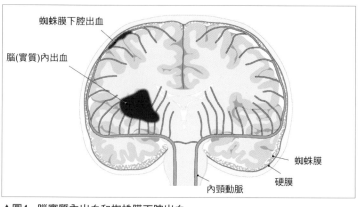

▲圖4 腦實質內出血和蜘蛛膜下腔出血

⑧腦出血

腦部動脈血管破裂出血，導致腦組織發生障礙。腦出血可以分為腦實質內出血和蜘蛛膜下腔出血兩大類(**圖4**)。

- 腦實質內出血：原因來自於急速血壓上升導致的動脈血管破裂，會造成腦組織內部出血。
- 蜘蛛膜下腔出血：動脈硬化所產生的動脈瘤，或者是先天性的動脈瘤由於無法承受血壓的上升而破裂，進而導致蜘蛛膜和腦組織之間出血。有許多病例是由於肉體或精神上的興奮而導致患者發病。

❷症狀

Ⓐ腦梗塞

隨著腦部血流障礙程度的不同，患者的症狀也會出現變化，初期症狀則以頭痛、目眩、噁心、意識混淆等症狀為主。腦部組織如果發生障礙，患者會出現失語症、半身的知覺和運動障礙，並且會造成後遺症。

⑧腦出血

腦實質內出血的初期症狀是意識障礙，如果持續出血就會使腦幹受到壓迫，進而使呼吸中樞麻痺，最後導致呼吸停止。蜘蛛膜下腔出血的初期症狀是強烈的頭痛，而這也是蜘蛛膜下腔出血的特徵。患者會持續感受到劇烈的疼痛，也有病例會出現意識障礙，甚至導致呼吸停止。無論是哪一種腦出血，都會對腦組織造成障礙，即使患者存活，也會留下言語、知覺、運動上的障礙。

❸檢查和診斷

腦梗塞可以透過症狀、神經學檢查(診察)、X光CT攝影、MRI(核磁共振影像)等影像檢查，以及血管造影檢查來進行診斷。腦出血也能夠藉由X光CT攝影、MRI等影像來進行診斷。

❹治療和營養管理

Ⓐ治療

■急性期

急性期大多會伴隨生命危險，在治療上應該以患者的生命(救命)為第一優先考量。

當對象是腦梗塞時，應實施抑制血栓形成的**抗凝固療法**和**抗血小板療法**，以及溶解血栓，改善血流的**血栓溶解療法**。若對象為腦實質內出血時，過大的血瘤會導致顱內壓力亢進，使得患者陷入危險狀態，必須以外科手術將血瘤去除。

抗凝固療法和抗血小板療法

血栓可以分為兩種，分別是血小板血栓和纖維蛋白血栓。抗凝固療法用於抑制纖維蛋白血栓的形成，使用的藥物是華法林和肝素。抗血小板療法用於抑制血小板血栓的形成，使用的藥物例如阿斯匹靈。

夾除手術

使用金屬鉗鎖住腦動脈瘤的柄部，進而達到阻斷血流，防止血瘤再破裂的效果

線圈塞栓術

從股動脈插入導管後，再利用導管將線圈放入動脈瘤內，藉由線圈形成的血栓來阻塞動脈瘤。

導管

白金線圈

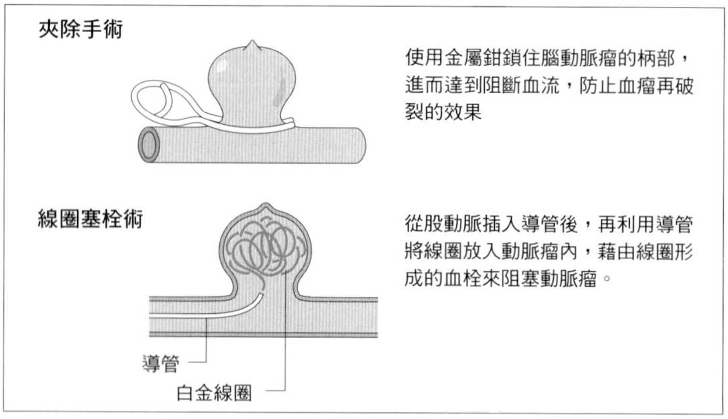

本圖摘錄自山田幸宏：寫給護理師的病狀手冊，p442，醫學藝術社，2005

▲圖5　腦動脈瘤的治療法

當對象是蜘蛛膜下腔出血時，主要的治療目的在於防止腦動脈瘤的再度破裂。治療的方法有**夾除手術**和**線圈塞栓術**(圖5)。

　　無論是上述哪一種狀況，患者也都需要接受呼吸和血壓的管理，以及維持、調整體液平衡的治療。

■慢性期

　　慢性期的治療目的在於改善知覺和運動等障礙，並且預防疾病復發。醫療人員應該掌握患者的腦血管障礙危險因子，並且盡力排除這些因子。腦梗塞主要的危險因子為高血壓、糖尿病、高脂血症；腦出血主要的危險因子則是高血壓。

B營養管理

■急性期

　　發病或手術後一週之內，選擇靜脈營養法來提供患者最基本的營養需求，並且維持和調整體液平衡。

■慢性期

　　慢性期的營養管理應視患者的狀態進行調整，一般在手術後1～2週前後可以開始從靜脈營養法轉為經管營養法，接著再轉為經口攝取。在轉換營養補給方法的過程中，醫療人員必須掌握到患者是否有意識障礙或攝食、吞嚥障礙，以及這些障礙的嚴重程度。

　　醫療人員應從患者的血清蛋白質和體重進行營養評估，再決定能量和蛋白質的投予量。

B. 攝食和吞嚥障礙

　　攝食是指利用嘴巴來吃食物。吞嚥是指吞下食物，也是攝食的一部分。攝食和吞嚥的動作牽涉到許多的神經，腦血管的後遺症可能會導致攝食和吞嚥發生障礙。

生活指導

　　腦梗塞和腦出血患者一般會具有高血壓、糖尿病、高脂血症等基本疾病，因此必須對患者進行飲食療法和運動療法等生活指導。

攝食和吞嚥障礙的主要原因

●器質性原因
①口腔、咽部、食道的炎症或腫瘤、②受到外部的壓迫(例如頸椎症等疾病)
●機能性原因
①腦血管障礙、②頭部外傷、③腦腫瘤、④重症肌無力、⑤肌肉失養症、⑥食道弛緩不能

❶攝食和吞嚥的過程(圖6)

人體攝取食物再將食物吞嚥到胃部內的過程，可以細分為下列6個步驟。在這6個步驟中只要有任何一個發生障礙，患者就會難以進行攝食和吞嚥。

Ⓐ辨識食物

這個階段是觀察食物、聞食物的氣味，進而分辨食物的階段。人體在觀察到食物或聞到食物氣味後，這些刺激會被傳達到大腦中，進而促進唾液的分泌。除了唾液之外，胃液和胰液也會開始大量分泌，以便在開始進食之前做好消化食物的準備。

如果患者的意識層級過低或者是有認知障礙時，就會無法辨識食物。

Ⓑ吞入口中

這個階段會張開嘴唇，並且使用前齒將食物咬斷，以便將食物吞入口中保存。如果患者嘴唇的運動機能發生障礙時，會造成唾液外流，以及食物散落到嘴外的現象。

Ⓒ咀嚼和食團的形成

上下和左右移動下顎，同時靈活地運用舌頭和牙齒咀嚼食物，使唾液和食物混合成方便吞嚥形狀的階段。在這段時期為了防止食團進入到咽部，舌頭會藉由靈活的動作使食團維持在口腔內。

若患者的下顎或舌頭的運動能力發生了障礙，食物會無法持續停留在口中，進而流入到咽部。

N o t e

唾液、胃液、胰液中含有的消化酵素

唾液：澱粉酶
胃液：鹽酸(胃酸)、胜肽酶、脂肪酶
胰液：α-澱粉酶、胰脂肪酶、胰蛋白酶、胰凝乳蛋白

和咀嚼有關的神經

嘴唇的閉合：顏面神經
咀嚼肌的咀嚼動作：三叉神經
舌頭的攪拌動作：舌下神經
唾液的分泌：舌咽神經

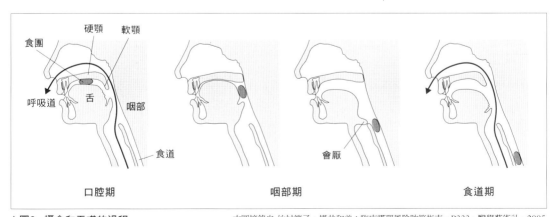

▲圖6　攝食和吞嚥的過程　　　　本圖摘錄自 竹村節子、橫井和美：臨床護理風險防範指南，P333，醫學藝術社，2005

吞嚥反射

　　吞嚥反射的中樞位於延髓。食團產生的刺激訊號，在體中會被口腔、咽頭腔的受器所接受，接著再藉由三叉神經、舌咽神經、迷走神經傳達給延髓。吞嚥運動的指定則是藉由舌咽神經和迷走神經來傳遞。

吞嚥呼吸暫停

　　咽部除了是食物的通道之外，同時也是空氣的通道，因此在吞嚥的瞬間會使呼吸停止。這種現象被稱為吞嚥呼吸暫停。攝食的過程中會頻繁地出現吞嚥呼吸暫停，如果是呼吸機能較低的患者，可能就會發生血液中氧氣濃度下降的問題。

攝食和吞嚥機能的評估

●篩檢：例如①意識層級，②攝食狀態，③神經檢查，④反覆唾液吞嚥測試，⑤食物測試，⑥飲水能力測試(修訂版)
●精密檢查：①吞嚥造影檢查，②內視鏡攝影檢查

Ⓓ送入咽部

　　舌頭會碰觸軟顎，以促使咽部發生**吞嚥反射**，將食團送入咽部的階段。如果患者舌頭的運動能力發生了障礙，食團可能會一直留在口腔內，不過食物也有可能移動到舌頭後端，進而被送入到咽部。

Ⓔ通過咽部，進入到食道內

　　在這個階段中，到達咽部的食團在通過咽部後會被送入到食道內。在吞嚥反射發生時，下列的反應也會同時發生，使得食團在一瞬間被送入到食道內。

①軟顎上舉阻斷通往鼻腔的通路，以防止食團進入到鼻腔內。
②舌頭和顎一起閉合，以防止食團逆流到口腔內。
③在喉部上舉的同時，會厭軟骨會朝下旋轉，以便阻斷咽部和喉部的通路，防止食團流入到氣管中。
④隨著喉部的上舉，舌骨會一同被往上抬起，此時食道入口處的環狀咽頭肌會呈現鬆弛狀態，使食團流入到食道中。

　　如果患者的吞嚥反射弱化或發生了延遲，軟顎、喉部無法完全上舉時，就會導致誤嚥或嗆到的意外。

Ⓕ通過食道

　　在食道的蠕動運動下，食團從食道被送入胃部的階段。食團一旦通過食道後，下部食道闊約肌就會鬆弛，以便使食團進入到胃中。食團進入到胃部後，下部食道闊約肌會再度收縮，以便防止進入到胃中的食團逆流。如果下部食道闊約肌收縮不完全，食團就會逆流到食道中，進而導致誤嚥。

❷攝食和吞嚥障礙患者的營養管理

　　醫療人員應評估患者的攝食和吞嚥機能，如果判斷患者能夠攝食和吞嚥，就應該階段性地讓患者攝取吞嚥障礙飲食。一開始攝取吞嚥障礙飲食的時候，往往無法攝取到足夠的能量，應該合併使用經管營養補給法。在方法的選擇上，如果患者需要較長的時間，才能恢復到能夠順利地經口攝取的情況下，應該選擇胃廔或腸廔法，如果需要的時間較短時，則應該選擇經鼻營養法。

Ⓐ吞嚥障礙飲食的重點

　　攝食和吞嚥障礙的患者由於在咀嚼和食團的形成上有困難，會因此減弱患者的吞嚥反射。為了協助患者，應該準備容易吞嚥，並且不容易發生誤嚥的飲食。

■**容易吞嚥的食物型態**

●密度均一的食物
●具有適度的黏稠度，容易形成食團的食物(不會在口中碎裂的食物)
●能夠順暢地通過咽部或口腔的食物(通過時形狀能夠改變的食物，或者是不具刺激性的食物)

■不適合的食物

●無粘性的水份：例如茶、飲用水等食物
●湯汁和固體物混和的食物：例如味噌湯
●咀嚼後會在口中碎裂的食物：例如蘋果、魚板等食物
●無味而不含水份的食物：蒸蕃薯、鮪魚等食物

*

　　從上述的例子中我們可以發現到，應該將患者所飲用的水或茶類增加黏度，果汁應該製成果凍狀，食物也應該製成糊狀，也可以添加明膠或寒天(**表3**)。

▼表3　明膠的特性

●容易形成食團(凝聚性)
●容易變形(流體性、黏性和彈性)
●不容易黏附在粘膜上(黏附性)
●溶解溫度低，約在20～25度，是體溫可以溶解的溫度，因此可以提高安全性
●含有大量水份

N o t e

黏度增加食品

　　明膠(蛋白質)、寒天(海藻)、太白粉、玉米粉(澱粉)、增黏劑等等，都是屬於黏度增加食品。寒天由於無法溶解所以難以變形，而且一旦咬碎後會形成顆粒狀物體，這幾項特性使得寒天難以通過咽部，因此重度攝取或吞嚥障礙的患者在食用時必須特別注意。

增加食品的黏稠度後可以降低誤嚥的發生機率

　　低黏度的水等食物由於通過咽部的速度過快，只要呼吸道閉合(例如會厭的閉合)的時機稍微有誤差，食物就可能會侵入到呼吸道內。增加食物的粘性之後，可以降低食物流動的速度，即使呼吸道閉合時機稍有誤差，也不容易進入到呼吸道內。

▼表4　吞嚥障礙飲食的流程表

	能量(kcal)	蛋白質(kcal)	脂肪(g)	醣類(g)	微量營養素	範例菜單	量	型態	黏稠度增加食品
吞嚥障礙飲食I	600	40	17	90		葡萄果凍、香菇果凍、柳橙果凍、優格、布丁南瓜、明膠、鮭魚絞肉蛋豆腐、波菜果凍	・從中選擇1~3樣 ・約100mL/1樣	・果凍型 ・初期訓練用飲食 ・可以整個吞下的食物 ・形狀可以改變的食物 ・能夠輕易通過咽部的食物	明膠增黏劑
吞嚥障礙飲食II	1,000	50	20	175		・增加吞嚥障礙飲食的份量 ・白身魚、蝦肉凍、慕斯	・增加食品數量(1~4樣)	・果凍型將上一欄中的食品進行稀釋處理	明膠增黏劑
吞嚥障礙飲食III	1,200 1,400 1,500 1,600 1,700 1,800 1,900 2,000 2,100	70 70 70 70 70 75 75 75 75	40 50	175 175 200 200 215 225 240 250 265	Ca 750mg 鐵 12mg VA2,000IU VB₁ 1.4mg VB₂ 1.4mg VC 100mg 鹽份 10g以下	(主食)全粥、五分粥、麵包粥、葛湯 (羹類)味噌湯、玉米濃湯、山藥泥 (副菜)馬鈴薯燉肉醬、水煮蔬菜、南瓜泥 蘋果醬或果盤 香蕉醬或果盤 桃子醬或果盤	・配合每一位患者的營養量需求進行調整(身高、年齡、性別)	・糊狀食物將上一欄中的食品加入下列食物 ・需要咀嚼的食品 ・需要咀嚼壓碎的食品 ・需要磨碎咀嚼的食品 ・濃度、粘性較高的食品 ・經pacojet處理後的食品	明膠寒天澱粉增黏劑

註)何時更換飲食階段是根據醫師的判斷來決定　　*pacojet：瑞士生產的一種多功能調理器(冷凍粉碎調理器)

誤嚥的徵候

嗆到、咳嗽、嘶啞聲、喘息、氧氣飽和度下降等現象。嗆到的現象不一定每次都會出現。

口腔照護

用餐前後務必要對患者進行口腔照護。有攝食和吞嚥障礙的患者，即使是自己的唾液也容易導致誤嚥，口腔內的細菌如果進入到了氣管內，也可能會導致吸入性肺炎。

❷吞嚥障礙飲食的流程表(表4)

吞嚥障礙飲食分為多個階段，會根據患者攝取和吞嚥障礙的程度提供適當的飲食。

一開始每天給予一餐，接著再逐漸增加成2餐、3餐。在吞嚥障礙飲食的階段時，醫療人員也必須配合患者的狀態，逐漸升級飲食的階段。

❸用餐介護時的注意事項

在進行攝食和吞嚥障礙患者的用餐介護時，醫療人員應該注意到下列幾點。

■**環境的準備**

分心時容易發生誤嚥，醫療人員應該關閉電視，並且將可能會因起患者注意力和興趣的物品移開，也就是準備一個能夠讓患者集中注意力的環境。

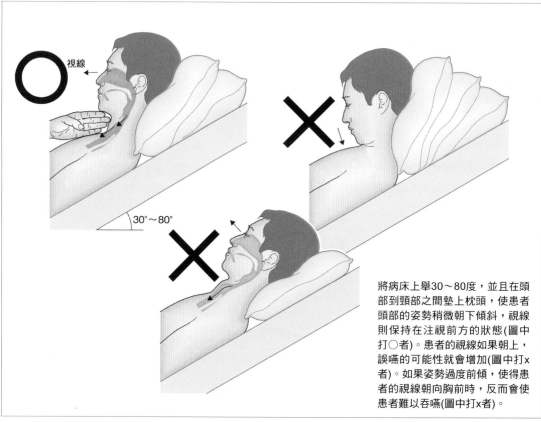

將病床上舉30～80度，並且在頭部到頸部之間墊上枕頭，使患者頭部的姿勢稍微朝下傾斜，視線則保持在注視前方的狀態(圖中打○者)。患者的視線如果朝上，誤嚥的可能性就會增加(圖中打x者)。如果姿勢過度前傾，使得患者的視線朝向胸前時，反而會使患者難以吞嚥(圖中打x者)。

▲圖7 攝食時的體位　　　　本圖摘錄自 NC BOOKS，從原理學習護理技術，修訂版，P112，醫學藝術社，2004

■體位(圖7)

為了防止誤嚥的發生，應該將病床上舉30～80度，並且在頭部後方墊上枕頭，以便使頸部往前傾斜。病床上舉之後，可以讓食物藉由重力的作用往體內運輸。頸部的前傾可以協助氣管的閉合，減少誤嚥發生的機會。

■餵食方式

每一口的量約為一茶匙。醫療人員應確認患者的咽部是否已經上舉，並且在患者確實吞下之後，才開始準備下一口。

●觀察：在飲食的過程中，醫療人員必須確認患者是否有出現誤嚥的徵候。如果發生誤嚥時，應該立即採取異物吸引等措施。

■用餐時間

用餐時間約為40分鐘。如果用餐時間超過40分鐘，患者可能會感到疲勞，也難以保持用餐時的體位。

 消化器官疾病

1 胃・十二指腸潰瘍

A. 病狀

所謂的**潰瘍**，是指一種損傷範圍跨越**粘膜肌肉層的組織缺損**狀態(圖1)。如果缺損範圍只到達粘膜層，一般會稱為**糜爛**。

潰瘍發生的原因，可能是因為**攻擊因子和防禦因子**的平衡失調，導致粘膜組織在胃酸和脂肪酶的作用下被自我消化(圖2)。

<攻擊因子>
- 胃酸以及脂肪酶的分泌亢進
- 胃壁細胞數量的增加
- 物理性的刺激造成了粘膜損傷

<防禦因子>
- 粘膜的抵抗力
- 黏液
- 局部的粘膜血流
- 十二指腸粘膜的反射性分泌運動抑制。

攻擊因子和防禦因子的平衡失調，可能和壓力、藥物、酒精、胃泌素、腎上腺皮質類固醇賀爾蒙等因素有關。

大多數情況下，**胃潰瘍**患者的胃酸分泌狀況都是維持正常，因此被認為是防禦因子的弱化所造成。在另一方面，大多數的**十二指腸潰瘍**的患者則有胃酸分泌亢進的現象，被認為是攻擊因子增強所造成的影響。

除了**攻擊因子**和**防禦因子**之外，幽門螺旋桿菌也是潰瘍的發作原因之一。這件事，也已經獲得研究證實。幽門螺旋桿菌存在於胃粘膜表層的細胞間際中，能夠分解從細胞間際中分泌而出的尿素，進而產生二氧化碳和氨。產生的氨可能會使粘膜發生障礙。

胃・十二指腸潰瘍的特性

雖然一部分患者的胃・十二指腸潰瘍能夠自然痊癒，但大多數的患者都會復發，進而導致慢性的潰瘍。

幽門螺旋桿菌

幽門螺旋桿菌是低好氧菌，外型呈螺旋狀，屬於革蘭氏陰性菌。為了要能夠在胃粘膜這種特殊的環境中生活，幽門螺旋桿菌具有各種特殊的特徵。

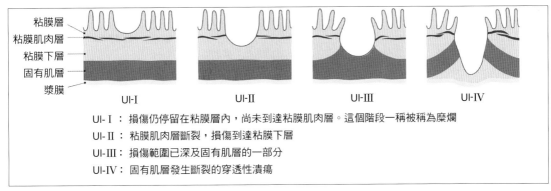

UI-Ⅰ：損傷仍停留在粘膜層內，尚未到達粘膜肌肉層。這個階段一種被稱為糜爛
UI-Ⅱ：粘膜肌肉層斷裂，損傷到達粘膜下層
UI-Ⅲ：損傷範圍已深及固有肌層的一部分
UI-Ⅳ：固有肌層發生斷裂的穿透性潰瘍

▲圖1　潰瘍的分類

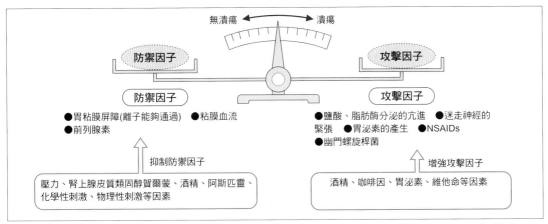

▲圖2　導致消化性潰瘍發生的因子　　　　　本圖摘錄自山田幸宏：寫給護理師的病狀手冊，p196，醫學藝術社，2005

B. 症狀

　　上腹部疼痛是最常見的症狀。在特徵上，胃潰瘍患者的上腹部疼痛發生於用餐後，十二指腸潰瘍的患者則發生於空腹或夜晚。除了上述特徵之外，十二指腸潰瘍的患者在攝取食物之後，大多會感到疼痛減輕的現象，也是特徵之一。

　　上腹部疼痛之外，也可能會出現**食慾不振、噁心、胸部灼熱感、胃部不適感**等症狀。**出血(吐血、血便)(表1)、穿孔、消化道狹窄化**等併發症也有發生的可能性。

N o t e

穿孔

　　穿孔是指潰瘍深度過深，導致開孔的狀態。比起胃潰瘍，十二指腸潰瘍較常出現穿孔的現象。穿孔的初期症狀為突發性的上腹部劇烈疼痛，疼痛的範圍會逐漸往下腹部擴大。

消化道狹窄化

　　以十二指腸潰瘍引起的幽門狹窄化較為常見。消化道狹窄化會造成消化道的滯留，使患者在用餐之後到食物流入腸道之前，會持續感受到上腹部疼痛的症狀。

▼表1　不同出血部位的吐血、血便分類

疾病	上部消化道			下部消化道
	食道靜脈瘤	**胃潰瘍**	**十二指腸潰瘍**	**潰瘍性大腸炎**
吐血	紅色	咖啡渣狀	咖啡渣狀	不會導致吐血
血便	(黑色)	(黑色)	(黑色)	混有鮮血的腹瀉和黏血便
特徵	由於靜脈瘤破裂所導致的大量出血	血紅素由於受到胃酸的氧化，因而使患者的吐血呈現咖啡渣狀		除了血便之外沒有特殊症狀

本圖摘錄自山田幸宏：寫給護理師的病狀手冊，p197，醫學藝術社，2005

C. 檢查和診斷

❶胃液檢查

以經鼻法將胃管插入胃部內採取胃液，檢測胃酸和脂肪酶的基本分泌量和刺激後的最高分泌量。

❷X光檢查

對上部消化道進行X光鋇成像。潰瘍的特徵是會出現名為小生境(niche)的徵候。所謂的小生境(niche)，是指消化道在進行X光攝影的過程中，鋇堆積在潰瘍(組織受損部位)的現象。以側面攝影時，小生境會像是胃壁上突出的陰影(圖3)，從正面圖攝影時則會以圓形或橢圓形陰影的方式呈現。

❸內視鏡檢查

使用內視鏡進行觀察時，潰瘍的部位會呈圓形或橢圓形，並且和周圍的粘膜有明顯的界線區隔。潰瘍底部被白色的苔狀物覆蓋，有時也可以觀察到血塊或血管外露的現象。醫療人員在進行內視鏡檢查時，同時也可以進行鑑別惡性腫瘤上相當重要的內視鏡生檢。

❹治療和營養管理

以安靜、飲食療法、藥物治療為中心。

Ⓐ維持安靜狀態

精神上和肉體上的壓力和潰瘍的形成有相當深的關係，原則上應該讓患者維持身心的安靜。

內視鏡生檢

內視鏡生檢(切片)是採取組織或臟器的一部分進行病理組織學檢查，以便確定診斷或判斷疾病的預後、病情發展。

手術的適用範圍

若患者有出血、穿孔、消化道狹窄化等併發症，而且無法藉由內科的治療獲得痊癒時，可以使用手術進行治療。最近的胃・十二指腸潰瘍手術大多是在內視鏡下進行。

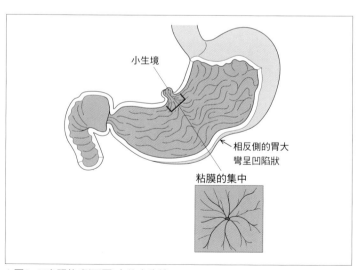

▲圖3　X光照片(側面圖)中的小生境

本圖摘錄自 山田幸宏：寫給護理師的病狀手冊，p197，醫學藝術社，2005

ⓑ飲食療法

最好能夠準備容易消化，而且不會刺激胃酸分泌的飲食。除非情況需要，應該要避免限制患者的飲食。為了促進潰瘍的治療，應該選擇含有優質蛋白質的**高熱量飲食**。患者應避免長時間空腹，三餐都要規律地進食。在飲食量的控制上，可以減少每一餐的飲食量，並且增加用餐次數。患者也要避免攝取會刺激胃粘膜的酒精、咖啡、碳酸飲料、香料、香煙等物品。

ⓒ藥物治療

藥物治療時會使用到抑制胃酸分泌的藥劑(制酸劑、組織胺H₂受器抑制劑、氫離子幫浦抑制劑)，或者是促進組織修復和粘膜保護，以及促進黏液分泌和生產等各種藥物。

在幽門螺旋桿菌方面，可以合併使用抗菌劑安莫西林、克拉黴素、氫離子幫浦抑制劑這3種藥物進行治療。氫離子幫浦抑制劑能夠促進胃部內的pH上升，使抗菌劑的活性提高。

N o t e

禁食後的飲食

如果患者有出血的症狀時，可能會需要接受禁食的處置。結束禁食期後，應該讓患者從流體食物開始食用，接著再依照三分粥、五分粥的順序，最後改為一般飲食。

氫離子幫浦抑制劑

氫離子幫浦抑制劑具有最強力的酸分泌抑制作用，對於難治性胃　十二指腸潰瘍都具有治療效果。雖然氫離子幫浦抑制劑具有強力的療效，不過礙於長期投予的安全性尚未受到證實，投藥的時間有限。

② 胃切除後症候群

A. 病狀、症狀、檢查、診斷

所謂的胃切除後症候群，是指所有由於胃切除所造成的併發症或後遺症。在種類上，胃切除後症候群可以分為由於機能性障礙所導致的症狀，以及由器質性障礙所導致的症狀兩大類(**表2**)。

主要的胃切除後症候群包含了：①**小胃症**，②**傾食症候群**，③**逆流性食道炎**，④**輸入環症候群**，⑤**骨代謝障礙**，⑥**貧血**。

▼表2　胃切除後症候群

A. 由機能性障礙引起	1.消化、吸收障礙(營養障礙、牛乳不適症、骨代謝障礙) 2.腹瀉 3.貧血(缺鐵性、巨母紅血球性)	4.肝功能障礙 5.糖耐量異常 6.胃部內容物停滯 7.小胃症 8.傾食症候群
B. 由器質性障礙引起	1.逆流性食道炎 2.裂孔疝氣 3.殘胃炎 4.殘胃癌 5.復發性潰瘍 6.吻合部狹窄化 7.輸入環症候群 8.急性輸入環阻塞症	9.輸入環逆流 10.盲管症候群 11.空腸胃套疊 12.輸出環狹窄化 13.胃結石(症) 14.膽結石(症) 15.腸黏連症 16.胰臟炎

❶小胃症

Ⓐ病狀

患者的殘胃縮小,並且會出現:①食物移動到小腸的時間縮短,②食物和消化液的混合不夠充分。

Ⓑ症狀

飲食攝取量減少,無法一次攝取大量的食物。患者會出現消化和吸收能力上的障礙,體重也會跟著減少。

❷傾食症候群

Ⓐ早發性傾食症候群:用餐後20～30分鐘內發生(圖4)

■病狀

高濃度(高張)的食物急速的進入到小腸內,為了稀釋高濃度的食物,血管內的水份會急速地移動到腸道內。血管內水份急速進入腸道的結果,會導致:①循環血液量減少,②腸粘膜受到過度刺激,因而釋放出組織胺或血清素,③上部空腸擴張,腸道的蠕動運動亢進。

■症狀

嗜睡、臉部紅潤、冷汗、目眩、無力感、嘔吐、腹瀉、腹痛、失神、呼吸困難、心悸

■檢查和診斷

檢查高濃度糖液注入後的循環血液量,以及檢查動脈血液中的血清素含量。

Ⓑ後發性傾食症候群

■病狀

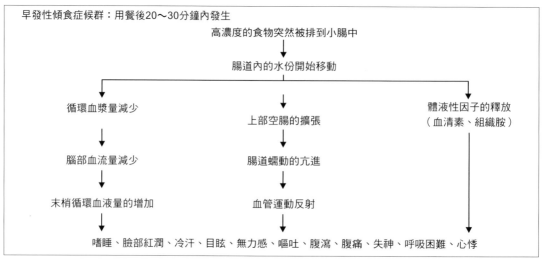

▲圖4 早發性傾食症候群的發生機制

含有大量醣類的食物快速的進入到小腸內，導致血糖值急速上升。血糖急速上升的結果，會導致體內分泌過量的胰島素(為了降低血糖)，反而導致患者出現低血糖的狀態。

■**症狀**

低血糖症狀(目眩、冷汗、無力感、空腹感、顫抖、失神、痙攣、動機減退)。

■**檢查和診斷**

葡萄糖耐受性測試。

❸逆流性食道炎

Ⓐ病狀

在噴門的逆流防止機制(括約肌)發生漏洞，或者是幽門被切除的情況下，胃液、膽汁、胰液會逆流到食道中，進而在食道粘膜中形成糜爛或潰瘍。

Ⓑ症狀

逆流感、胸骨後側疼痛、胸部灼熱感。

Ⓒ檢查和診斷

食道X光檢查時的造影劑逆流；以食道內視鏡確認病變位置或膽汁的逆流；食道內pH值的測定。

❹輸入環症候群

Ⓐ病狀

開始用餐之後，儲存在輸入環內的膽汁、胰液受到患者攝取食物的刺激，進而逆流到胃部內的現象。會發生輸入環症候群，原因包含了輸入環過長，以及輸入環出口狹窄化。

Ⓑ症狀

突然吐出膽汁。

Ⓒ檢查和診斷

X光檢查、超音波檢查、CT檢查。

❺骨代謝障礙

Ⓐ病狀

由於①脂肪吸收發生障礙，導致脂肪酸和鈣質結合，②維他命D的吸收發生障礙，③胃酸分泌量的減少造成食物鹼性化，進而導致鈣質的吸收發生障礙。骨代謝障礙是引起骨質疏鬆症或軟骨症的原因。

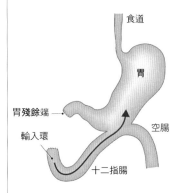

食道

胃

胃殘餘端

輸入環

空腸

十二指腸

輸入環

胃切除手術後，將十二指腸和胃殘餘端縫合填補，讓胃和空腸吻合的手術被稱為胃空腸吻合術。所謂的輸入環，就是指胃空腸吻合術中，十二指腸切除端到吻合部之間的空腸(請參照上圖)。

維他命D

維他命D具有促進腸道吸收鈣質和磷的作用。

維他命B12

對骨髓中的細胞分化(紅血球的生成)非常重要。

細胞性免疫

體內的免疫機制可以分為細胞性免疫和**體液免疫**兩大類。所謂的**體液免疫**,是指B淋巴球產生的體液性抗體-免疫球蛋白-所負責的免疫機制。細胞性免疫則是指由抗體以外的細胞負責的免疫機制,主要的成員包含了T淋巴球和巨噬細胞。

ⓑ檢查和診斷

骨骼X光攝影、骨骼鹽量測定、血液檢查(例如測量鈣和磷的濃度、副甲狀腺賀爾蒙、鹼性磷酸酶的活性等等)

❻貧血

ⓐ病狀

患者在胃部儲存機能下降或喪失,以及胃酸分泌減少等因素的影響下,吸收鐵質的能力將會發生障礙,進而導致缺鐵性貧血。除了**缺鐵性貧血**之外,由於缺乏吸收維他命B12所必須的卡斯爾氏因子、胃酸、胃蛋白酶,患者幾乎無法吸收維他命B12,這會導致**惡性貧血**的發生。

ⓑ檢查和診斷

一般血液檢查、血圖、血清鐵濃度、總鐵結合能力等項目。

B. 營養評估

胃部切除後,患者會出現下列四種現象:①體重、體脂肪、皮脂厚度、上臂肌圍減少,②血清白蛋白數值下降,③骨鹽量的下降,④細胞性免疫能力下降。為了了解上述這些現象的程度,應該對患者施行總和營養評估(**表3**)。

C. 治療和營養管理

❶小胃症

ⓐ營養療法

手術結束之後,一開始先讓患者食用流質飲食,接著再逐漸改為三分粥、五分粥(**表4**和**5**)。在手術之後三個月內,應減少患者單次用餐時的攝取量,改以增加用餐次數的方式來彌補。患者即使維持在一天三餐的狀況,為了避免能量攝取的不足,仍然需要提供甜點來補充能量。

▼表3　胃切除後症候群的營養評估指標

食物攝取的狀況	營養攝取量、滿足度	
身體測量	體重變化、皮脂厚度、上臂肌圍、腰圍、臀圍	
生化學檢查	血液	血紅素、血球容積比、血清蛋白質、白蛋白、運鐵蛋白、前白蛋白、視黃醇結合蛋白、血漿胺基酸譜、血清膽固醇、HDL-膽固醇、血清維他命A、葉酸、鋅
	尿液	肌酸酐、尿素氮素、3-甲基組胺酸
免疫學檢查	血中淋巴球數、T細胞和B細胞數、T細胞和B細胞的機能等等	

▼表4　手術後的營養管理標準

食品組成成分和分類	流質飲食	食品組成成分和分類	三分粥飲食	五分粥飲食	七分粥飲食	全粥飲食	軟質飲食
能量(kcal)	850	能量(kcal)	1000	1300	1600	1700	2000
蛋白質(g)	30	蛋白質(g)	50	60	65	80	80～85
脂質(g)	25～30	脂質(g)	30	40	45	45～50	45～50
醣類(g)	130	醣類(g)	140	180	240	250	300
食品組成成分和分類	份量(g)	食品組成成分和分類	(g)	(g)	(g)	(g)	(g)
穀類(白粥)	300		三分粥	五分粥	七分粥	全粥	精米
味噌	15	穀類	600	750	1000	750	210
砂糖	25	麵包類	—	—	—	30	40
牛乳	600	根莖類	100	100	100	60	60
蛋黃	17	水果類	70	100	150	150	150
脫脂奶粉	20	魚貝類	60	80	80	100	100
乳酸飲料	30	獸肉、鳥肉類、家禽類	—	(雞胸肉)20	20	50	50
蘋果汁	150	蛋類	60	60	60	60	60
太白粉	6	大豆製品	100	100	100	100	100
蔬菜湯	300	乳類	250	250	400	400	400
		油脂類	3	7	7	7	7
		黃綠色蔬菜	80	80	100	100	100
		淡綠色蔬菜	150	150	150	200	200
		味噌	15	15	15	15	15
		砂糖類	15	15	20	20	20
		糖果類	20	20	20	20	20

本圖摘錄自武田英二：臨床病態營養學，p158，文光堂，2004

▼表5　手術後初期應該避免攝取的食物

富含纖維的食物	竹筍、蓮藕、牛蒡、蜂斗菜、山菜類、海藻類、菇類、蒟蒻類等食品
結締組織強韌的食物	蝦類、章魚、貝類等食品
具有刺激性的食物	胡椒粉或咖哩粉等香料、酒精類飲料、碳酸飲料、咖啡等刺激性飲料、過量的香菜類
多脂性食物	鰻魚、培根、熱狗、堅果類

❷傾食症候群

Ⓐ早發性傾食症候群

■營養療法

　　準備高蛋白、中等程度的脂肪、低醣類的飲食，並且減少飲食中含有的水份。給患者充分的時間進食，並且減少單次用餐的攝取量，改以增加用餐次數來彌補。水份的攝取安排在每餐之間的間隔。除了上述的注意事項外，應該在用餐經過約1小時之後，才讓患者躺回床上。

■藥物治療

　　投予的藥物例如抗血清素劑、抗組織胺藥、精神安定劑等藥物。

ⓑ後發性傾食症候群

■營養療法

給予富含醣類的飲食。為了防止低血糖的發生，用餐前可以食用糖果等食品來攝取少量的糖分。

❸逆流性食道炎

ⓐ營養療法

避免攝取油炸食物或難以消化的食物。就寢前2小時應該避免攝取食物，並且以上半身稍微墊高的狀態就寢。

ⓑ藥物治療

胃液的逆流可以使用制酸劑或H$_2$抑制劑；胰液和膽汁的逆流則可以使用蛋白質分解酵素抑制劑，或者是投予粘膜保護劑。

❹輸入環症候群

ⓐ營養療法

提供低脂肪飲食。

ⓑ手術治療

有各種不同的手術治療方法，例如切除過長的輸入環。手術治療是最有效的治療方法。

❺骨代謝障礙

ⓐ營養療法

攝取足夠的鈣質。維他命D的補給也是不可或缺的。

ⓑ藥物治療

投予鈣製劑、活化態維他命D$_3$製劑。

❻貧血

ⓐ營養療法

補給造血所需要的營養素，例如鐵質、蛋白質、維他命C、維他命B$_{12}$、葉酸等營養素。

ⓑ藥物治療

投予鐵劑。維他命B$_{12}$則以經腸道或靜脈的方法投予。

維他命D

維他命D具有促進腸道吸收鈣質和磷的作用。

維他命B$_{12}$和葉酸的補給

人體如果缺乏維他命B$_{12}$和葉酸，造血幹細胞的DNA合成就會發生障礙，進而導致貧血的發生。維他命B$_{12}$必須和胃壁分泌的內因子結合後，才能夠被人體所吸收。胃部被切除的患者由於缺乏內因子，必須以經腸道或靜脈的方式投予維他命B$_{12}$。

3 炎症性腸道疾病

A. 病狀

炎症性腸道疾病是一種會不斷復發和緩解的難治性腸道疾病。炎症性腸道疾病發病的原因可能和免疫異常、遺傳、過敏、感染等因素有關,不過目前明確的發病原因尚未受到證實。

代表性的炎症性腸道疾病有**潰瘍性大腸炎**和**克隆氏症(表6)**。

❶潰瘍性大腸炎(圖5)

大腸粘膜發生瀰漫性(全體性)的炎症,大腸內會形成潰瘍或糜爛。病變位置為連續性,從直腸往上延伸。病變雖然只局限於粘膜,但是也曾發現過長期病例惡化的例子。

▲表6　潰瘍性大腸炎和克隆氏症的比較

	克潰瘍性大腸炎	克隆氏症
病變部位	只會侵襲大腸	從口腔到肛門(肛門廔管)皆為病變位置,會侵襲整條腸道。
病理組織	局限於粘膜的炎症 隱窩膿瘍	全層性炎症 類肉瘤狀肉芽瘤
X光和內視鏡	連續性病變 假息肉 鉛管狀 易出血性	非連續性病變～skip lesion 鋪路石狀外型 縱走式潰瘍 列溝的形成 腸道狹窄化 廔孔的形成
最常見的症狀	粘血便	腹痛、不含粘血便的腹瀉、發熱
惡化性	高	低

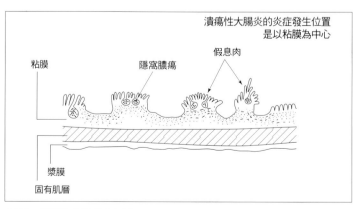

潰瘍性大腸炎的炎症發生位置是以粘膜為中心

粘膜　隱窩膿瘍　假息肉

漿膜
固有肌層

▲圖5　潰瘍性大腸炎的病變

本圖摘錄自　山田幸宏:寫給護理師的病狀手冊,p214,醫學藝術社,2005

炎症性腸道疾病的發病

潰瘍性大腸炎好發的年齡層介於20～40歲之間。**克隆氏症**的好發的年齡層較潰瘍性大腸炎更早,介於10多歲後半到20歲之間,女性患者比男性多。現在兩種疾病的人數都有攀升的現象,這可能和飲食生活逐漸歐美化有關連性。

潰瘍性大腸炎的原因

潰瘍性大腸炎的原因尚未受到證實,目前的研究則認為可能是由於某種毒素導致的自體免疫性疾病。

克隆氏症的原因

　　克隆氏症的原因尚未究明，目前只知道可能和免疫機制有關。克隆氏症引起的炎症，可能和腫瘤壞死因子有關連性。

❷克隆氏症(圖6)

　　潰瘍性大腸炎的病變部位局限於大腸，克隆氏症的病變部位則廣泛分布在口腔到肛門之間的每一個部位，會引起水腫、纖維化、縱走式潰瘍、肉芽瘤性病變。除了病變位置上的不同外，潰瘍性大腸炎只會侵襲粘膜，克隆氏症則會侵襲腸道全層。克隆氏症的患者也可能會出現腸道狹窄化、阻塞化的現象。與潰瘍性大腸炎不同的是，克隆氏症惡性化的機率較低。

B. 症狀

❶潰瘍性大腸炎

　　主要的症狀為粘血便和血便，大多數的患者會伴隨有腹瀉和腹痛的症狀。病情較嚴重的患者也可能會出現發熱、貧血、頻脈等全身性的症狀(**表7**)。

❷克隆氏症

　　患者會出現腹痛、腹瀉、發熱、體重減少等症狀。由於患

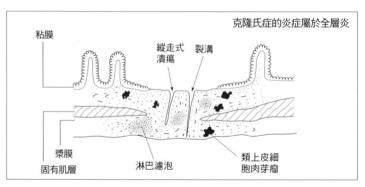

▲圖6　克隆氏症的病變　　山田幸宏：寫給護理師的病狀手冊，p217，醫學藝術社，2005

▼表7　潰瘍性大腸炎的重症度分類(日本厚生勞動省)

症　狀	重　度	中　度	輕　度
①腹瀉	6次以上	介於重度和輕度之間	4次以下
②顯著的血便	＋＋＋		＋～－
③發熱	37.5度以上		－
④頻脈	90／分以上		－
⑤貧血	Hb 10g／dL以下		－
⑥紅血球沉降速率	30mm(每小時)以上		正常

・輕度③④⑤中的「－」，是代表「沒有37.5度以上的發熱」、「沒有90／分以上的頻脈」、「沒有Hb 10g／dL以下的貧血」的意思。
・當患者符合①和②的條件，同時滿足③或④其中一項，並且全部六項條件中滿足四項以上時，即判定為重度。
・符合輕度全部(六項)條件者，判定為輕度。
・介於上述重度和輕度之間時，判定為中度。

者的蛋白質會從病變部位外洩，將會大幅提高營養不良出現的機率。有腸阻塞症狀的病例也十分常見，如果出現場阻塞時，可以從患者身上觀察到噁心、嘔吐的現象。肛門瘻管的併發症、肛門周圍膿瘍也是克隆氏症的特徵之一。

除了上述的症狀之外，也有病例曾出現過關節炎、虹膜炎、結節性紅斑、膽結石等併發症。

C. 檢查和診斷

❶潰瘍性大腸炎

實施內視鏡檢查、下消化道X光攝影檢查、切片組織學檢查，並且配合臨床症狀進行診斷。

❷克隆氏症

實施大腸或小腸的內視鏡檢查、下消化道X光攝影檢查、切片組織學檢查，並且配合臨床症狀進行診斷。內視鏡檢查和下消化道X光攝影檢查可以觀察縱走式潰瘍和鋪路石狀外貌，切片組織學檢查可以觀察非乾酪性類上皮細胞肉芽腫，這些都是診斷時重要的依據。

D. 營養評估

炎症性腸道疾病會導致營養素攝取不良、代謝亢進、蛋白質外洩到腸道中、吸收不良等症狀，進而使蛋白質營養不良的機會大幅提高。基於這一點，醫療人員必須對患者實施全面性的營養評估，並且進行患者的營養管理(請參照第166頁**表8**)。營養管理對克隆氏症而言也是一種重要的治療方法。

E. 治療和營養管理

❶潰瘍性大腸炎

Ⓐ營養管理的原則

對於重度潰瘍性大腸炎或處於症狀活躍期的患者，應該以中心靜脈營養法補給大量的能量，以期能讓患者的腸道獲得安靜的休息。若患者因為腹部症狀等因素而無法經口攝取時，可以採取經管營養的方式來補給營養。等到患者能夠經口攝取後，再改為飲食療法即可。

■**飲食治療**

基本上是攝取高蛋白質‧高熱量‧低殘渣飲食，避免攝取

結節性紅斑

伴隨有皮下結節的紅斑性皮膚病變。常見於小腿。

鋪路石狀外貌

由於縱走式潰瘍大量發生，導致位於潰瘍間的粘膜隆起成結節狀，外觀上看起來像是鋪路石的狀態。

飲食療法的注意事項

• 由於患者必須食用低殘渣飲食，應該避免食物纖維較多的食品(海藻類、牛蒡、竹筍等食品)。

• 少吃富含脂質的食品、香料。

• 避免攝取酒精、咖啡因。

▼表8 炎症性腸道疾病患者的營養評估

A. 問診、家族史、飲食調查	1) 問診 詢問患者的過去病史和現在病史、飲食習慣、嗜好、體重記錄、飲食記錄，並且詢問患者的全身狀態以及是否有飲食上相關的症狀(噁心、食慾不振、嘔吐、發熱、肛門病變、排便狀況等等)。患者時常會發生黏血便性的腹瀉或腹痛。患者可能會因為發熱、食慾不振、體重減少、腹瀉而引起脫水或水腫。醫療人員也必須詢問患者是否有精神上、肉體上的壓力，以及過敏相關的問題。 2) 家族史 調查患者家屬的疾病史。若有遺傳因素上的影響時，可以觀察到家族性發病的現象。 3) 飲食調查 以患者本人的記錄或詢問患者的方式了解營養的攝取量，應盡可能地掌握正確的攝食食物種類和量。患者可能會因為食慾不振而出現飲食量減少或營養素攝取減少的現象。醫療人員必須檢查患者是否有食物中毒或食物過敏，以便和炎症性腸道疾病做區別。醫療人員也必須了解患者對能量攝取量減少或特定營養素的反應(例如由於攝取脂質而造成的腹瀉)
B. 身體測量數據	現在體重和平時體重的比較、發病前體重的比較、標準體重比較、BMI、皮下脂肪厚度(肱三頭肌、肩胛骨下端)、上臂肌圍和上臂圍、體脂肪率、成長發育曲線(了解患者是否有體重減少或肌肉蛋白質喪失的現象)
C. 臨床檢查	1) 尿液生化學 肌酸酐身高指數、尿液中3-甲基組胺酸、氮素平衡、隱血(了解肌肉蛋白質消耗的狀況) 2) 血清白蛋白 總蛋白質、白蛋白、A/G 3) 末梢血液 紅血球數、白血球數、血紅素濃度、血球容積比(貧血時會發生變化) 4) 炎症反應 C－反應性蛋白質、紅血球沉積速度(有炎症反應時常會上升) 5) 各種營養指標 血清鐵濃度、維他命類、微量元素、膽固醇濃度、中性脂肪濃度 6) 內視鏡檢查、下消化道x光攝影檢查、切片組織學檢查 粘膜的炎症、多發性糜爛、潰瘍或假息肉、出血、狹窄性病變、穿透性病變、腸內細菌株 7) 骨骼評估 血中的鈣、磷、副甲狀腺賀爾蒙、維他命D、鹼性磷酸酶濃度，骨代謝標記(例如第一型膠原蛋白質交聯N端胜肽的濃度)、骨密度、骨鹽量
D．能量消耗量	炎症反應、發熱、消化道出血導致的能量消費亢進

本圖摘錄自 武田英二：臨床病態營養學，p161，文光堂，2004

N o t e

中毒性巨大結腸症

中毒性巨大結腸症會伴隨炎症性腸道疾病出現，患者的結腸會呈現異常擴張的狀態。

過多的脂質。比起殘渣較多的肉類，殘渣量較少的魚肉更適合作為蛋白質的來源。維他命和礦物質也必須均衡的攝取。

Ⓑ藥物治療

主要使用的藥物為腎上腺皮質類固醇劑。除此之外也會使用柳氮磺胺吡啶、抗生素、免疫抑制劑等藥物。

Ⓒ外科手術治療

若患者出現大出血、穿孔的症狀，或者是罹患中毒性巨大結腸症，亦或者是症狀不斷復發時，就有接受外科手術治療的必要。

❷克隆氏症
Ⓐ營養管理的原則

▼表9 克隆氏症應該避開的食品

主食	玄米、拉麵、牛角麵包、油炸麵包、黑麥麵包
配菜 (主菜)	日式炸豆腐、油炸豆腐、墨魚、章魚、牡蠣以外的貝類、鹽漬品、油漬罐頭、牛肉、豬肉、火腿、香腸、培根、牛乳、生奶油、冰淇淋
配菜 (副菜)	大豆、紅豆、炒斑豆、花生、蜂鬥菜、蒟蒻、地瓜、杏仁、腰果、彌猴桃、芹菜、羊栖菜、牛油、蘘荷、食用土當歸、豬油、牛蒡、蓮藕、竹筍、山藥、豆芽菜、蘿蔔絲、玉米、柿子、鳳梨、草莓、梨子、酸味較強的柑桔類、昆布、各種香菇、油炸物、奶油
其他	各種西式糕餅、餅乾、巧克力、酒精、碳酸飲料、咖啡、可可、香料、美乃滋、沙拉醬、candy bar、米果、紅豆餅、炒豆、仙貝

本圖摘錄自武田英二：臨床病態營養學，p163，文光堂，2004

　　若克隆氏症患者處於活動期時，使用元素營養劑的腸道營養法是第一選擇。使用低脂肪而且不需要消化的元素營養劑，不但可以改善患者的營養狀況，也能夠治癒病變。如果患者處於下列四種狀況時，應該採取中央靜脈營養法：①腸道呈現高度狹窄化或有高度穿孔現象時，②有顯著的腹瀉或出血時，③患者有顯著的肛門病變，排便狀況不理想時④患者營養不良的情況非常顯著時。

　　當患者處於寬解維持期時，原則上是讓患者採取飲食攝取法，再搭配上使用元素營養劑的腸道營養法。

■活動期

　　建議的元素營養劑投予量為30～40kcal/kg。在這個階段由於患者無法攝取食物，為了預防必須脂肪酸缺乏症的發生，必須以經靜脈的方式投予脂肪乳劑。

■寬解維持期

　　以飲食攝取配合25～30kcal/kg投予量的元素營養劑。飲食的內容則是20～30g/日以下的低脂肪飲食或低渣飲食。魚類含有的n-3脂肪酸具有抗炎症的作用，因此菜單中的肉類最好能夠以魚肉來取代肉類。除了上述的注意事項外，患者也必須避免攝取可能會導致症狀惡化的食品(**表9**)。

Ⓑ 藥物治療

　　克隆氏症和潰瘍性大腸炎相同，都會使用到腎上腺皮質類固醇劑、免疫抑制劑、柳氮磺胺吡啶。藥物治療對克隆氏症只是輔助，主要的治療還是以營養管理為中心。

炎症性腸道疾病和食物纖維

　　過去認為食物纖維會使炎症性腸道疾病惡化。然而在最近的研究中卻顯示出，食物纖維能夠使腸內細菌株維持正常，更能夠促進產生酪酸的酪酸菌增生，酪酸則有具抗炎症的作用，因此有可能是一種對改善炎症性腸道疾病有幫助的成份。

4 肝臟・胰臟疾病

肝臟的功能

肝臟的功能包含了：①營養素(蛋白質、醣類、脂質)的代謝，②膽汁的生成和分泌，③解毒。

1 肝炎和肝硬化

A. 肝臟的功能

❶營養代謝

Ⓐ醣類代謝

肝臟能夠將吸收的葡萄糖合成為醣元，並且視體內的需要再將醣元分解成葡萄糖，使葡萄糖釋放到血液中，維持體內的血糖值。肝臟也能夠利用蛋白質(胺基酸)、乳酸等物質合成出葡萄糖。

Ⓑ脂質代謝

肝臟能夠利用脂肪酸合成出中性脂肪、膽固醇、磷脂質，也能將脂肪酸分解成酮體。

Ⓒ蛋白質代謝

肝臟能夠視體內的需求，將吸收的胺基酸回收重組為體內需要的蛋白質。肝臟主要被回收重組的蛋白質有白蛋白、球蛋白、凝血物質(凝血酵素原、纖維蛋白原)等蛋白質。除了蛋白質合成的功能外，肝臟也能夠將體內不需要的胺基酸，由氨轉換成尿素。

❷膽汁的分泌和生成

膽汁的主要成份為膽汁酸，是肝臟利用膽固醇生成的產物。膽汁儲存在膽囊中，需要時會分泌到十二指腸內，促進脂溶性維他命的消化和吸收。當膽汁的作用結束後，會再度被小腸所吸收，接著經過門脈回到肝臟中。這一連串的作用被稱為**腸肝循環**。

❸解毒

肝臟能夠以氧化還原的方式將血液中的有毒物質解毒，然後再排到膽汁或血液中。

B. 病狀

❶肝炎

　　所謂的肝炎，是由於某些因素導致肝細胞發炎，使肝細胞壞死，最後造成**肝功能下降的狀態**。肝炎最常見的原因是**肝炎病毒**，酒精、藥物、自體免疫、EB病毒等因素也都可能會造成肝炎。

　　依進展過程的不同，肝炎又可以分為**急性肝炎**和**慢性肝炎**兩大類。在急性肝炎的發病過程中，大量肝細胞壞死所導致的急性肝臟功能不全狀態被稱為「**急性肝衰竭**」。急性肝衰竭如果病發，就會使患者陷入非常危險的狀態。

　　肝炎病毒由A型到G型可以分為七種。這七種肝炎病毒都可能會導致急性肝炎，其中又以B型肝炎病毒引起急性肝衰竭的危險性最高。

　　B型、C型、D型、G型肝炎病毒的進展過程屬於慢性。肝細胞雖然具有強力的再生能力，不過一旦再生速度趕不上壞死速度時，就會導致肝硬化。

❷肝硬化

　　肝硬化是慢性肝炎進展後的結果，也是所有肝臟疾病最後的末期狀態。

　　肝臟的炎症如果長時間持續，壞死而無法增生的細胞數會逐漸增加，進而導致肝臟纖維化，造成肝臟的基本構造－肝小葉(liver lobuie)－被名為結節的纖維所包圍。肝小葉被結節包圍的結果，會使得肝臟內的血液受阻，進而使肝細胞陷入壞死的惡性循環中。在不斷重複上述循環的情形下，肝臟會逐漸硬化和縮小，使得機能不斷下降。肝臟血流的障礙也會造成門脈壓力亢進，肝硬化也可能會轉變成肝癌。

C. 症狀

❶肝炎

Ⓐ急性肝炎

　　一般的症狀為發熱、全身倦怠感、食慾不振、噁心、黃疸等症狀。

Ⓑ急性肝衰竭

　　除了會出現急性肝炎的症狀外，血液中的氨濃度也會上升，進而造成**肝性腦病變**的出現。

肝炎病毒的感染路徑

- A型肝炎病毒：經口感染(例如透過受感染的魚貝類、水、糞便等來源的感染)
- B型肝炎病毒：透過血液或體液感染(例如輸血、血液製劑、性交、針筒誤刺、母子垂直感染)
- C型肝炎病毒：透過血液感染(輸血、血液製劑)

▼表1　肝硬化的症狀

A. 肝細胞機能不全	1. 合成障礙 　低白蛋白血症→水腫、腹水 　低凝血酵素原血症→易出血性 　低膽固醇血症 2. 異化和代謝障礙 　高雌激素血症→蜘蛛狀血管瘤、首長紅斑、女性化乳房 3. 排泄障礙 　黃疸、高氨血症→腦神經症狀(肝性腦病變、撲翼性震顫) 4. 其他 　循環障礙(血管擴張物質的去活性化)、發熱、意識障礙
B. 門脈壓力亢進	1. 側枝血液循環→腹腔壁靜脈曲張(蛇女頭)、痔靜脈瘤、食道靜脈瘤→出血、破裂 2. 脾臟腫大→脾臟的機能亢進症 3. 腹水

本圖摘錄自 武田英二：臨床病態營養學，p182，文光堂，2004

肝硬化的階段

- 代償期肝硬化：由剩下的肝細胞來補償肝功能。
- 失代償期肝硬化：肝硬化持續進展，失去預備能力的肝細胞，無法補償肝功能的狀態。

● 慢性肝炎

一般情況下，慢性肝炎的患者缺乏自覺症狀，偶爾會有輕度噁心、食慾不振、全身倦怠感的出現。

❷ 肝硬化

肝硬化代償期的症狀為噁心、食慾不振、全身倦怠感等症狀，整體上並不嚴重。雖然代償期的症狀並不嚴重，但只要進入到失代償期，就會出現**表1**所列出的各種症狀。**表1**列出的症狀中，又以**腹水、食道‧胃靜脈瘤、肝性腦症**最為重要。

❹ 腹水的堆積

腹水的堆積和許多因素都有關連，主要的因素則是**低白蛋白血症**。白蛋白具有維持血液滲透壓，防止血液中的水份外洩到血管外的作用。當肝功能下降時，白蛋白的合成量也會跟著下降，進而導致低白蛋白血症，使得血管內水份外洩，最後堆積在腹腔內。

❸ 食道‧胃靜脈瘤

在門脈壓力亢進的影響下，門脈血液難以通過肝臟，會改以肝臟周圍的小靜脈回到心臟中。從胃部通往食道的靜脈，是其中一條回到心臟的路徑。由於這條路徑是小靜脈，在無法承受大量血液的情況下，會因此形成靜脈瘤。食道‧胃靜脈瘤是導致患者死亡的因素之一，必須特別注意。

ⓒ肝性腦症

由於肝功能的下降，使得氨等精神性有毒物質無法被分解，或者是在門脈壓力亢進的影響下，使得精神性有毒物質繞過肝臟，最後到達中樞神經，引起**意識障礙**或**撲翼性震顫**等症狀的出現。

D. 檢查和診斷

❶肝炎

檢查時會實施血液生化學檢查，或者是對具有專一性的病毒進行抗體檢查。血液生化學檢查時主要的判斷項目如下(請參照**表2**)：

Ⓐ急性肝炎

血清轉氨酶(AST<GOT>、ALT<GPT>)γ-膽道酵素蛋白(γ-GTP)、鹼性磷酸 (ALP)、血清總膽紅素(T-Bil)：上升

Ⓑ急性肝衰竭

除了包含急性肝炎的判斷項目外，還追加了下列幾項：
- 凝血酵素原時間：延長
- 血清膽固醇：下降
- 血清膽鹼脂酶(ChE)：下降

Ⓒ慢性肝炎

- 血清轉氨酶：介於50～200IU/L的範圍，會出現暫時性的上升。
- 排泄機能(ICG<靛氰綠>測試)：下降
- 血小板數量：下降

撲翼性震顫

撲翼性震顫患者的上肢會發生不隨意性的震顫(顫抖)，由於看起像是鳥類在拍動翅膀的動作而得名。

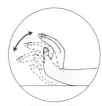

撲翼性震顫

ICG測試(indocyanine green test)

將ICG(靛氰綠，一種色素)注入靜脈，十五分鐘後採血測量ICG的濃度。血液中的ICG被肝臟吸收後會排泄到膽汁中，可以藉由此方法得知肝臟的血流量和肝細胞的解毒能力。標準值：15分鐘10%以下。

▼表2　肝臟疾病的病狀和肝功能檢查

	肝細胞實質 [1]	肝細胞機能 [2]	肝內循環動態 [3]	間葉細胞反應 [4]	膽汁淤積 [5]
急性肝炎	○	○			○
慢性肝炎	○	○	○	○	○
肝硬化	○	○	○	○	○
肝臟癌	○	○	○	○	
脂肪肝	○				
	AST、ALT、LDH、膽紅素：上升	膽紅素：上升 白蛋白、ChE、總膽固醇、凝血因子：下降 凝血酵素原時間：延長	ICG、BSP：增加	蛋白質區分、免疫球蛋白、膠質反應：上升	膽紅素、總膽汁酸、總膽固醇、ALP、LAP、γGTP：上升

1)變性、壞死　2)合成能力、解毒能力障礙　3)色素排泄能力障礙　4)炎症、纖維增生　5)幹內、肝外
本表格摘錄自 鈴木道子：營養科學系列NEXT，臨床營養學(武田英二、中坊幸弘編)，p51，講談社，1998

麝香草酚渾濁試驗(TTT)、
硫酸鋅渾濁試驗(ZTT)

這兩種檢查方法都是以沉澱反應來測量白蛋白和球蛋白量的變化。

- TTT：在血清中加入麝香草酚後，麝香草酚會和血清中的 γ －球蛋白、β －球蛋白反應產生混濁物，接著再測量混濁物。球蛋白的增加會使混濁度升高，白蛋白的下降則會使混濁度下降。透過混濁度的變化，可以了解血清蛋白質組成比例上的異常和變動。

- ZTT：在血清中加入硫酸鋅後，鋅離子會與血清中的 γ －球蛋白反應生成混濁物，接著再測量混濁物。從混濁度和 γ －球蛋白的濃度比例中可以得知肝功能。

❷ 肝硬化

Ⓐ 血液生化學檢查

血液生化學檢查的項目相當多，對診斷肝硬化有幫助的項目如下：

- 血清白蛋白(Alb)：下降
- 膽鹼脂酶(ChE)：下降
- γ －球蛋白：上升
- 膠質反應：(麝香草酚渾濁試驗<TTT>、硫酸鋅渾濁試驗<ZTT>)：上升
- 血清轉氨酶：上升
- 凝血酵素原時間：延長
- 肝促凝血酶原激酶試驗：下降
- 排泄機能(ICG測試)：下降

Ⓑ 影像檢查、腹腔鏡檢查、肝切片

肝硬化時，可以觀察到肝臟表面有凹凸狀或大量的結節。

E. 肝硬化的營養代謝異常

肝臟是營養代謝的中心。肝硬化會導致各式各樣的營養代謝發生異常，進而導致患者出現蛋白質‧能量營養上的障礙(表3、圖1)。

❶ 能量代謝

肝硬化患者在靜止狀態下的能量消費量會增加。與健康人體在長期飢餓下的反應相同，肝硬化患者脂質氧化的作用較活躍，葡萄糖的氧化作用會下降。

❷ 醣類代謝

一般健康的人體以經口方式攝取的葡萄糖後，會被肝臟或骨骼肌、脂肪組織所吸收，其中的40%會被氧化，60%會以醣元的形式儲存在肝臟或骨骼肌內。

肝硬化患者會出現高胰島素血症、高升糖素血症、胰島素/升糖素比值增加的症狀，有70%的患者會出現**糖耐量異常**的症狀。糖耐量異常會使骨骼肌吸收醣類的機能發生障礙，也會減少肌肉的非氧化性代謝作用，減少肌肉的醣元儲蓄量。

❸ 脂質代謝

患者會出現脂肪分解和游離脂肪酸氧化亢進的現象。除此之外，也會出現花生油酸、二十二碳六烯酸等脂肪酸、脂肪存量缺乏的現象。

▼表3　肝硬化患者可能出現的代謝異常

能量代謝	能量代謝亢進、營養攝取不足
醣類代謝	胰島素敏感性下降（胰島素耐受性）、高胰島素血症、高升糖素血症、醣元蓄積障礙
脂質代謝	脂肪酸氧化亢進、脂肪分解亢進
蛋白質・胺基酸代謝	蛋白質分解亢進、蛋白質合成能力下降、蛋白質不耐症、F值下降（BCAA／AAA）

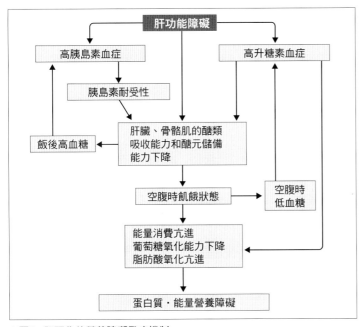

▲圖1　肝硬化的營養障礙發病機制

本圖摘錄自 武田英二：臨床病態營養學，p186，文光堂，2004

❹蛋白質・胺基酸代謝

　　肝硬化患者由於高胰島素血症的影響，體內的支鏈胺基酸(BCAA)會出現下列現象：①骨骼肌吸收和利用支鏈胺基酸的作用亢進，②支鏈胺基酸被用於解除氨的活性，③醣質新生的過程中被作為能量來源使用，這些現象會使得體內的**蛋白質分解作用亢進**。

　　另一方面，肝細胞的障礙會導致蛋白質合成能力下降，進而使血液中的白蛋白濃度下降。除此之外，肝硬化患者也會出現胺基酸失衡、血中支鏈胺基酸(BCAA)濃度下降、血中芳香族胺基酸(AAA)濃度的現象。總體來說，肝硬化的患者會出現**F值下降**的現象。

　　高度肝功能下降的病例中，患者會出現蛋白質不耐症現象，如果食用高蛋白質飲食時會導致血中氨濃度上升，可能會造成**肝性腦症**。

F值

$$F值 = \frac{支鏈胺基酸(纈胺酸＋亮胺酸＋異亮胺酸)}{芳香族胺基酸(苯丙胺酸＋酪胺酸＋色胺酸)}$$

F. 營養評估

表4中將肝硬化患者營養評估時會使用的指標進行了統整，各位可以用來參考。很多肝硬化患者都會出現營養不良，而且營養管理也是治療肝硬化的有效方法之一，因此整合性營養評估對患者有很高的重要性。

G. 治療和營養管理

❶急性肝炎

Ⓐ飲食療法

急性肝炎患者的飲食以容易消化吸收的醣類為主，脂肪則應該避免。蛋白質攝取量為1.0～1.2g/kg。若患者處於重症期等時期，無法經口攝取時，則應該實施中心靜脈營養法或經管營養法。

Ⓑ藥物治療

A型、B型肝炎會使用腎上腺皮質類固醇劑，C型肝炎會使用抑制肝炎病毒合成蛋白質的干擾素。

▼表4　肝硬化患者的營養評估表

項目	內容	
1. 視診、觸診、問診 　→病理徵候		
2. 營養素的攝取量調查 　(能量、蛋白質、醣類、脂質)		
3. 身體測量	1）體重(WT)、身高(HT)→體重減少率(%)、%標準體重(%) 2）肱三頭肌皮下脂肪厚度(TSM：mm) 3）上臂圍(AC)→上臂肌圍(AMC：cm)	
4. 尿液	1）肌酸酐(Cr)→肌酸酐身高指數(CHI) 2）尿素氮素(UN)→氮素平衡(IN-balance) 3）3-甲基組胺酸	
5. 血液 　(血液生化學檢查、血球計數等項目)	1）血小板 2）凝血酵素原時間 3）白蛋白(Alb) 4）γ－球蛋白 5）視黃醇結合蛋白(RBP)、 　　前白蛋白(PA) 6）運鐵蛋白(Tf) 7）總鐵結合能力(TIBC) 8）鐵蛋白 9）膽鹼脂酶(ChE) 10）轉氨酶(GOT、GPT) 　　→GOT/GPT	11）膽紅素(T-Bil) 12）氨 13）胺基酸模式 14）脂質 　　(例如膽固醇、三酸甘油酯) 15）血糖(IRI、50gGTT) 16）ICG測試 17）肝炎病毒標記 18）各種維他命、微量元素、酵 　　素、賀爾蒙等物質
6. 免疫能力	1）總淋巴球數(TLC) 2）皮膚遲發性過敏反應(DH) 3）免疫球蛋白 4）其他：補體(C3)、T細胞薔薇結形成能力、白血球游離能力等等	
7. 能量代謝測量	1）間接熱量計(BEE)	

本圖摘錄自 武田英二：臨床病態營養學，p184，文光堂，2004

❷急性肝衰竭

對患者進行全身管理，並且投予特殊配方的胺基酸輸注液或類固醇劑。

❸慢性肝炎

Ⓐ飲食療法

基本的原則是提供高蛋白、高熱量的飲食。動物性蛋白質佔總攝取蛋白質的50%是較理想的條件。雖然原則上是提供高熱量的飲食，但是醫療人員也必須注意過度的高熱量飲食所引起的脂肪肝。

Ⓑ藥物治療

B型肝炎會使用干擾素和抗病毒藥lamivudine，C型肝炎會使用干擾素。

❹肝硬化

Ⓐ飲食療法(表5)

■能量攝取量

使用間接熱量計測量患者靜止狀態下的能量消費量後，將測得的數值乘以1.3倍就是患者的能量需求量。如果無法測量時，可以將壓力指數設為1.2～1.4，再以公式算出患者的能量需求量。

■非蛋白質性能量

病狀安定的患者為25～30kcal/kg；有營養不良症狀，或者是有感染或出血危險性的患者則是35～40kcal/kg；過去曾罹患過肝性腦症或血中氨濃度上升的患者是25～30kcal/kg。無論是上述哪一種情況，碳水化合物所佔的比例都是50～65%，脂肪則是35～50%。

■蛋白質

病狀安定的患者為1.0～1.2g/kg；有營養不良症狀，或者是有感染或出血危險性的患者則以1.5g/kg的標準進行投

干擾素治療的效果

慢性C型肝炎的治療率為30～40%。如果治療的結果無法使病毒消失，也能夠發揮預防肝炎轉變成肝硬化或肝細胞癌的效果。

干擾素治療的副作用

治療初期出現頻率較高的副作用包含：發熱、全身倦怠感、血小板數量較少、白血球數量減少等症狀。除了上述副作用之外，肝功能障礙急速惡化、眼底出血等重大的副作用也可能會出現。

▼表5 肝硬化患者的飲食療法

	非蛋白質性能量* （kcal/kg/日）	蛋白質 （g/kg/日）
安定期	25～30	1.0～1.2
營養不良 感染、出血	35～40	1.5
肝性腦症 Ⅰ度、Ⅱ度	25～30	從0.5開始，使用BCAA製劑 1.0～1.5，使用BCAA製劑
Ⅲ度、Ⅳ度	25～30	1.0，使用含BCAA的輸注液

* 碳水化合物：脂質＝50～65%:35～50%
(本表格修改自 Clinical Nutrition ,16:43-55. 1997)

予。對於過去曾罹患過肝性腦症或血中氨濃度上升的患者，一開始的投予量為0.5～0.6g/kg，隨後再以0.25～0.5g/kg的量逐漸增加；對於蛋白質分解作用亢進的患者，投予量為1.0～1.5g/kg。如果患者的肝性腦症相當嚴重時，應以靜脈注射的方式投予含有豐富BCAA的輸注液。

ⓑ對症治療

■腹水

主要的治療方法是使用利尿劑以及補充白蛋白製劑，並且限制鈉(鹽份)和水份的攝取量。

■胃・食道靜脈瘤

有多種治療方法，例如使用門脈壓力下降劑或內視鏡硬化療法。

2 胰臟炎

A. 胰臟的功能

在胰臟中，分泌胰液的外分泌區域佔了絕大部分，分泌賀爾蒙的內分泌區域(**蘭格漢氏島**)則散佈在胰臟內。

胰液中含有能夠分解醣類、脂質、蛋白質的強力**消化酵素**。當食物從胃部進入到十二指腸內，使得胃液接觸到十二指腸時，**消化道賀爾蒙**將會釋放到血液中。消化道賀爾蒙會刺激胰臟的外分泌腺，使胰臟分泌大量的胰液到十二指腸中，促進食物的分解。

蘭格漢氏島主要分泌的賀爾蒙為**胰島素**和**升糖激素**。當血液中的葡萄糖濃度(血糖值)上升時，蘭格漢氏島內的 β 細胞會分泌出胰島素。胰島素能夠作用於肝臟、肌肉、脂肪組織等部位，使細胞吸收血液中的葡萄糖，進而使血糖值下降。血糖值下降後，α 細胞會分泌升糖激素。升糖激素作用於肝臟後會促使醣元分解，進行醣質新生作用，使葡萄糖釋放到血液中。

胰液中含有的消化酵素

- 醣類分解酵素：α－澱粉酶
- 脂質分解酵素：脂肪
- 蛋白質分解酵素：胰蛋白酶、胰凝乳蛋白

B. 病狀

胰臟炎分為兩大類，分別是急性胰臟炎和慢性胰臟炎。

❶急性胰臟炎(圖2)

急性胰臟炎的原因40%來自酒精、20%來自膽結石 、25%則是原因不明的原發性急性胰臟炎。急性胰臟炎是因為非活化態的胰臟酵素—胰蛋白酶原—在胰臟內被活化成胰蛋

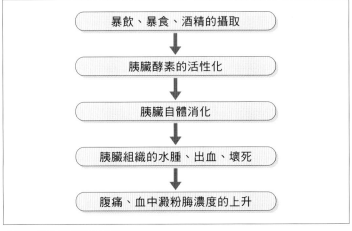

▲圖2 急性胰臟炎的病狀

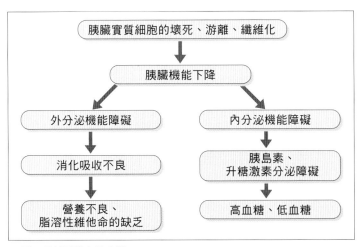

▲圖3 慢性胰臟炎的病狀

白酶,使胰臟實質細胞自體消化,進而導致炎症的發生。胰蛋白酶也會活化其他的胰臟酵素,使自體消化的作用受到促進。在胰臟酵素的自體消化作用下,會導致胰臟組織出現水腫、壞死、出血。

　　大多數的急性胰臟炎屬於水腫型,能夠完全治癒,但有一部分患者可能會演變成出血・壞死性的重度急性胰臟炎。重度急性胰臟炎患者的胰臟四周和後腹膜腔可以觀察到體液的堆積,患者會發生顯著的脫水現象和急性循環衰竭。除了上述症狀外,急性胰臟炎也可能會併發複數臟器衰竭,導致患者死亡。重度急性胰臟炎的致死率高達30%。

❷慢性胰臟炎(圖3)

　　炎症不斷重複的結果,會導致胰臟實質受到破壞和纖維化。在胰臟實質受損的影響下,胰臟的內分泌和外分泌能力都會下降。和急性胰臟炎不同的是,慢性胰臟炎的症狀大多數是不可逆的。慢性胰臟炎的發生原因以酒精最高,佔了60%。慢性胰臟炎的臨床經過可以分為三期,分別是:①代

胰臟炎的原因

• 急性胰臟炎
　酒精:40%
　膽結石:20%
　原因不明(原發性):25%
• 慢性胰臟炎
　酒精:60%
　膽結石:10%
　原因不明(原發性):30%

償期，②過渡期，③失代償期，隨著病期的進展，患者的外分泌、內分泌能力會逐漸下降。一旦進入失代償期，患者的消化吸收能力會因為外分泌機能的下降而發生障礙，並且因為內分泌下降的影響而出現高血糖或低血糖的症狀。

C. 症狀

❶急性胰臟炎

以突然發生的**上腹部劇烈腹痛**最為常見。其他的症狀還包含噁心、嘔吐、發熱、頻脈、血壓下降(重度急性胰臟炎患者則會出現休克)、抽搐(手指或嘴唇顫抖)、麻痺性腸阻塞、呼吸障礙等症狀。

❷慢性胰臟炎

代償期的患者會出現腹部、背部疼痛的症狀，隨著組織纖維化的進行，疼痛會逐漸減輕。進入到失代償期後，由於消化吸收障礙的發生，患者會出現脂肪便、慢性腹瀉、體重減少等症狀，也會出現**高血糖**或**低血糖**的症狀。

慢性胰臟炎急性惡化時，會出現和急性胰臟炎相同的症狀。

D. 檢查和診斷

❶急性胰臟炎

Ⓐ血液檢查

可以觀察到血清中的澱粉酶、脂肪酶、彈性蛋白酶、胰蛋白酶等酵素濃度的上升，發病後1～2天時這些酵素的濃度會達到最高峰。需要注意的是，這些胰臟酵素的上升和疾病的嚴重程度不一定成正比。

Ⓑ影像檢查

透過腹部超音波檢查或CT檢查，可以觀察到胰臟的腫大和輪廓的模糊化等現象。

❷慢性胰臟炎

Ⓐ血液檢查

代償期時可以觀察到血清中澱粉酶、脂肪酶等胰臟酵素的輕度上升。隨著障礙的進展，這些酵素的濃度將會降到標準值以下。

Ⓑ影像檢查

抽搐

由於脂肪組織受到消化，消化後產生的脂肪酸和鈣結合，進而使鈣被消耗，最後導致抽搐。

胰臟癌的鑑別

胰臟癌的鑑別時會使用到胰臟切片和選擇性動脈造影檢查。

對慢性胰臟炎患者使用腹部超音波檢查和CT檢查時,可以觀察到胰臟鈣化的現象。透過經內視鏡逆行性膽胰管攝影術(ERCP)檢查,則可以觀察到主胰管和分支胰管呈不規則擴張的現象。

E. 治療和營養管理

❶急性胰臟炎

Ⓐ營養管理

為了讓胰臟獲得安靜的休息,必須禁止患者進食,改以輸注液來補給患者的水份和營養。

患者禁食的時間如果較短,應選擇末梢靜脈來投予水份、醣類、電解質。若患者禁食的時間較長時,必須從中心靜脈投予足夠的能量和胺基酸。由於急性胰臟炎患者可能會出現糖耐量異常,如果必須投予大量的醣類時,就必須搭配胰島素來使用。

在禁食後患者的腹痛狀況如果獲得減輕,就可以逐步開始實施經口攝取(**表6**、**圖4**)。在脂肪攝取量方面,即使患者已經進入到安定期,也必須將每天的攝取量限制在20～30g以內,並且禁止飲酒。

▼表6 開始實施經口攝取的臨床目測指標

自覺症狀	腹痛和背部疼痛是否消失,是否改善到不需要使用止痛記得程度
身體狀態	胰臟的壓痛感或抵抗感減輕或消失
血液中的胰臟酵素	澱粉胸正常化,脂肪酶達正常高標,彈性蛋白胸在500ng/dL以下
胰臟區分	假性囊腫或胰臟周圍的滲出液消失,胰臟腫大的現象也有減輕或消失

本圖摘錄自 武田英二:臨床病態營養學,p172,文光堂,2004

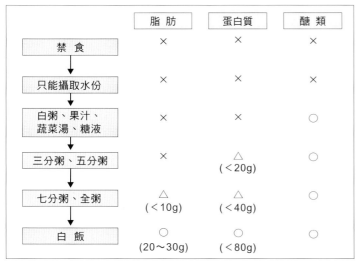

▲圖4 開始實施經口攝取時,各階段的飲食內容

本圖摘錄自 武田英二:臨床病態營養學,p173,文光堂,2004

禁酒

酒精會促使歐狄氏括約肌收縮、胰液分泌等部分的胰管內壓上升,導致患者的疼痛發作。除此之外,飲酒也會使患者的飲食攝取量下降,進而導致蛋白質的缺乏,妨礙胰臟的修復。基於以上因素,即使患者的胰臟炎並非過度飲酒所造成,也應該讓患者禁酒。

急性和慢性胰臟炎患者最好避免攝取的食品

- 醣類食品:含大量奶油、乳瑪琳的食品(例如牛角麵包、丹麥麵包、炒麵等食品)
- 蛋白質食品:含大量脂肪的食品(例如背肉、胸肉、培根等食品)
- 脂質食品:沒有經過乳化處理的產品(動物性脂肪、植物油等食品)
- 含咖啡因飲料、碳酸飲料、香料

■疼痛的對策

患者劇烈的腹痛，可以使用麻醉藥或副交感神經抑制劑來緩和。嗎啡也具有麻醉劑的作用，但是因為會使歐狄氏括約肌收縮，進而使胰管內部壓力上升，導致症狀惡化，因此禁止使用。

❷慢性胰臟炎
Ⓐ營養管理
■代償期

當患者處於急性復發期時，應該採取和急性胰臟炎相同的原則，也就是以禁食的方式讓胰臟獲得安靜的休息，並且以輸注液進行管理。患者的症狀改善後，就可以逐漸改為經口攝食。經口攝食時應讓患者攝取充分的醣類和蛋白質，脂質的攝取量則控制在每天30～40g。

■非代償期

進入失代償期後由於復發的頻率降低，可以減輕脂質攝取量的限制，每天的攝取量在40～50g。雖然可以減輕脂質攝取的限制，但是由於患者仍有消化吸收上的障礙，應該讓患者攝取容易消化和吸收的食品，並且使用消化酵素藥。

Ⓑ血糖值的控制

慢性胰臟炎患者由於整體的胰臟內分泌系統的不全，胰島素和升糖激素的分泌量都會下降。除了激素分泌上的障礙外，由於患者無法大量攝取脂肪，只能改以醣類來補充，使得血糖值的控制更加困難。由於慢性胰臟炎和第一型糖尿病的病狀不同，醫療人員在實施營養管理和胰島素療法時必須特別留意。

口服糖尿病藥

慢性胰臟炎引起的高血糖，是因為蘭格罕氏島中的 β 細胞受到破壞，進而使胰島素的分泌量顯著下降所造成。由於上述的原因，口服糖尿病藥無法對慢性胰臟炎患者發揮效果，必須直接投予胰島素。

5 腎臟疾病

1 腎臟衰竭

A. 腎臟的機能

❶體液恆定性的維持和廢物的排泄

　　腎臟有兩項重要的功能，第一項是藉由尿液的產生，維持體液的恆定性。另一項則是將氮素代謝產物等體內不需要的物質排泄到尿液中。

　　腎元是腎臟的組成單位，由**腎小球**(**腎絲球**和**鮑氏囊**組成)以及連接腎小球的**腎小管**所組成(**圖1**)。依和腎小球之間距離的不同，腎小管又被區分為近曲小管、亨利氏環、遠曲小管(由近至遠)。腎小管和**集尿管**相連。每個腎臟中大約含有100～150萬個腎元。

　　血液在腎絲球中進行過濾，過濾掉的物質則集中在鮑氏囊內。被過濾的物質只限於水份和小分子的物質，血球和蛋白質等大分子的物質不會被過濾。過濾後產生的產物被稱為原尿，主要的成份為：①營養素(葡萄糖、小分子的蛋白質、胺基酸)，②血清中的電解質(鈉離子、鉀離子、鈣離子、氯

Note

體液的恆定性

　　正常人體無論水份攝取量多高，都能夠使體液量保持在一定範圍內。能夠維持這樣的狀態，是透過腦下垂體分泌的抗利尿賀爾蒙(antidiuretic hormone:ADH)來調節。當水份攝取量增加，使得體液變得較稀薄時，ADH的分泌就會受到抑制，進而使體內產生大量稀釋後的尿液。相反地，當水份攝取量減少時，ADH的分泌就會受到促進，使得體內產生高濃縮的尿液。

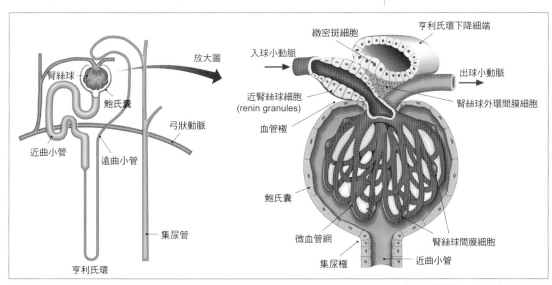

▲圖1　腎元的結構

本圖摘錄自 武田英二：臨床病態營養學，p356，文光堂，2004

尿液的成份

水：95%

固體物質：5%(有機物：尿
　素、尿酸、肌酸酐、馬尿
　酸。無機物：氯、鈉、鉀、
　氨、鎂、鈣、磷、磷酸鹽、
　硫酸鹽)

離子、碳酸氫離子等離子)，③氮素化合物(尿素、尿酸、肌
酸酐等物質)，④有機酸(磷酸、硫酸等物質)。

　原尿會從鮑氏囊進入到腎小管，在腎小管內流動的過程
中，體內需要的成份會再度從原尿中被回收到血液內，而且
只回收體內需要的量。幾乎原尿中所有的營養素都會被回收
(圖2)。

　腎小管回收的液體量佔了原尿約99%，剩下的1%(一天的
量約為1.5L)將作為尿液被運輸到集尿管，接著經由腎盂通
往尿管，最後運往膀胱。

❷腎臟內分泌臟器部分的功能

　腎臟為了調節血壓和體液量，也具有內分泌臟器的功能。
腎素(和具有升壓作用的血管收縮素II的生成有關)、前列腺
素(促進鈉的排泄，使血管擴張並且降低血壓)、紅血球生成
素(促進紅血球的生成)等激素，都是由腎臟負責合成和分
泌。

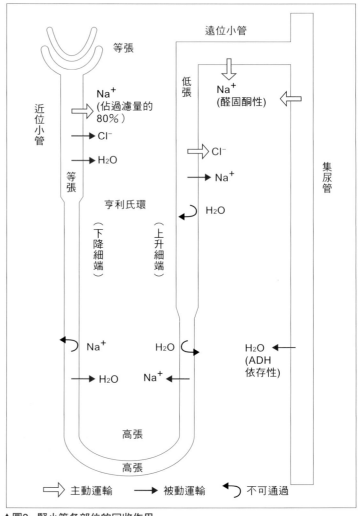

▲圖2　腎小管各部位的回收作用

本圖摘錄自 武田英二：臨床病態營養學，p358，文光堂，2004

B. 病狀

　　所謂的腎衰竭，是由於腎臟發生障礙，導致體液的恆定性無法維持，體內廢物無法排泄的狀態。腎衰竭可以分為兩大類，分別是**急性腎衰竭**和**慢性腎衰竭**。

❶急性腎衰竭

　　急性腎衰竭是指在某種因素的影響下，患者突然陷入腎臟衰竭的狀態。只要進行適當的治療，急性腎衰竭患者的腎臟機能依然可以恢復。

　　急性腎衰竭根據病因的位置可以分為三大類，分別是腎前性、腎因性、腎後性。

Ⓐ腎前性

　　由於大量出血、外傷、心臟衰竭等因素，導致流往腎臟的血流量減少所造成。患者的腎絲球過濾量會降低，進而造成貧尿的現象。

Ⓑ腎因性

　　由於腎實質病變所造成，可以概分為腎絲球障礙和腎小管障礙兩大類。其中又以腎小管障礙佔大多數，大約佔整體的70%。

Ⓒ腎後性

　　在尿液形成後，由於尿液排泄出體外的尿路(腎杯、腎盂、尿管、尿道、膀胱)阻塞所造成。

❷慢性腎衰竭

　　慢性腎衰竭是腎臟疾病在沒有治癒的情況下，持續進展、惡化後的末期狀態，患者的腎絲球和腎小管機能會出現顯著的下降。和急性腎衰竭不同地，慢性腎衰竭的症狀是不可逆的。慢性腎衰竭的原發疾病可能是任何一種腎臟疾病。最近由於糖尿病併發**糖尿病腎病變**，最後演變成慢性腎衰竭的病例有增加的現象。

C. 症狀

❶急性腎衰竭

　　急性腎衰竭可以分為三大病期，分別是**乏尿期**、利尿期、恢復期。乏尿期的患者會出現下列的症狀(**表1**)。當患者進入到利尿期後，症狀就會獲得改善。

急性腎衰竭的原因

....

- **腎前性**：大量出血、外傷、心臟衰竭、燙傷、脫水等因素
- **腎性**：急性腎絲球腎炎、慢性腎盂腎炎、全身性紅斑狼瘡、泛發性血管內血液凝固症、腎毒性物質等因素
- **腎後性**：尿路結石、前列腺肥大、前列腺癌、膀胱癌等因素

▼表1 急性腎衰竭的經過和處置方法

病　期	經過和症狀	處置方法
乏尿期 尿液量在400mL/日以下	• 持續1～3週 • 尿毒症症狀 • 異化亢進　———→ • 高鉀血症　———→ • 酸中毒　———→ • 高血壓、水腫　———→ • 高磷血症　———→	從脂質和醣類中補給能量 限制蛋白質的攝取量(每天5～20g以下) 限制鉀的攝取量(每天20mEq) 投予陽離子交換樹脂(從消化道中抑制鉀的吸收) 葡萄糖和胰島素輸注液(使細胞外的鉀移動到細胞內) ＊透析治療是去除鉀最有效的療法 靜脈注射碳酸氫鈉 每天鈉的攝取量為20mEq(1g的食鹽<NaCl>相當於17mEq的Na) 水份的攝取量為500～600mL＋前一天的尿量 內服磷吸付劑(從消化道抑制磷的吸收)
利尿期	• 大約持續一週 • 尿液量增加(1日3L) • BUN逐漸趨近正常值　———→ • 尿液中的鈉或鉀的排泄量增加　→	飲食蛋白質攝取量0.5～0.6g/kg/日 緩和鈉和鉀的限制(NaCl:5～8g/日，K:50mEq/日)
恢復期	• 為時數個月 • 患者會逐漸恢復　———→	飲食蛋白質攝取量1.0～1.2g/kg/日

本圖摘錄自 武田英二：臨床病態營養學，p382，文光堂，2004

Ⓐ尿液量的減少

一般正常人的尿液量介於600～1500mL/日之間，急性腎衰竭患者的尿液量會降低到每天**400mL以下(乏尿)**，或者是每天**尿液量降低到100mL以下(無尿)**。患者發病後會突然地出現尿液量減少的症狀，這種狀態大多會持續一到三週。

Ⓑ尿毒症症狀

由於患者無法排泄氮素代謝產物，因而引起高氮素血症，導致患者出現尿毒症症狀。尿毒症的症狀包含了神經學上的症狀(倦怠感、失眠、痙攣等症狀)、消化器官症狀(食慾不振、噁心、嘔吐等症狀)、呼吸器官症狀(肺水腫等症狀)、循環器官症狀(高血壓、心臟衰竭等症狀)。

Ⓒ水腫、高血壓

由於水和鈉的堆積，患者會出現水腫和高血壓。

Ⓓ代謝性酸中毒

由於血清肌酸酐、鉀、磷、尿酸的增加，以及鈉、鈣、碳酸氫鹽類的減少，患者會出現代謝性酸中毒的症狀。

❷慢性腎衰竭

慢性腎衰竭的病期可以分為下列四種(**圖3**)。

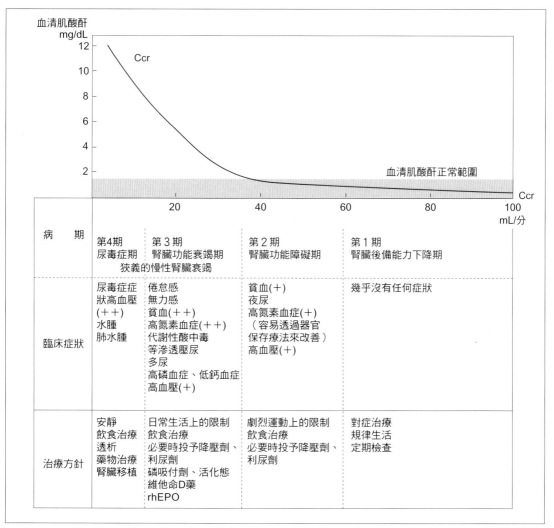

病　　期	第4期 尿毒症期	第3期 腎臟功能衰竭期 狹義的慢性腎臟衰竭	第2期 腎臟功能障礙期	第1期 腎臟後備能力下降期
臨床症狀	尿毒症症 狀高血壓 (＋＋) 水腫 肺水腫	倦怠感 無力感 貧血(＋＋) 高氮素血症(＋＋) 代謝性酸中毒 等滲透壓尿 多尿 高磷血症、低鈣血症 高血壓(＋)	貧血(＋) 夜尿 高氮素血症(＋) （容易透過器官 保存療法來改善） 高血壓(＋)	幾乎沒有任何症狀
治療方針	安靜 飲食治療 透析 藥物治療 腎臟移植	日常生活上的限制 飲食治療 必要時投予降壓劑、 利尿劑 磷吸付劑、活化態 維他命D藥 rhEPO	劇烈運動上的限制 飲食治療 必要時投予降壓劑、 利尿劑	對症治療 規律生活 定期檢查

▲圖3　慢性腎衰竭各病期的治療方針

■**第一期：腎臟後備能力下降期**(腎絲球過濾量在正常值的
50%以上)

正常的腎元在補償腎臟機能的時期，幾乎不會出現任何症
狀。

■**第二期：腎臟機能障礙期**(腎絲球過濾量介於正常值的
50%～30%之間)

可以觀察到輕度的血清肌酸酐值上升、高氮素血症，以及
貧血和尿液濃縮能力下降導致的夜尿。這段時期如果發生任
何使腎臟障礙惡化的因素時，很容易就會進展到第三期。

■**第三期：腎臟機能不全期**(腎絲球過濾量介於正常值的
30%～10%之間)

可以觀察到血清肌酸酐值上升、中度的高氮素血症、代謝
性酸中毒、高磷血症、低鈣血症。除了上述症狀，患者也會
出現倦怠感、無力感、多尿、中度的貧血和高血壓等症狀。

Ｎｏｔｅ

使腎臟障礙惡化的因素

- 腎毒性物質(非固醇類止痛
  劑、抗菌藥等物質)
- 脫水
- 感染症
- 高血壓
- 心臟衰竭、肺水腫
- 外科手術、外傷

■**第四期：尿毒症期**(腎絲球過濾量在正常值的10%以下)

患者呈現高度的腎臟衰竭，並且會出現前述的尿毒症症狀。也能夠觀察到水腫或肺水腫的症狀。

D. 檢查和診斷

除去血清或血液中的蛋白質後，剩下的含有氮素的物質被統稱為「非蛋白質氮(NPN)」。尿酸、尿素、肌酸酐、氨等物質都屬於非蛋白質氮，這些物質大部分都會被腎絲球所過濾，隨後排泄到尿液中。當患者的腎臟機能下降時，非蛋白質氮就無法被排泄，進而導致血液中非蛋白質氮的濃度上升，因此可以作為腎臟功能的指標來使用。尿素和肌酸酐是較常被拿來測量血中濃度的非蛋白質氮。

❶血清尿素氮素(BUN)

尿素氮素是用來表示血液中尿素的含氮量的數值。基準值是10～15mg/dL。當腎絲球的過濾量(GFR)降低到原本的二分之一以下時，BUN就會明顯地超過標準值。

❷血清肌酸酐(Cr)

血清肌酸酐是肌肉中肌酸酐的最終產物。血清肌酸酐不會被腎小管吸收，幾乎全數都被排泄到尿液中。基準值為0.5～1.5mg/dL。

❸肌酸酐清除率(Ccr)

肌酸酐清除率是用來表示腎絲球過濾能力的數值，只要知道血清肌酸酐值和尿液中肌酸酐濃度，就可以利用下列的公式計算出。

Ccr(mL/分) =

$$\frac{尿液中肌酸酐濃度(mg/dL)\times 尿液量(mL/分或L/日)}{血清肌酸酐值(mg/dL)}$$

標準值為70～130mL/分。

E. 慢性腎衰竭的代謝異常

❶醣類代謝異常

慢性腎衰竭患者的空腹時血糖值會略微上升或呈現正常值，葡萄糖負荷能力測試則會呈現輕度的不適應。會出現上述的檢查結果，可能和下列幾點有關係：①胰島素合成和分泌的障礙，②末梢組織的葡萄糖利用障礙，③肝臟儲藏醣元上的障礙，④血液中存在胰島素拮抗物質。

❷脂質代謝異常

當患者的脂質代謝發生障礙時，會導致高脂血症，使得動脈硬化的現象受到促進。主要的脂質代謝異常為高三酸甘油酯血症、低HDL膽固醇血症。患者的血中膽醇值會呈現正常或較正常值略低。

❸蛋白質代謝異常

正常情況下，尿素、尿酸、肌酸酐、氨等含有氮素的蛋白質代謝產物會在腎絲球中被過濾和排泄，但如果是腎衰竭患者的場合，由於排泄能力不完整，會使得患者的氮素平衡呈現正值。

❹維他命代謝異常

正常情況下，維他命A會在腎臟中受到分解，腎衰竭時體內的**維他命A**的**數值會升高**。除了維他命A之外，由於活化態的維他命D是在腎臟合成，因此腎衰竭患者的**維他命D**也會呈現**較低的數值**。在體內維他命D下降的影響之下，腸道吸收鈣質的能力會降低，使得**體內缺乏鈣質**。

❺水和電解質代謝異常

Ⓐ水和鈉

在慢性腎衰竭的初期，由於患者的尿液濃縮能力發生障礙，容易出現**多尿**的症狀。由於多尿期的患者容易因為水份不足而發生脫水的症狀，使腎臟血流量下降，促使腎絲球的過濾量降低，造成患者容易發生**尿毒症**。

進入到腎衰竭末期後，由於水份和鈉的排泄能力下降，一旦攝取過多的水份或鈉就會導致**水腫**。發生水腫後水份會堆積在心包膜中，使得心拍出量減少，導致腎臟血流量下降，最後造成腎臟的機能更加惡化。

Ⓑ鉀

在慢性腎衰竭的初期，相較於其他電解質，患者仍保有較佳的鉀排泄能力，然而進入到末期後鉀的排泄能力就會下降。此時如果過度攝取鉀，就會導致**高鉀血症**。

Ⓒ鈣和磷

血液中的鈣和磷濃度，是透過副甲狀腺賀爾蒙、活化態維他命D、抑鈣素來調整。腎臟衰竭時這些賀爾蒙系統會發生異常，在大約腎臟衰竭第三期時就會出現**高磷血症**以及**低鈣血症**。

HDL(high density lipoprotein)

HDL也就是高密度脂蛋白，是一種能夠回收末梢組織中多餘的膽固醇，並且送回肝臟的脂肪粒子。高密度脂蛋白會和負責將膽固醇運輸到全身的低密度脂蛋白(LDL)競爭，因此具有抑制動脈硬化的作用。

電解質的異常和症狀

- **低鈉血症**：無力感、噁心
- **高鈉血症**：水腫、高血壓、心臟衰竭
- **高鉀血症**：心臟停止、四肢的知覺異常、心電圖的T波變尖、心房纖維顫動
- **高磷血症**：低鈣血症、異位性鈣化
- **低鈣血症**：抽搐、續發性副甲狀腺機能亢進
- **高鎂血症**：神經機能下降、心跳減慢、噁心
- **酸中毒**：血清碳酸根離子濃度下降、庫斯毛耳氏呼吸

Ⓓ鎂

在腎臟功能下降的影響下，患者的鎂排泄機能會跟著下降，導致**高鎂血症**的出現，不過一般來說情況並不會嚴重到出現臨床症狀。如果患者正在投予含有鎂的消化器官系統藥劑時，就有可能會導致高度的高鎂血症，進而造成神經症狀的出現。

Ⓔ酸鹼基平衡異常

腎臟衰竭的患者會出現酸排泄上的障礙，進而導致**代謝性酸中毒**。在正常情況下，人體為了保持酸鹼基的平衡，腎小管會分泌氫離子，並且回收碳酸氫離子。由腎小管分泌的氫離子，一部分會和肌酸酐等物質結合形成氨，最後排泄到尿液中。

當腎臟機能下降時，會導致氫離子的排泄機能和碳酸氫離子回收能力的下降，使得血液呈現酸中毒的現象。

F. 急性腎衰竭的治療和營養管理

基本原則是**飲食治療**和**維持安靜**狀態。為了補給體液的喪失和循環上的衰竭，將會進行點滴注射，並且投予利尿劑增加尿液量。除此之外，也會排除尿路阻塞等可能造成急性腎衰竭的病因。病情嚴重時會採取**透析治療**。

G. 慢性腎衰竭的治療和營養管理

❶飲食治療

Ⓐ低蛋白質飲食

由於患者無法排泄蛋白質的代謝物，必須提供低蛋白質飲食。蛋白質的攝取標準已列在**表2**中。攝取蛋白質時，最好能夠以含有較多必須胺基酸的動物性蛋白質為主。

飲食上也必須注意磷的過度攝取，不過如果提供低蛋白質飲食，磷的攝取量也會跟著減少。如果蛋白質攝取量限制在0.6g/kg/日，但是患者尿液中磷的排泄量卻在500mg/日以上，或者是血清磷值在5mg/dL以上時，就可能是患者攝取了過多的磷，必須進行飲食指導。

Ⓑ高熱量飲食

為了讓患者攝取的蛋白質能夠有效地被利用，必須讓患者從醣類和脂肪中攝取足夠的能量。如果患者缺乏能量，蛋白質就會被當成能量來源使用，進而導致蛋白質代謝產物的產生。

飲食治療的基本

- 低蛋白質飲食
- 高熱量飲食
- 鹽份限制
- 水份限制
- 鉀限制

蛋白質攝取量的計算

蛋白質攝取量(g/日)
＝<一天的尿液中尿素氮素排泄量(g)+0.031×當時的體重>×6.25

▼表2 慢性腎衰竭患者的蛋白質攝取量標準

腎臟功能	蛋白質攝取量
血清肌酸酐值未滿2.5mg/dL或Ccr30mL/分以上	0.7g/kg/日(約35～50g/日)
血清肌酸酐值在2.5～5.0mg/dL或Ccr30mL/分以下	0.5g/kg/日(約25～35g/日)
血清肌酸酐值在5.0mg/dL或Ccr15mL/分以下	0.3g/kg/日(約20～25g/日)

ⓒ鹽份限制

由於患者難以排泄鈉，會導致體液容易堆積在體內，進而引起高血壓或使高血壓惡化。為了避免這個問題，當Ccr(肌酸酐清除率)為70mL/分時，一天的鹽份攝取應該控制在6.0g以下。

ⓓ水份限制

當Ccr(肌酸酐清除率)在20mL/分以下時，水份攝取量應為「尿液量＋500mL」。醫療人員在計算水份時，也必須考慮到鈉的攝取量。如果患者的Ccr(肌酸酐清除率)在20mL/分以上時，就不需要進行水份限制。

ⓔ鉀限制

由於患者容易發生高鉀血症，必須限制鉀的攝取量。多尿期的患者可以設定較寬鬆的限制，不過如果患者的尿液量在1000mL/日以下，血清Cr在5.0mg/dL以上時，就必須進行嚴格的限制。

❷藥物治療

ⓐ高血壓治療

高血壓是促進腎臟障礙的因子之一，必須使用下列的藥劑進行改善。

■利尿劑

亨利氏環利尿劑是第一選擇。由於亨利氏環利尿劑具有強力的利尿作用，如果效果過強時，應該使用噻嗪類利尿劑。當亨利氏環利尿劑無法發揮作用時，應合併使用亨利氏環利尿劑和噻嗪類利尿劑。

■降壓藥

使用的藥劑例如血管收縮素轉換酵素(ACE)抑制劑、血管收縮素II受器拮抗劑(ARB)、鈣拮抗藥、β抑制劑等藥劑。

ⓑ貧血的治療

貧血的治療會使用紅血球生成素製劑。投予紅血球生成素製劑會使患者的鐵需求量上升，應該讓患者的鐵飽和率維持在25%以上，血漿鐵蛋白則維持在50ng/mL以上。

食鹽攝取量的計算

食鹽攝取量的計算

$$= \frac{尿液中鈉的排泄量(mEq/日)}{17}$$

高鉀血症

心肌細胞的興奮和鉀離子有關，高鉀血症會使患者的心跳發生異常。當鉀的血液中濃度高在7.0mEq/L以上時，就可能會造成心臟停止。

鉀的攝取

幾乎所有的食品中都含有鉀，又以動物性食品較多。限制蛋白質攝取時，患者的動物性食品的攝取量也會跟著下降，可以在某種程度上達到降低鉀攝取量的效果。

❸透析治療

如果飲食治療和藥物治療都無法改善症狀時，必須在患者全身的狀態惡化之前，開始進行透析治療(**表3**)。

所謂的透析治療，是讓透析液隔著半透膜和血液接觸，以代替腎臟機能的治療方法。透析治療可以分為血液透析和腹膜透析兩種。

Ⓐ血液透析

將血液引導到體外，使用人工腎臟(透析膜)將血液中的廢物和多餘的水份去除，再讓淨化後的血液回到體內的方法(**圖4**)。一般來說一次血液透析需要耗費五小時，每週需要進行三次，必須在醫療設施中進行。

Ⓑ腹膜透析

在腹腔內埋入導管，再將大約2L的透析液注入導管後，利用腹腔膜使血液中的廢物移動到透析藥中，最後再利用虹吸原理將透析液排出的方法。

腹膜透析的方法目前分為**間歇性腹膜透析**(intermittent peritoneal dialysis：IPD)和**連續可攜帶性腹膜透析**(continuous ambulatory peritoneal dialysis：CAPD)(**圖5**)。

透析導入期時的身體變化

- 血壓的變動：透析會使血流量減少，使血壓發生變動。只要患者的腎臟仍然有機能，就會隨著血流量的減少而從腎臟中分泌出升壓物質，使患者的血壓上升。
- 透析不平衡症候群：透析會除去血液中的廢物和多餘的水份，使得血液和腦內的平衡崩潰，導致頭痛、噁心、嘔吐、痙攣、無力感等症狀的出現。一般來說這些症狀會隨著時間經過而獲得減輕。

▼表3　慢性腎臟衰竭患者的透析導入標準(日本厚生勞動省，1992)

以下敘的評分方法，對器官保存療法無法改善的慢性腎臟機能障礙(I)、臨床症狀(II)、日常生活障礙度(III)三項進行評分，原則上當合計點數高於60點以上時，表示患者適合導入慢性透析治療。

Ⅰ 臨床症狀

症　狀	程　度		點數
1. 體液堆積：全身性水腫、高度的低蛋白血症、肺水腫	高　度	左記1～7項中符合3項以上	30
2. 體液異常：無法管理的電解質、酸鹼基平衡異常			
3. 消化器官症狀：噁心、嘔吐、食慾不振、腹瀉等症狀	中　度	左記1～7項中符合2項以上	20
4. 循環器官症狀：重度的高血壓、心臟衰竭、心包炎			
5. 神經症狀：中樞～末梢神經障礙、精神障礙	輕　度	左記1～7項中符合1項以上	10
6. 血液異常：高度的貧血症狀、出血傾向			
7. 視力障礙：尿毒症性視網膜病變、糖尿病性視網膜病變			

Ⅱ 腎臟機能

血清肌酸酐，mg/dL (肌酸酐清除率，mL/分)	點數
8以上(未滿10)	30
5～8未滿(10～20未滿)	20
3～5未滿(20～30未滿)	10

Ⅲ 日常生活障礙程度

程　度		點數
高　度	由於尿毒症症狀而無法起床	30
中　度	日常生活受到顯著的限制	20
輕　度	難以通勤、通學，也難以進行家庭內各項勞動。	10

註）兒童(10歲以下)、老年人(65歲以上)若有全身性血管併發症時，追加10分。
　　若對象是幼兒時，以肌酸酐清除率替代肌酸酐濃度來計算。

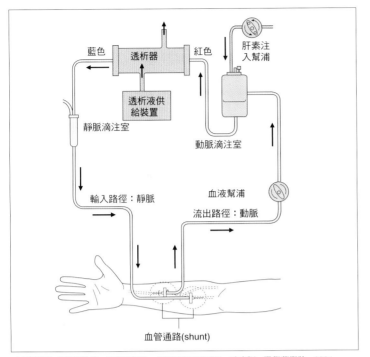

本圖摘錄自 黑川清監修，齋藤明編輯：最新透析照護手冊，改定版，醫學藝術社，2004

▲圖4　血液透析的配置圖

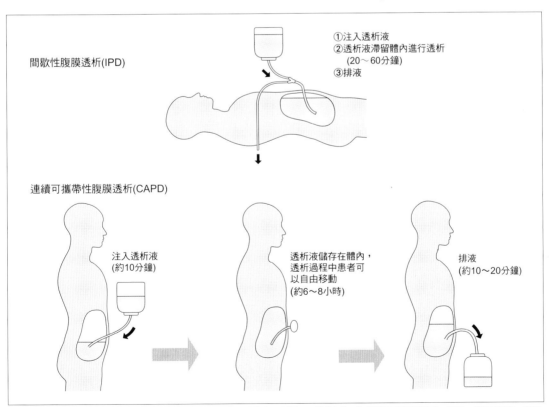

間歇性腹膜透析(IPD)

①注入透析液
②透析液滯留體內進行透析
　(20～60分鐘)
③排液

連續可攜帶性腹膜透析(CAPD)

注入透析液
(約10分鐘)

透析液儲存在體內，
透析過程中患者可
以自由移動
(約6～8小時)

排液
(約10～20分鐘)

▲圖5　腹膜透析的配置圖

本圖摘錄自 竹村節子、橫井和美：臨床護理風險防範指南，P311，醫學藝術社，2005

	血液透析	CAPD
透析場所	設有透析裝備的單位(少數可在自宅透析)	自宅、職場
透析時間	每週三次、每天4～5小時	每天24小時(每天交換四次透析液)
手術	血管通路	導管插入
抗凝固劑	肝素、低分子量肝素	不需要
透析時的症狀	透析不平衡症候群、血壓的變動	腹部膨脹感
循環動態	有影響	輕度影響
蛋白質的喪失	無	有
細菌感染	必須注意	必須非常注意(腹膜炎等因素的影響)
飲食限制	必要	比血液透析的限制少

本圖摘錄自武田英二：臨床病態營養學，p400，文光堂，2004

▼表5　持續接受血液透析患者(每週透析三次)的飲食指導

總能量 (kcal/kg*/日)	蛋白質 (g/kg*/日)	食鹽# (g/kg**/日)	鉀 (g/日)	飲食之外獲取的 水份##(mL/kg**/日)	磷 (mg/日)	鈣 (mg/日)
30～35	1.0～1.2	0.15	1.5	15	700	600

#：殘腎尿液量每100mL可以增加0.5g/日的攝取量　##：可以追加等同於殘腎尿液量的份量　*：標準體重　**：現在體重(dry weight)

本圖摘錄自武田英二：臨床病態營養學，p402，文光堂，2004

▼表6　腹膜透析(CAPD)飲食指導

總能量 (kcal/kg*/日)	蛋白質 (g/kg*/日)	食鹽 (g/日)	鉀 (g/日)	飲食之外獲取的 水份(mL/日)	磷 (mg/日)	鈣 (mg/日)
29～34**	1.1～1.3	CAPD脫水量 (L)X 7.5#	2.0～2.5	CAPD脫水量##	700	600

*：標準體重　**：包含透析液從腹膜吸收的部分　#：殘腎尿液量每100mL可以追加0.5g/日的攝取量　##：可以增加等同於殘腎尿液量的份量

本圖摘錄自 武田英二：臨床病態營養學，p402，文光堂，2004

📖 N o t e

血液透析和腹膜透析的差異

- 總能量：腹膜透析時，使用的透析液是高濃度的葡萄糖液，可以作為能量來源使用。因此和血液透析相較之下，患者的總能量的設定值約減少了10%左右。
- 蛋白質量：腹膜透析(CAPD)時，蛋白質會從外漏出到透析液中，因此蛋白質量的設定會較血液透析為高。

■IPD

將透析液注入後，使透析液在腹腔中停留20～60分鐘，之後再排出透析液。上述的步驟一天要重複10～20次。

■CAPD

將透析液注入後，使透析液在腹腔中停留6～8小時，之後再排出透析液。上述的步驟一天要重複四次。由於透析液停留在腹腔內的6～8小時之間沒有行動上的限制，患者較容易重返社會(表4)。

<透析患者的飲食治療>

表5和表6中列出的是血液透析患者和腹膜透析患者的標準飲食指導。

持續接受透析患者的飲食治療，基本上的原則是限制水份、鹽份、鉀、磷的攝取。除了上述的限制之外，從長期的觀點來看，如何讓患者適當地攝取充分的熱量、碳水化合物、脂質等容易缺乏的營養素，也是治療時需注意的一點。

患者總能量的粗估，可以利用標準體重做為根據，每公斤相當於30～35kcal。但醫療人員應該盡量根據患者的性別、身高、生活活動程度來計算出正確的總能量。能量來源應使用碳水化合物和脂質。為了避免血液中總膽固醇或LDH等濃度的增加，每天的脂質攝取量最好能控制在40～60g左右。一般來說，三大營養素的能量分配比率最好能夠接近醣類55%、脂質25%、蛋白質20%。

6 內分泌・代謝疾病

1 糖尿病

A. 維持血糖值

　　正常狀況下，**空腹狀態**的**血糖值**維持在**70～110mg/dL**之間，用餐後會上升到120～150mg/dL，2～3小時候會再度恢復到70～110mg/dL的範圍內。換句話說，血糖值應被控制在70～110mg/dL的範圍內。血糖值能夠維持在這個範圍內，是受到胰島素和升糖激素等賀爾蒙的調控作用。

　　人體在攝取醣類後，血糖值會上升。一旦發現到血糖值上升，**胰臟蘭格漢氏島內的 β 細胞**就會分泌出**胰島素**。胰島素具有下列幾種作用(**圖1**)：①促進肝臟或肌肉中葡萄糖的利用，②促進醣元、脂質的合成，③抑制醣質新生。在胰島素的作用下，血糖值會開始下降。人體中能夠降低血糖值的賀爾蒙只有胰島素。

　　空腹狀態下如果血糖值下降，胰臟蘭格漢氏島內的 β 細胞就會分泌**升糖激素**，腎上腺髓質則會分泌出**腎上腺素**等物質。這些賀爾蒙具有促進醣元分解和促進醣質新生的作用，能夠達到防止血糖值下降的效果。

防止血糖下降的賀爾蒙

升糖激素
腎上腺素
糖皮質激素
Thyroxine
腎上腺皮質刺激賀爾蒙
成長激素

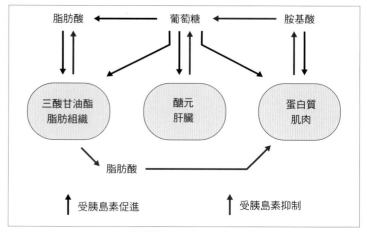

本圖摘錄自武田英二：臨床病態營養學，p207，文光堂，2004

▲圖1　胰島素作用方式的基本概念

B. 病狀

　　所謂的糖尿病，是一種由於胰臟蘭格漢氏島內的 β 細胞無法正常分泌出胰島素，或者是胰島素作用在標的組織的效果不全，所造成的一種代謝性疾病。**胰島素分泌不全**或**作用不全**的結果，會造成患者出現**高血糖**狀態，如果長時間維持在高血糖狀態下，人體就會發生各式各樣的症狀和併發症。

　　糖尿病主要分為**第一型糖尿病**和**第二型糖尿病**。

❶第一型糖尿病

　　第一型糖尿病是由於胰臟蘭格漢氏島內的大部分 β 細胞受到破壞，導致胰島素明顯不足所造成的。 β 細胞受到破壞的原因，可能是來自於病毒感染等因素的影響，使體內產生了抗 β 細胞的自體抗體，這些自體抗體再破壞 β 細胞所造成。

　　第一型糖尿病由於胰島素絕對性的不足，末梢組織的葡萄糖利用能力會下降，肝臟的醣類釋放量會增加，進而導致高血糖狀態。

❷第二型糖尿病

　　第二型糖尿病有三種類型，分別是①由於胰島素分泌量下降所引起，②胰島素的作用效果不全(**胰島素抗性**)所引起，③由上述兩種因素所引起。無論是哪一種類型，都和遺傳性因素有關。胰島素抗性也和肥胖、飲食過量、運動不足、壓力等因素有關。

　　在胰島素分泌量下降以及胰島素作用不全的影響下，肝臟釋出的葡萄糖量會增加，肝臟、肌肉、脂肪組織吸收葡萄糖的量會降低，進而導致高血糖。

C. 症狀

　　無論是第一型糖尿病還是第二型糖尿病，出現在患者上的症狀都幾乎相同。兩者的差異，在於第二型糖尿病早期幾乎不會出現任何症狀。正因為症狀不明顯，很多病例都是症狀進展之後才被發現。

❶多尿、口渴、多飲

　　由於持續處在高血糖的狀態下，患者血液的滲透壓會升高，因而在滲透壓利尿的影響下使患者的尿液量增加。由尿液量的增加，患者會感到口渴，進而出現**多飲**的症狀。

❷體重減少

第二型糖尿病
....
　　95％以上的糖尿病患者屬於第二型糖尿病。在日本，約有600～700萬人被診斷出罹患了第二型糖尿病。如果將糖尿病危險群也考慮進去，人數預測可能會高達1100～1300萬人。

發病年齡
....
　　第一型糖尿病較常發生在幼兒期～30歲之間。另一方面，第二型糖尿病的發病年齡則以40歲以上較為常見。

酮體中毒

　體內酮體(丙酮、乙醯乙酸和β-羥丁酸)增加的狀態。

酮酸中毒

　由於酮體在血液中過度堆積，導致血液的pH偏向酸性的狀態。

庫斯毛耳氏呼吸

　呼吸次數減少，並且持續進行深呼吸的異常狀態。

糖尿病的三大併發症

①腎臟病變
②視網膜病變
③神經病變

足部病變

　患者併發神經病變後，如果又併發血液循環障礙或感染等症狀時，足部有可能會發生潰瘍或壞疽。足部病變的患者最後大多必須接受截肢，會導致患者的生活品質大幅下降。

　因為細胞無法使用葡萄糖，所以肌肉的蛋白質或脂肪會受到分解，以作為能量來使用，進而造成體重下降的現象。

❸酮酸中毒

　在脂肪分解亢進，酮體產量增加的影響下，會導致患者發生**酸中毒**，如果狀況持續進展，就會演變成**酮酸中毒**。患者會出現意識障礙、脫水症狀、庫斯毛耳氏呼吸等症狀。

　酮酸中毒常見於第一型糖尿病。

❹血管的障礙

　如果患者持續處於高血糖狀態下，將會導致血管變性或血管腔的狹窄化。糖尿病引起的血管障礙可以分為三種，分別是**腎臟病變、視網膜病變、神經病變**。

Ⓐ糖尿病(性)腎臟病變

　患者會出現水腫、貧血、高血壓等症狀，如果持續進展就會導致腎臟衰竭(詳細內容請參照第181頁 腎臟衰竭)。

Ⓑ糖尿病(性)視網膜病變

　早期會出現點狀出血，進展後則會出現視野狹窄化、眼底出血、視力障礙等症狀。

Ⓒ糖尿病(性)神經病變

　手腳冰冷、疼痛、知覺下降等症狀較常出現。偶爾也會出現腹瀉、便秘、排尿障礙、自律神經障礙等症狀。

*

　除了上述症狀之外，糖尿病也容易引起粥狀動脈硬化(詳細說明請參照第138頁)，並且使腦梗塞、心肌梗塞等疾病的發作機率上升。

D. 檢查和診斷

❶血糖值

　檢查空腹時血糖值、飯後血糖值、平時血糖值等項目。

❷75g葡萄糖負荷測試(75gOGTT)

　空腹狀態下經口投予75g葡萄糖液後，分別在30分鐘後、1小時後、2小時後測定患者的血糖值。本方法適合用於檢測輕度的醣類代謝異常。75gOGTT的糖尿病判定標準已整理在**表1**中。

❸糖血紅蛋白(HbA₁c)

	正常範圍		糖尿病範圍	
	微血管血液	靜脈血液	微血管血液	靜脈血液
空腹時血糖值 75gOGTT血糖值 (2小時測量值)	＜110mg/dL ＜140mg/dL	＜100mg/dL ＜120mg/dL	110mg/dL≦ 200mg/dL≦	126mg/dL≦ 180mg/dL≦
75gOGTT血糖值的判定	空腹時血糖值和75gOGTT血糖值都在正常範圍內者屬於正常型		空腹時血糖值和75gOGTT血糖值其中一項在糖尿病範圍內者屬於糖尿病型	
	也有患者不在正常範圍和糖尿病範圍內，被稱為邊際型			

[註] 即使測量結果在正常範圍內，只要患者一小時的測量值在180mg/dL以上，就有很高的危險性會進展成糖尿病，此時應視為邊際型，觀察患者的病情變化。

血液中的葡萄糖會和血紅素結合，因此只要測量紅血球的壽命，又可以得知過去**1～2個月的平均血糖值**。標準為4.3～5.8%。

❹果糖胺濃度

果糖胺是血液中的葡萄糖和血清蛋白質結合後的產物。檢查果糖胺濃度可以得知患者**兩週間的平均血糖值**。標準值為205～285μmol/L。

❺尿液中c-胜肽量

c-胜肽是胰島素原的一部分，會和胰島素以相同比例同時分泌。c-胜肽不具生理活性，並且會被完全排泄到尿液中，因此透過尿液中c-胜肽量的檢查可以計算出患者胰島素的分泌能力。標準值為70～120μg/日。

❻尿液中酮體濃度

脂肪會被分解以作為能量來源使用，分解的過程中則會產生酮體。酮體在血液內堆積後會被排泄到尿液中。如果患者血液中的酮體呈現陽性反應時，表示糖尿病的病情已經進展到了相當深刻的地步。

E. 治療和營養管理

目前並沒有方法可以完全治癒糖尿病。因此糖尿病治療的重心是放在血糖值的控制和併發症的預防。血糖值的控制方法有三種，分別是飲食治療、運動治療和藥物治療，**飲食治療**則是基本的治療中心。

❶飲食治療(表2)

Ⓐ規律的飲食習慣

矯正不吃飯、兩餐合著吃、宵夜、吃的太早等各種習慣，

Note

教育性住院

為了讓患者能夠自己管理糖尿病，許多醫療設施有提供為期約一週的教育性住院。在教育性住院的過程中，醫師、護理師、營養管理師、藥劑師等專業人員會進行糖尿病相關的說明，並且針對飲食治療、運動治療、藥物治療等項目進行具體的指導。

低熱量甜味劑

寡醣、阿斯巴甜、糖精等都是低熱量甜味劑，不過最好是將其作為輔助，避免過度攝取。阿斯巴甜禁用於苯酮尿症患者。

水溶性食物纖維

海草類、蒟蒻、甘露聚糖纖維等皆屬於水溶性食物纖維。

外食時的注意事項

- 比起丼飯、烏龍麵、蕎麥麵等單品料理，最好選擇定食。這是因為從定食中較容易攝取到均衡的營養素。
- 盡可能避免天婦羅、炸蝦等料理。或者是在食用前將外皮(粉皮的部份)取下。
- 攜帶隨身型的食品明細表等資料，以便瞭解各種食品概略的熱量。

使患者一天規律地進食三餐。如果患者正在進行胰島素治療時，必須顧慮到進食時間和胰島素注射的時機。

❸ 能量攝取

從標準體重和生活活動程度來計算患者需要攝取的能量。標準體重的計算方法和所需能量的判斷方式整理在**表3**中。將標準體重乘以每1kg的能量需求量(30～35kg)後即可求出患者需要攝取的能量多寡。

若患者罹患第二型糖尿病，同時又是肥胖者時，患者所需的能量應以「標準體重(kg)X 20kcal」的公式計算，使患者減少飲食量，並且透過運動治療使患者的體重接近標準體重。解決肥胖的問題後，很多病例因此獲得胰島素抗性上的改善，血糖值也變得較容易控制。

❻ 營養素的平衡

均衡地攝取各種營養素。三大營養素的分配比例為醣類55～60%、蛋白質15～20%、脂質20～25%。

- **醣類**：由於蔗糖等低分子醣類的吸收速度較快，容易導致高血糖，應使用高分子的醣類，例如澱粉。
- **蛋白質**：為了預防腎臟病變的發生，攝取時應注意不可過量。
- **脂質**：攝取魚類中含有的多元不飽和脂肪酸，減少動物性飽和脂肪酸的攝取。
- **食物纖維**：在食物纖維中，又以水溶性的食物纖維最能夠延遲醣類的吸收，應該讓患者積極地攝取。

▼表2　飲食治療的注意事項

1. 將能量攝取控制在最低限度
2. 攝取營養均衡的飲食
3. 維持有規律的飲食生活
4. 計算時應考慮到個人差異、年齡差異
5. 一次的食物量不應過多
6. 調整患者肥胖的狀況
7. 若患者有併發症在身時，應配合該併發症進行飲食治療

▼表3　標準體重的計算方式和能量需求量求法

■標準體重的計算方式
・桂英輔修訂後的broca指數：[身高(cm)－100]×0.9(kg)
・加藤法：[身高(cm)－50]÷2(kg)
身高162.5cm以下，骨骼較粗的人適用
・BMI法：身高(m)^2×22(kg)
WHO(世界衛生組織)和日本肥胖學會使用的方法，將BMI 22視為對人體最健康的標準，再以此標準進行計算。
■能量需求量的求法
①從事重度勞動，並且沒有肥胖現象的年輕人：35kcal/標準體重(1kg)
②從事的職業較需要活動身體的人：30kcal/標準體重(1kg)
③中年以上，從事事務性職業的人：25kcal/標準體重(1kg)
※若對象為幼兒時，計算方式為年齡×100＋1000kcal，並且進行體重調節，以避免對象的體重高於「標準體重＋10%」的標準。

■ 活用於糖尿病飲食治療的升糖指數

在歐美，升糖指數(Glycemic Index: GI)常被使用在糖尿病的飲食治療中。所謂的升糖指數，是以數值的方式，表示出「食品中醣類的性質對血糖曲線的影響」，最早是在西元1981年由詹金斯博士和威爾柏博士所提倡。由於飯後高血糖的狀態是引起血管障礙的誘因之一，因此食品的升糖指數受到了相當大的矚目。

過去的想法認為，人體血糖值的上升量和食品中醣類的含量是呈正比的。然而事實上除了「量」方面的影響外，醣類的「性質」也會使血糖曲線產生變化。醣類的性質，是指醣類的構造、種類，以及食品的加工方法、料理方法、食物的搭配方式等因子。換句話說，即使食品中含有等量的醣類，也會因為醣類的構造或加工方法等「性質」方面上的

影響，使得有些食品容易使血糖值上升，有些則不會。

每一種食物都可以計算出其個別的升糖指數。歐美是以平時日常生活中攝取的白麵包作為基準食品，其他食物則以食用後2小時內血糖曲線的下側面積，除以相同條件下白麵包的面積來求得升糖指數。截至西元1995年為止，已經有565項食品的GI被計算出來。

在另一方面，日本從西元1989年開始從歐美引進升糖指數的概念，並且以白飯作為基準，開始計算各種食品的升糖指數。相信今後日本會有越來越多的食品被計算出升糖指數，並且在糖尿病的飲食治療上受到活用。

● 維他命和礦物質：在能量攝取量減少的影響下，維他命和礦物質的攝取量容易不足，醫療人員應特別注意。

❷運動治療

運動治療和飲食治療都是糖尿病重要的治療方法。從短期的角度來看，運動治療可以促使能量消耗，進而達到降低血糖的目的。從長期的角度來看，運動治療能夠增加胰島素受器的數量，達到改善患者的胰島素抗性的目的。除了上述兩點之外，運動治療也能夠改善和預防高血壓、動脈硬化。雖然運動治療好處多，但是依照患者血糖值和併發症程度的不同，有些患者可能無法接受運動治療，這一點醫療人員必須特別注意。**表4**是運動治療的適用範圍。

❹運動療法的基本

以三種運動為一套來施行，分別是①有氧運動(散步、游

N o t e

運動療法當日的檢查項目

有以下症狀的日子，就要停止運動療法

- 發燒
- 頭痛或生病
- 身體疲倦
- 沒有食慾，吃不下
- 睡眠不足
- 稍為活動一下就會喘、不舒服
- 腳浮腫
- 腹痛或腹瀉
- 肌肉或關節疼痛

(引用自 武田英二：臨床病態營養學，文光堂，2004)

▼ **表4 運動治療的適用範圍**

1. 糖尿病的控制狀態
- 空腹時的血糖值：140mg/dL(即使高也要控制在160mg/dL)以下
- 飯後2小時的血糖值：200mg/dL(即使高也要控制在250mg/dL)以下
- HbA1c：9 %以下
- 果糖胺濃度：150 μmol/L以下

2. 糖尿病併發症的狀態
①糖尿病性視網膜病變：單純視網膜病變
②糖尿病性腎臟病變：尿蛋白陰性、尿沉澱正常、Ccr 24h 80mL/分以上
③糖尿病性神經病變：自律神經機能正常(沒發現在ECG下的RR間隔變動係數低下)

3. 沒發現其他併發症

摘錄自 武田英二：臨床病態營養學，p235，文光堂，2004

泳、室內自行車)，②肌力訓練(啞鈴操、划艇等運動)，③熱身操、緩和運動。

目標消耗熱量、運動項目應視每一位患者的狀況來設定，一般則是以80kcal作為一個單位，有氧運動設定兩個單位，肌力訓練和體操共一個單位，一天的適當運動量合計共三個單位(240kcal)。

⑧運動治療的注意事項

■第一型糖尿病

- **正在服用口服降血糖藥時**：如果用餐時間較長時，應該在運動前後補給餅乾或起司等效果較長的食物，或者是在運動中補給果汁或糖水等食品。如果患者運動前的血糖值在250mg/dL以上，或者是尿液中呈現酮體陽性反應時，應該避免運動。
- **正在進行胰島素治療時**：對於不容易發生酮酸中毒的患者，可以減少運動前胰島素的投予量。對於容易發生酮酸中毒的患者，原則上不會減少胰島素的投予量，而是以補充食物的方式來進行調整。

■第二型糖尿病

將運動治療之前的胰島素投予量降低到原本的2/3～3/4。對於容易發生酮酸中毒的患者，原則上不會減少胰島素的投予量，而是以補充食物的方式來進行調整。除此之外，在患者運動前、中、後都必須測量血糖值。

❸藥物治療

使用的藥劑主要有兩種，分別是**口服藥**和自行注射的**胰島素製劑**。第一型糖尿病患者必須接受胰島素治療。第二型糖尿病患者的場合會先實施飲食治療和運動治療，如果依然無法控制血糖值時，才會使用口服藥。如果口服藥也無法獲得良好的治療效果時，必須接受胰島素治療。

ⓐ口服藥

■降血糖藥

磺醯尿素類藥劑(促進蘭格漢氏島內的 β 細胞分泌胰島素，進而使血糖下降)、雙胍類藥劑(抑制腸道吸收醣類或改善胰島素的作用，進而使血糖值下降)。

■飯後血糖改善劑(α-葡萄糖甘酶抑制劑)

抑制醣類消化酵素中的 α-葡萄糖甘酶，進而發揮抑制和延遲醣類的分解、吸收達到防止餐後血糖急速上升的效果。

■胰島素抗性改善劑(Pioglitazone Hydrochloride)

糖尿病口服藥的主要副作用

- 磺醯尿素類藥劑：低血糖
- 雙胍類藥劑：乳酸中毒
- α-葡萄糖甘酶抑制劑：腹部膨脹感、氣臟
- Pioglitazone Hydrochloride：水腫、肝功能障礙

改善胰島素抗性，促進末梢組織吸收醣類的效果，使血糖值下降。

ⓑ胰島素製劑

胰島素製劑依作用時間、持續時間等條件的不同，又可以分為超速效型、速效型、中間型三大類。一般正常人的胰島素分泌可以分為兩種，一種是平時不斷分泌的基礎分泌，另一種則是在餐後急速分泌的追加分泌。醫療人員應該顧慮到這些分泌狀況，決定出適當的胰島素製劑、投予次數、投予量。

2 高脂血症

A. 病狀

膽固醇、三酸甘油酯(中性脂肪)、磷脂質、游離脂肪酸等脂質，在血液中時是以**脂蛋白**的形態存在。所謂的**高脂血症**，是由於脂蛋白的代謝發生異常，導致血液中的三酸甘油酯、膽固醇增加的狀態，又可以細分為六大類(**表5**)。除了表中的六大類之外，還有**原發性高脂血症**，以及由其他疾病

N o t e 📖

健康人體的胰島素分泌量

• 基礎分泌：5～15μU/mL
• 追加分泌：60～90μU/mL

脂蛋白

脂質由於不溶於水，在血液中必須以和蛋白質結合的型態才能夠存在。脂蛋白依密度可以分為四大類。
①乳糜微粒
②極低密度脂蛋白(very-low-density lipoprotein：VLDL)
③低密度脂蛋白(low-density lipoprotein：LDL)
④高密度脂蛋白(high-density lipoprotein：HDL)

密度越低的脂蛋白含有的脂質比例越高。VLDL中的三酸甘油酯含量較高，LDL和HDL則含有較多的膽固醇。

▼表5　高脂血症的WHO分類(Fredrickson分類)

檢查項目		I 型	IIa 型	IIb 型	III 型	IV 型	V 型
分類		高三酸甘油酯血症	高膽固醇血症	混合性高脂血症	混合性高脂血症	高三酸甘油酯血症	高三酸甘油酯血症
血清總膽固醇(TC) [mg/dL]		220　→	220 ↑～↑↑↑	220 ↑～↑↑	220　↑↑	220　→或↑	220　↑
血清三酸甘油酯(TC) [mg/dL]		150　↑↑↑	150　→	150 ↑～↑↑	150　↑↑	150　↑↑	150　↑↑↑
冷凍一天一夜後觀察血清外觀		血清表面出現油層 ⊕ 下層清澈	清澈	清澈或輕度白濁	清澈或輕度白濁	清澈或輕度白濁	血清表面出現油層 ⊕ 下層白濁
脂蛋白電泳		乳糜微粒＋	β脂蛋白↑	Pre-β脂蛋白↑ β脂蛋白↑	Pre-β、β脂蛋白無法分離	Pre-β脂蛋白↑	乳糜微粒＋ Pre-β脂蛋白↑
異常增加的脂蛋白	乳糜微粒	增加					增加
	極低密度脂蛋(VLDL)			增加		增加	增加
	中低密度脂蛋白(IDL)				增加		
	低密度脂蛋白(LDL)		增加	增加			
	高密度脂蛋白(HDL)						

→ ： 無變化　　↑：上升　　↑↑：中度上升　　↑↑↑：顯著上升

Note

可能引起高脂血症的疾病

- **高三酸甘油酯血症**：甲狀腺脂機能低下症、糖尿病、胰臟炎、肥胖症、多發性骨髓瘤、腎病症候群、肢端肥大症等疾病。
- **高膽固醇血症**：甲狀腺脂機能低下症、庫欣氏症候群、原發性膽汁性肝硬化等疾病。
- **混合性高脂血症**：甲狀腺脂機能低下症、腎病症候群、阻塞性肝臟疾病、多發性骨髓瘤、糖尿病等疾病。

所導致的**續發性高脂血症**。一部分的原發性高脂血症，則是由遺傳因子異常所導致的。

在正常情況下，脂蛋白是以下述的方式進行代謝。

①從飲食中攝取的三酸甘油酯和膽固醇，會在小腸中被吸收，進而形成乳糜微粒。乳糜微粒在脂蛋白脂肪脢的作用下會被水解成HDL和乳糜微粒殘餘物。乳糜微粒主要負責三酸甘油酯的運輸。

②在肝臟中，由甘油、醣類、脂肪酸合成的三酸甘油酯和膽固醇會形成VLDL，隨後釋放到血液中。VLDL在血液中會被脂蛋白脂肪脢所水解成LDL〔途中會先分解成中低密度脂蛋白(IDL)〕，一部分則會被分解成HDL。VLDL主要負責運輸三酸甘油酯，LDL主要負責運輸膽固醇。

③LDL和肝臟或其他組織上的LDL的受器結合後會被吸收。

④HDL會將末梢組織中的膽固醇運送到肝臟。

＊

除了遺傳因子異常引起的原發性高脂血症外，高脂血症的主要原因都是由於三酸甘油酯、膽固醇和醣類的過度攝取所造成。

在三酸甘油酯和膽固醇過度攝取的影響下，乳糜微粒的合

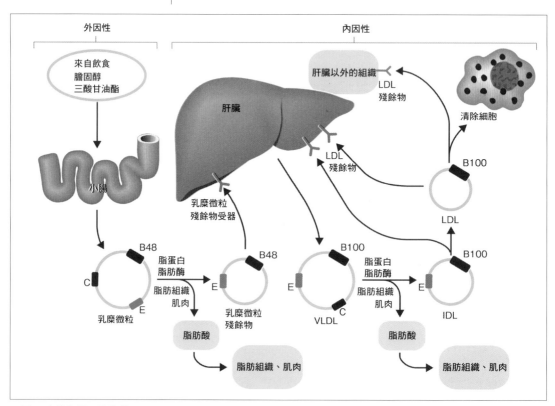

▲圖2 血清脂蛋白的代謝

本圖摘錄自 武田英二：臨床病態營養學，p246，文光堂，2004

成作用會亢進，脂蛋白脂肪酶的活性也會下降，造成乳糜微粒和乳糜微粒殘餘物堆積在血液中。這些脂蛋白含有大量的三酸甘油酯，會導致患者發生**高三酸甘油酯血症**。

除了會導致高三酸甘油酯血症外，膽固醇、三酸甘油酯、醣類的攝取過度也會促進肝臟中三酸甘油酯和膽固醇的合成。結果就導致VLDL的增加，成為引起**高膽固醇血症**、**高三酸甘油酯血症**的原因。

LDL是脂蛋白中膽固醇含量最高的。如果LDL在血中過度增加時，就會堆積在血管壁上，導致動脈硬化。由於這項特徵，LDL也被稱為壞的膽固醇。HDL由於能夠將堆積在血管壁上的膽固醇，以及末梢組織內多餘的膽固醇回收運回肝臟，所以被稱為好的膽固醇。當血液中的三酸甘油酯血增加時，HDL的合成量就會減少。

B. 症狀

絕大多數的情況下，患者都不會出現自覺症狀，高三酸甘油酯血症的患者則可能會在臉部、頸部等位置上出現發疹性黃色瘤。高膽固醇血症的患者時，可能會在阿基里斯腱等位置上觀察到黃色瘤。

C. 檢查和診斷

檢查血清中的總膽固醇、LDL膽固醇、HDL膽固醇、三酸甘油酯以進行診斷。診斷的標準整理在**表6**中。

特定的脂蛋白代謝異常，可以利用採血後檢體的外觀來判斷。將血清靜置一晚後，如果檢體內的乳糜微粒增加時，血清上層會堆積一層鮮奶油狀的乳糜微粒。如果是VLDL增加時，血清則會變得白濁。

▼表6　高脂血症的診斷標準(日本動脈硬化學會，2002)

高膽固醇血症	總膽固醇值：220mg/dL以上
高三酸甘油酯血症 (高中性脂肪血症)	三酸甘油酯值：150mg/dL以上 (中性脂肪值)
高LDL膽固醇血症	LDL膽固醇值：140mg/dL以上

※只要符合上述任何一項即判定為高脂血症。上述三者中又以高LDL膽固醇血症最容易演變成動脈硬化。即使患者總膽固醇值不高，也可能會有LDL膽固醇值偏高的現象，必須特別注意。

低HDL膽固醇血症	HDL膽固醇值：40mg/dL未滿

※雖然不是高脂血症，但也是一種會引起動脈硬化的脂質代謝異常。

好膽固醇和壞膽固醇

- 好膽固醇(HDL)：能夠將堆積在血管壁上的膽固醇，以及末梢組織內多餘的膽固醇回收運回肝臟。
- 壞膽固醇(LDL)：含有大量的膽固醇，LDL的量過高時會堆積在血管壁上，導致動脈硬化。

血液檢查的基準值

總膽固醇值：130～220mg/dL

HDL膽固醇值：男性37～50mg/dL，女性41～66mg/dL

LDL膽固醇值：66～120mg/dL

三酸甘油酯：50～150mg/dL

D. 治療和營養管理

基本的治療是使用飲食治療和運動治療。如果這些方法仍然無法改善患者的狀況時，才會實施藥物治療。

❶飲食治療

Ⓐ共通的基本原則

無論患者屬於哪一種高脂血症，都具備三項共通的治療原則：

- 總能量攝取量限制在每公斤標準體重25～30kcal的範圍內。
- 脂肪攝取量應佔總攝取能量的25％以下。
- 每天建議攝取20～30g左右的食物纖維。

Ⓑ高乳糜微粒血症

脂肪攝取量應佔總攝取能量的25％以下。飽和脂肪酸(S)、單元不飽和脂肪酸(M)、多元不飽和脂肪酸(P)的攝取比例應為3:4:3，n-6/n-3的比值應為3～4。

Ⓒ高VLDL血症

除了限制患者的總攝取能量之外，也必須以蔗糖、果糖為中心進行醣類攝取上的限制。脂肪的部份，多元不飽和脂肪酸(P)/飽和脂肪酸(S)的比值應為1.0～1.5，並且n-3脂肪酸的攝取比例應較高。

Ⓓ高LDL血症

除了限制患者的總攝取能量之外，每天的膽固醇攝取量應限制在250mg以下。多元不飽和脂肪酸(P)/飽和脂肪酸(S)的比值應在1.0～2.0左右。除此之外，應該多攝取植物性蛋白質，減少動物性蛋白質的攝取量。

❷運動治療

游泳、慢跑、散步等有氧運動具有促進脂質代謝的效果。可以讓患者進行最大氧氣攝取量50％左右的運動，每天運動30分鐘～1小時。如果對象是肥胖症的患者，在慢跑等有氧運動時必須提防膝關節疼痛的發生。

飽和脂肪酸(S)

牛奶、奶油等富含動物性脂肪的食物中，都含有飽和脂肪酸。

單元不飽和脂肪酸(M)

植物性油脂都富含單元不飽和脂肪酸。

多元不飽和脂肪酸(P)

植物性脂肪中富含的亞油酸、α-次亞麻油酸、γ-次亞麻油酸、花生四烯酸，魚油中富含的二十碳五烯酸(EPA)、二十二碳六烯酸(DHA)等等，都是屬於多元不飽和脂肪酸。
n-3不飽和脂肪酸：α-次亞麻油酸、EPA、DHA
n-6不飽和脂肪酸：亞油酸、γ-次亞麻油酸、花生四烯酸

❸藥物治療

Ⓐ HMG-CoA 還原酵素抑制劑

HMG-CoA 還原抑酵素制劑能夠抑制肝臟合成膽固醇的過程中，所不可或缺的HMG-CoA 還原酵素，進而達到抑制肝細胞合成膽固醇的效果。在HMG-CoA 還原抑制劑的作用下，肝細胞內的LDL受器合成作用會提高，使肝細胞吸收血液中膽固醇的量增加，進而降低血液中LDL膽固醇的含量。

Ⓑ 陰離子交換樹脂

陰離子交換樹脂會在小腸中和膽汁酸結合，促使膽固醇排泄到糞便中，進而達到抑制膽汁酸進行腸肝循環的效果。肝臟為了彌補膽汁酸的不足，將會促進膽固醇分解成膽汁酸的反應作用，進而使血液中的膽固醇下降。在上述一連串作用的影響下，肝細胞內的膽固醇會減少，LDL受器合成作用會提高，使肝細胞吸收血液中膽固醇的量增加。整體來說，陰離子交換樹脂會使總膽固醇減少，LDL膽固醇減少，HDL膽固醇略微上升，以及使三酸甘油酯的量增加。

Ⓒ 丙丁酚(Probucol)

丙丁酚能夠使LDL膽固醇在沒有LDL受器的情況下，直接進入到肝臟進行代謝，進而達到降低總膽固醇、LDL膽固醇的效果。丙丁酚也會使HDL膽固醇下降，不過對於LDL受器缺損的遺傳因子異常病例而言，依然是非常有效的藥劑。除了上述作用之外，丙丁酚也具有強力的抗氧化作用。

Ⓓ 纖維酸類製劑

纖維酸類製劑能夠活化脂蛋白脂肪酶，同時抑制肝臟中膽固醇和三酸甘油酯的合成，以及抑制VLDL的分泌。纖維酸類製劑是高三酸甘油酯血症的第一線藥物。

Ⓔ 尼古丁酸製劑

尼古丁酸製劑能夠使血液中的游離脂肪酸下降，進而抑制肝臟合成三酸甘油酯。除此之外，尼古丁酸製劑也能夠促進脂蛋白脂肪酶的活性，促使三酸甘油酯下降，同時增加體中HDL膽固醇的含量。

腸肝循環

膽固醇被肝臟吸收後，會被分解成膽汁酸並且排泄到十二指腸中，接著再從小腸吸收回肝臟內，再度回收利用。這一連串的過程被稱為腸肝循環。

腰臀比

　根據腰圍和臀圍的比例，可以推測出檢測對象是屬於內臟脂肪型肥胖，還是屬於皮下脂肪型肥胖。

<腰臀比的判定標準>

• 男性

　0.9以上：可能屬於內臟脂肪型肥胖

　1.0以上：內臟脂肪型肥胖

• 女性

　0.8以上：可能屬於內臟脂肪型肥胖

　0.9以上：內臟脂肪型肥胖

* 無論男女，即使腰臀比的數值在0.7以下時，也有可能屬於皮下脂肪型肥胖。

3 肥胖症

A. 診斷

　所謂的肥胖，是指脂肪組織儲存過量的狀態。成年人的BMI超過25以上時，即判定為肥胖(**表7**)。

　被判定為肥胖的人，只要在滿足下列任何一項條件，就會診斷為**肥胖症**。

● 罹患和肥胖有關的健康障礙，且此健康障礙可以藉由飲食減量獲得改善或防止狀況惡化(例如醣類代謝異常、高脂血症、心臟機能異常等等)。

● 現在雖然沒有出現上述各種健康障礙，但是將來容易出現上述健康障礙的內臟脂肪型肥胖者。

*

　肥胖可以分為兩大類，一類是皮下脂肪較多的**皮下脂肪型肥胖**，另一類則是內臟脂肪較多的**內臟脂肪型肥胖**(**圖3**)。如上文所描述的，內臟脂肪型肥胖患者容易併發醣類代謝異常或脂質代謝異常等障礙，使得患者罹患缺血性心臟疾病的機會增加。除了肥胖的種類之外，體脂肪的分佈也會造成影響。體脂肪的分佈呈下半身型(西洋梨型)者，比起上半身型(蘋果型)更容易併發醣類代謝異常和脂質代謝異常(**圖4**)。

B. 原因

❶飲食過度和運動不足

　當攝取的能量高於消耗的能量時，剩餘的能量就會形成脂肪並且儲存在體內。攝取能量增加的原因以飲食過度最多，消費能量下降的原因則以運動不足最為常見。

❷錯誤的飲食方式

　即使一天的能量攝取量正常，如果一天只吃兩餐，或者是

▼表7　肥胖的判定

BMI	日本肥胖學會的判定(1999)	WHO標準
未滿18.5	過瘦	體重過低
18.5 以上25未滿	普通	正常
25 以上30未滿	第一級肥胖	過重
30 以上35未滿	第二級肥胖	輕度肥胖
35 以上40未滿	第三級肥胖	中度肥胖
40以上	第四級肥胖	重度肥胖

註) BMI(肥胖指數)=體重(kg)/身高(m)^2，理想的BMI=22。

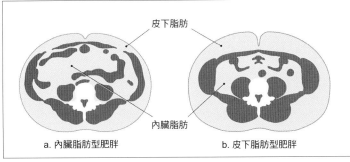

本圖摘錄自 武田英二：臨床病態營養學，p258，文光堂，2004

▲圖3　腹部CT影像下的肥胖類型分類

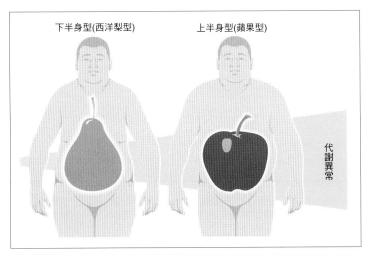

本圖是獲得原作者的許可後，參考下列書籍製作 板根直樹：肥胖症，健康和營養科學系列 人
　　體的構造和機能以及疾病的發生機制 各論I(香川靖雄等人編輯)，P77，南江堂，2005

▲圖4　以脂肪分布位置來區別肥胖類型和代謝異常的比例

單次的飲食量過多，每餐之間間隔較長時，容易使營養素被
人體吸收，進而造成能量的過剩。

　　夜晚的消化吸收機能較活躍，如果一天的飲食攝取量超過
一半都是在夜晚攝取時，就很容易被轉換成脂肪。

❸遺傳

　　近年來肥胖相關的遺傳因子已經逐漸被人們所發現。舉例
來說， β3-腎上腺素受器的基因可能和肥胖有關，UCP基因
(和產熱機制有關)的異常也可能有影響，這些因素會造成患
者難以減輕體重。

C. 併發症

　　肥胖症有許多種併發症存在，下列介紹的就是其中較具代
表性的幾種。

❶糖尿病

肥胖症會使患者的胰島素作用發生障礙，進而引起胰島素抗性。一旦引起胰島素抗性後，體內為了解決這個問題，將會促進胰島素的分泌，脂肪細胞的胰島素受器則會減少，反而造成胰島素抗性程度上升。在上述狀況的影響下，結果就造成了血糖上升的惡性循環，最後分泌胰島素的蘭格漢氏島β細胞也開始疲憊，使得胰島素分泌量下降，造成糖尿病。

除此之外，胰島素分泌亢進後如果引起高胰島素血症時，肝臟中三酸甘油酯的合成會受到促進，VLDL的分泌也會受到促進，進而使患者出現高三酸甘油酯血症。這些脂質隨後會被脂肪組織吸收，使得患者的肥胖程度更加惡化。

❷高脂血症

肥胖症患者由於脂肪細胞增加的緣故，能夠動員的游離脂肪酸較多，因而使得肝臟合成的三酸甘油酯過多。再加上肥胖症可能會出現高胰島素血症，高胰島素血症如上文所描述的一樣，會促進肝臟中三酸甘油酯的合成以及VLDL的分泌。肥胖症患者身上也時常可以觀察到高膽固醇血症的發生。

(小專欄)

■ 代謝症候群

近年來「代謝症候群」的概念逐漸受到矚目。所謂的代謝症候群，是指以內臟脂肪型肥胖為骨幹，引起高脂血症、高血壓、高血糖的一種病狀。內臟脂肪型肥胖患者除了體內堆積了大量的內臟脂肪外，在脂肪堆積的影響下，患者體內也會分泌各種細胞激素。在分泌的細胞激素中，有一種被稱為TNF−α的細胞激素，被認為會導致胰島素抗性，可能是引起糖尿病、高血壓、高脂血症的原因之一。

代謝症候群之所以受到重視，是因為它導致動脈硬化的危險性非常高的緣故。換句話說，代謝症候群的患者容易發生心肌梗塞或腦梗塞。除此之外，即使患者高脂血症或高血壓的程度輕微，只要這些症狀集合在一起，一樣會提高動脈硬化的危險性，而這一點也是代謝症候群的特徵。

目前日本的成年人預估每四個人就有一人可能罹患代謝症候群。代謝症候群是源自於內臟脂肪的堆積，可以藉由矯正運動不足或飲食過度的習慣而獲得改善，因此生活習慣上的指導和教育就顯得十分重要。

日本在西元2005年四月，由日本肥胖學會、日本動脈硬化學會等八大學會共同整理出了代謝症候群的診斷基準，詳細內容如下。

<代謝症候群的診斷基準>

只要符合下列(1)的條件，同時符合項目(2)～(4)中任兩項以上者，即可診斷為代謝症候群。

(1) 內臟脂肪的堆積

腰圍：男性85ｃｍ以上，女性90ｃｍ以上(相當於內臟脂肪面積在100m²以上)

(2) 血清脂質異常

①三酸甘油酯: 150 mg/dL以上
②HDL膽固醇：未滿40 mg/dL
滿足①②其中一項或兩項都滿足

(3) 高血壓

①收縮壓：130mmHg以上
②舒張壓：85mmHg以上
滿足①②其中一項或兩項都滿足

(4) 高血糖

空腹時血糖值：110mg/dL以上

❸冠狀動脈疾病、高血壓

糖尿病、高脂血症是引起動脈硬化的原因，**動脈硬化**則是引起**冠狀動脈疾病的危險因子**。除此之外，高胰島素血症會促進腎臟吸收鈉的作用，肥胖所導致的交感神經過度緊張、醛固酮分泌過剩也會造成影響，使得患者體內的鈉和水份堆積，最後造成**高血壓**。

❹高尿酸血症(痛風)

由於常攝取高能量飲食，肥胖症患者，會因為尿酸合成的亢進及腎臟腎小管尿酸排泄率下降的現象，進而導致痛風。

┃D. 治療和營養管理

基本原則是使用行為修正療法和飲食治療、運動治療，藥物治療則用來輔助治療。

❶行為修正療法

調整飲食生活，並且為了學習良好的生活習慣，應該進行飲食記錄、體重記錄、運動記錄。

❷飲食治療

患者的能量攝取量一般限制在每公斤標準體重相當於20～25kcal。由於飲食治療重在持久，只要患者並非重度肥胖，就應該讓患者至少攝取1400kcal左右的能量。

三大營養素的能量分配粗估分別是：碳水化合物60%、蛋白質25%、脂質15%。

為了血糖值調節上的方便，每天至少要讓患者攝取100g左右的碳水化合物。在選擇上應該盡量避開雙醣類和單醣類，讓患者攝取澱粉類食物。蛋白質的部份，每公斤標準體重應攝取0.8～1.2g的蛋白質。脂質的部份，為了避免發生必須脂肪酸的不足，每天應攝取大約20g。

除了上述的注意事項外，醫療人員也應該指導患者用餐方式，例如不要吃的太快，也不要兩餐當一餐吃。

❸運動治療

在實施運動治療之前，應該先和醫師商量，以確保運動療法不會讓患者的病狀惡化。盡可能先讓患者接受體力測試，並且從安全的運動開始導入。

對於平時沒有在運動的患者，一開始應該先實施短時間的走路或散步等輕鬆的運動，隨後再逐漸增加運動量。

死亡四重奏

蘋果型肥胖、高三酸甘油酯血症、糖耐量異常、高血壓這四種病狀由於容易導致冠狀動脈性死亡，因此被稱為「死亡四重奏」，用來警告人們它對生命的威脅性。

體重循環現象

挑戰不合理的減重方法，卻又無法長期持續，結果不斷失敗的現象被稱為體重循環現象。隨著失敗次數的累積，當事人的體重會變得難以減少，而且容易回升到原來的體重。

▼表8　運動治療的禁忌

循環器官疾病	急性心肌梗塞(一個月以內)
	未接受治療的狹心症
	重度心臟瓣膜症
	心肌炎、心膜炎
	急性塞栓症
	分割性動脈瘤
	血栓性靜脈炎
	重度的大動脈狹窄化
	心室性心動過速，以及其他危險的心室早期收縮
	完全性房室傳導阻滯
	重度高血壓症
代謝性疾病	糖尿病的代謝失調期
	糖尿病性視網膜症的出血期
	過度的肥胖
感染症 腎衰竭 其他急性疾病	

表8　中列出了運動治療的各種禁忌。

❹藥物治療

現在日本核准使用的減肥藥只有一種，是作用於中樞神經，進而達到抑制食慾效果的Mazindol(精神作用藥)。BMI在35以上的患者可以使用三個月。

4 痛風

A. 病狀

痛風是由於**尿酸**在血液中的含量增加，導致患者發生**高尿酸血症**，尿酸結晶堆積在關節腔內後，引起**急性關節炎**或**痛風石**的疾病。

尿酸是**嘌呤核苷酸**的最終代謝產物。嘌呤核苷酸包含了腺嘌呤核苷酸、鳥糞嘌呤核苷酸、次黃嘌令核苷酸，接著要向各位簡單的描述一下嘌呤核苷酸的合成過程。一開始體內會以胺基酸等物質作為材料，合成出含有嘌呤鹼的次黃嘌令核苷酸，接著再從次黃嘌令核苷酸變化出腺嘌呤核苷酸和鳥糞嘌呤核苷酸(圖5)。除了體內生合成的方式外，嘌呤核苷酸還可以藉由從食物中攝取的嘌呤鹼來進行合成，以及利用嘌呤核苷酸在體內被分解時產生的嘌呤鹼進行合成。

經由分解嘌呤核苷酸所產生的尿酸，約有三分之一會排泄到消化道內，剩下約三分之二則從腎臟排泄到尿液中。

高尿酸血症的原因有三種，分別是尿酸生產過剩、尿酸的

嘌呤核苷酸

核苷酸是核酸的組成單位，嘌呤核苷酸則是由嘌呤鹼、磷酸、五碳糖所構成。

尿酸排泄到尿液中的過程

尿酸在腎臟的腎絲球中會被完全過濾。過濾之後，在近位小管中會幾乎完全被吸收，然後在遠位小管中分泌出50%，40%被回收，最後約有10%會被排泄到尿液中。其排泄量大約為450～500mg。

痛風的發病

痛風的患者約有95％是男性。其中大部份人的發病時間介於30～60歲。由於如果有痛風的家族史，就有很高的機率會發病，因此痛風的發病在某種程度上可能和遺傳因子有關。

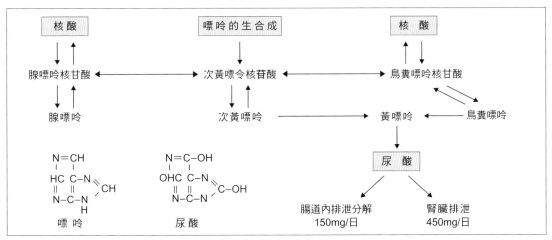

▲圖5　尿酸的合成　　　　　　　　　　　　　本圖摘錄自 武田英二：臨床病態營養學，p269，文光堂，2004

排泄能力下降或兩者同時發生。當嘌呤代謝發生異常，或者是白血病、骨髓瘤等因素造成細胞崩壞亢進，以及食用含有大量嘌呤體的食物時，都可能造成**尿酸的生產過剩**。

除了腎臟機能障礙之外，尿酸排泄抑制劑(例如噻嗪類利尿劑等藥物)也可能會引起**尿酸排泄能力的下降**。

一旦罹患**高尿酸血症**，尿酸結晶就會堆積在關節腔內，引發急性關節炎或痛風石。除此之外，尿酸鹽也常堆積在腎臟的腎小管或尿路中，使患者併發腎臟機能障礙，或者是伴隨動脈硬化的發生。

▌B. 症狀 (圖6、7)

❶急性痛風(關節炎)發作

急性痛風(關節炎)發作的症狀是關節突然發生劇烈疼痛。疼痛部位以**腳拇指關節**最為常見，其他還包括阿基里斯腱、膝關節等部位。大多數的情況下疼痛會在發作後2～3天內開始減輕，大約一週後就會恢復到彷彿什麼都沒發生過一樣。

痛風首次發作痊癒後，會有一段時間沒有任何症狀，但是隨後就會再度復發，並且發作次數會越來越頻繁。

痛風的發作，是因為白血球將關節腔內的尿酸結晶視為異物，進而吞噬尿酸結晶所導致。在吞噬尿酸結晶後，白血球內部的葡萄糖分解作用會更加亢進，促使尿酸的產量增加，造成pH值的下降。pH值的下降會使尿酸鹽的溶解度下降，促進尿酸的結晶化。除此之外，白血球死亡後會釋放出溶體，這也會強化炎症反應，促使pH值下降。急性痛風發作可能就是在上述的惡性循環下所造成。

❷痛風石

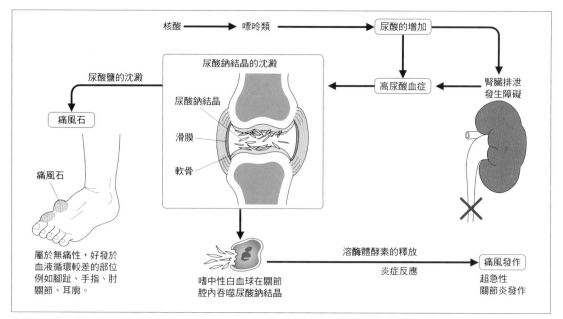

本圖摘錄自 山田幸宏：寫給護理師的病狀手冊，p325，醫學藝術社，2005

▲圖6　痛風的症狀

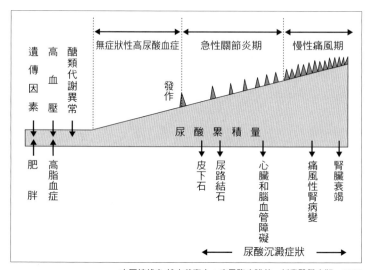

本圖摘錄自 松本美富士：痛風臨床講義，新興醫學出版，1990

▲圖7　痛風的臨床經過(自然病史)

　　痛風石是由於尿酸鹽的沉澱而造成。好發部位位於腳趾、肘關節、手指、耳廓等部位。痛風石的體積會逐漸增加，甚至增大到破壞關節的程度。

❸併發症

　　尿酸鹽堆積在腎小管內後，腎元會開始萎縮，進而引起腎臟機能障礙，甚至導致腎臟衰竭。痛風患者由於尿液的pH值偏向酸性，很容易因為尿酸鹽而併發尿路結石。除此之外，痛風患者也可能會因為動脈硬化而併發腦中風或心肌梗塞。

C. 檢查和診斷

檢查患者的血清尿酸濃度，**男性高於7mg/dL以上，女性高於6mg/dL以上**時，即判定為**高尿酸血症**。在罹患高尿酸血症的情況下，如果患者有急性痛風發作，或者是發現到痛風石中含有尿酸鹽結晶時，即可診斷為**痛風**。

D. 治療和營養管理

❶藥物治療

Ⓐ痛風發作的治療

當患者感覺可能要發作時，可以使用秋水仙鹼。秋水仙鹼可以抑制嗜中性白血球的游離、吞噬作用，以及抑制溶酶體酵素的釋放，能夠改善痛風發作的現象。當痛風的症狀出現時，可以投予非固醇類消炎(抗炎症)藥。

Ⓑ高尿酸血症的治療

可以使用尿酸生成抑制劑和尿酸排泄促進劑。若患者併發腎臟機能障礙或尿路結石時，應使用尿酸生成抑制劑。無論是使用哪一種藥劑，患者終身都必須服藥，因此藥物產生的副作用也必須特別注意。

❷飲食治療

過去的治療方法，是提供患者嘌呤類限制十分嚴苛的飲食。由於痛風患者有很高的機率合併高血壓、糖尿病、肥胖症、高脂血症等疾病，現在的飲食治療也同時具備預防和治療這些疾病的目的。

■能量攝取量和營養素

能量攝取量為每公斤理想體重25～30kcal，並且均衡地攝取營養素。

■攝取充足的水份

對於有尿路結石過去病史的患者，或者是正在服用尿酸排泄促進劑的患者，為了預防尿路結石或腎臟機能障礙的發生，每天應該攝取兩公升以上的水份。

■減少鹽份攝取

為了預防高血壓的發生，每天的鹽份攝取量應該控制在10g以下。

■少喝酒精類飲料

酒精飲料能夠促進尿酸的生成，酒精產生的乳酸也會妨礙尿酸的排泄。應該將酒精飲料的攝取量控制在總能量的10%以內。

不用限制嘌呤類攝取量的理由

- 容易導致營養不均衡
- 會造成患者精神上很大的痛苦
- 食品中的嘌呤類大多會在腸道內被細菌所分解

血液疾病

Note

紅血球

紅血球外型並非球形而是呈圓板狀，直徑為7.7μm，厚度達2μm。紅血球的中心處稍微往下凹陷。

血紅素

血紅素是含有鐵的一種蛋白質。血紅素在肺泡中接收氧氣後被稱為氧化血紅素，在組織中釋放氧氣後則稱為還原血紅素。紅血球的顏色會隨著血紅素中的氧氣含量而改變，這也就是動脈血液和靜脈血液顏色差別的由來。

鐵蛋白

鐵蛋白是具有儲存鐵質能力的蛋白質。當人體攝取過多鐵質時，鐵蛋白的量就會增加，反之鐵質不足時就會下降。

血鐵質

在骨髓、肝臟、脾臟等部位中都可以發現到血鐵質的存在。

1 貧血

A. 病狀

所謂的**貧血**，是指血液中的**紅血球數**減少，或者是紅血球的**血紅素量**減少的狀態。

貧血的原因可以分為下列三種。

①**紅血球製造上的障礙**：缺乏造血所需的營養素，或者是骨髓的障礙導致紅血球的生成發生障礙。

②**溶血現象的亢進**：由於溶血(紅血球的破壞)使得紅血球數下降。

③**出血**：由於外傷或消化道出血等因素使得紅血球喪失。

以原因來分類貧血後就會如**表1**中所示。

<鐵質的代謝>

所有的鐵質都必須從食物中攝取。食物中的鐵雖然是三價鐵，但在腸道中會轉換成二價鐵後才被吸收。被吸收的二價鐵在腸道上皮細胞內會再度轉換成三價鐵。吸收後的鐵質會以**鐵蛋白**或**血鐵質**的形式，儲存在肝臟和脾臟中。一部分的鐵蛋白則會在血漿中和**運鐵蛋白**結合，隨後被運送到骨髓中

▼表1　依原因分類貧血

原因	<營養素缺乏性>		背景
①紅血球生成上的障礙	<營養素缺乏性> 缺鐵性貧血 維他命B12缺乏性(惡性貧血) 葉酸缺乏性		攝取量不足、需要量增加
	<骨髓障礙性> 再生不能性貧血 骨髓腫瘤		放射線、藥物障礙、先天性 白血病、骨髓瘤
	<腎臟衰竭性>		紅血球生成素減少
②溶血亢進	溶血性貧血		先天性：鐮刀狀紅血球症 後天性：自體免疫等疾病
③出血	急性出血 慢性出血 (兩者都屬於缺鐵性貧血)		外傷 消化道出血、子宮器質性疾病

本表格摘錄自 沖田千代：營養科學系列NEXT，臨床營養學(武田英二、中坊幸弘編)，p129，講談社，1998

供紅血球生成使用。當紅血球壽命結束後被破壞時，鐵質就會被釋放出，並且大部分會被回收用於紅血球的生成。

一般健康人每天的鐵質攝取量為10～15mg，其中約有10%會被人體所吸收。另一方面，每天約有1.5mg的鐵會隨著汗液和糞便排泄到體外，藉此維持平衡(**圖1**)。

❶缺鐵性貧血

血紅素是由血基質和球蛋白所組成。所謂的缺鐵性貧血，是構成血跡質的鐵不足，導致血紅素合成量下降的狀態。絕大多數的貧血患者都是屬於**缺鐵性貧血**。

人體缺鐵的原因可以分為下列三大類。

①**鐵的供給不足**：食品中的攝取量不足，或者是由於胃腸的障礙導致吸收能力不全。

②**鐵需求量的增加**：成長期、發育期、懷孕期的鐵質需要量都會增加。

③**鐵質的喪失**：由於胃・十二指腸潰瘍導致消化道出血，或者是因為子宮肌瘤等性器官的出血而引起鐵質的流失。

❷巨母紅血球性貧血

巨母紅血球性貧血是由於造血幹細胞的DNA合成障礙所引起，特徵是骨髓中會出現**巨母紅血球**。巨母紅血球在骨髓內就會受到破壞，所以會使得末梢紅血球的利用率顯著下降。

運鐵蛋白

運送鐵質的蛋白質。一般情況下，人體內約有三分之一的運鐵蛋白是維持在和鐵結合的狀態。

血基質

血基質是紅血球原紫質(protoporphyrin)和二價鐵結合形成的化合物。

巨母紅血球

由於紅血球分裂障礙所產生的巨型紅血球。

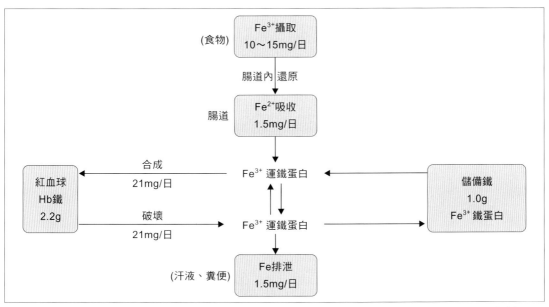

▲圖1　健康人體中的鐵質代謝

本圖摘錄自 武田英二：臨床病態營養學，p427，文光堂，2004

維他命B12的吸收

維他命B12的吸收過程，是先與胃的噴門和胃底部壁細胞分泌的內因子結合，然後才在回腸末端部位被吸收。吸收的過程中，位於回腸末端部位上皮細胞刷狀緣上的受器會與內因子結合。結合之後，維他命B12會從內因子上被切除，使維他命B12單獨進入到上皮細胞內。

造血幹細胞的DNA合成障礙，大多是因為缺乏**葉酸**或**維他命B12**所造成。

Ⓐ維他命B12缺乏性貧血(惡性貧血)

維他命B12的缺乏是由於攝取量不足和吸收能力不全所導致。由於體內無法自行合成維他命12，必須從食物中獲得。從食物中攝取的維他命12和胃部中的內因子結合後，才能夠被吸收。因此一旦接受胃切除手術或發生萎縮性胃炎時，體內就無法分泌足夠的內因子，使得維他命B12無法被吸收。

Ⓑ葉酸缺乏性貧血

葉酸的缺乏是由於攝取量的不足或需要量的增加所造成。成長、懷孕、炎症、惡性腫瘤等因素，都會使人體的葉酸需求量增加。

❸再生不能性貧血

再生不能性貧血是由於造血幹細胞發生障礙，導致所有的血球(紅血球、白血球、血小板)的生成能力下降，使得末梢血液中所有的血球數量都減少的狀態。

再生不能性貧血可以分為兩大類，一種是原發性再生不能性貧血，另一種則是續發性再生不能性貧血。原發性再生不能性貧血的原因尚不明確。續發性再生不能性貧血是由特定藥劑或放射線的照射所引起。除了上述的原因之外，肝炎或HIV等病毒的感染，也可能會引起續發性再生不能性貧血。

❹溶血性貧血

溶血性貧血是由於紅血球壽命縮短所造成的貧血。可能引起溶血性貧血的因素有兩種，一種是紅血球本身發生異常，另一種則是由外界因素所引起。前者的代表是遺傳性球形紅血球增多症。這種疾病是由於染色體發生異常，導致紅血球膨脹呈球狀，並且變得容易受損被破壞的狀態。

外界因素的部份，代表性的疾病是體內產生抗紅血球自體抗體的自體免疫性溶血性貧血。這種疾病是由於抗原抗體反應的影響，導致紅血球受到破壞。

❺腎性貧血

紅血球的分化過程中，需要有腎臟分泌的紅血球生成素參與。一旦腎臟發生障礙時，紅血球生成素的分泌量就會下降，進而導致貧血，這種貧血被稱為**腎性貧血**。

B. 症狀

無論是哪一種貧血，負責運送氧氣的紅血球不足，會使得患者體內各種組織的氧氣供給量缺乏。體內為了改善這種現象，將會提高心拍數，結果導致心悸、呼吸困難、目眩、倦怠感等自覺症狀。

再生不能性貧血的場合，由於所有的血球數量都減少，除了會出現貧血的症狀外，也會因為白血球數量的減少而出現免疫系統不全的症狀，以及血小板數量減少導致的易出血性。溶血性貧血的場合，除了貧血的症狀外，也會因為間接膽紅素的增加而導致黃疸的出現。

C. 檢查和診斷

❶紅血球數、血紅素量、血球容積比、平均紅血球指數的測定

紅血球指數是用來表示紅血球數、血紅素量、血球容積比之間關係的數值，可從中得知貧血的種類和原因(**表2**、**3**)。

Ⓐ平均紅血球指數

- **平均紅血球血紅素量(MCH)**：用於表示單一紅血球中含有的血紅素量絕對值。

- **平均紅血球容積(MCV)**：用於表示紅血球容積的平均值。此數值如果在標準值內時稱為正球性，低於標準值者稱為小球性，高於標準者稱為大球性。

- **平均紅血球血紅素濃度(MCHC)**：以百分比的方式，表示出單一紅血球中含有的血紅素量。此數值如果在標準值內時稱為正血紅素性，低於標準值者稱為低血紅素性，高於標準者稱為高血紅素性。

血液檢查的標準值

- 紅血球數(RBC)
  男性：427～570萬個/mm³
  女性：376～500萬個/mm³
- 血紅素量(Hb)
  男性：13.5～17.6g/dL
  女性：11.3～15.2g/dL
- 血球容積比
  男性：39～52%
  女性：34～48%
- 血清鐵濃度
  男性：80～170μg/dL
  女性：70～150μg/dL
- 血清鐵蛋白
  男性：10～250ng/mL
  女性：10～100ng/mL
- 維他命B₁₂
  200～900pg/mL
- 葉酸
  2～12ng/mL

▼表2 平均紅血球指數

	單位	計算公式	標準值
平均紅血球血紅素量(MCH)	pg	$\dfrac{Hb\,(g/dL)}{R\,(10^6/mm^3)}\times 10$	男 29～38 女 29～34
平均紅血球容積(MCV)	μm^3	$\dfrac{Ht\,(\%)}{R\,(10^6/mm^3)}\times 10$	男 87～110 女 87～99
平均紅血球血紅素濃度(MCHC)	%	$\dfrac{Hb\,(g/dL)}{Ht\,(\%)}\times 100$	31～36

註) Hb：血紅素　R：紅血球　Ht：血球容積比

▼表3 貧血時的紅血球特性

MCV	MCH	MCHC	紅血球的型態	主要的貧血症
下降	下降	下降	小球性低血紅素性	缺鐵性貧血、鐵母細胞性貧血、地中海型貧血
正常	正常	正常	正球性	再生不能性貧血、溶血性貧血、症狀性貧血
上升	上升	正常	大球性	巨母紅血球性(惡性貧血)

❷血清鐵濃度、血清鐵蛋白

　　如果血清鐵濃度正常，血清鐵蛋白卻呈現低數值時，表示患者處於潛在性缺鐵的狀態。

❸維他命B₁₂、葉酸

　　測定造血幹細胞合成時所需要用到的維他命B₁₂、葉酸。

D. 治療和營養管理

❶藥物治療

Ⓐ缺鐵性貧血

　　每天投予口服鐵劑100～200mg左右。只要持續投予兩個月，就能夠改善貧血的狀況，不過為了補給儲備用鐵的含量，應該再繼續數個月。如果患者因為腸胃道障礙等因素導致吸收能力下降，或者是必須迅速補給鐵質時，則以靜脈投予的方式進行補給。

Ⓑ巨母紅血球性貧血

　　若患者是因為胃壁分泌的內因子不足，導致體內缺乏維他命B₁₂，就有終身進行維他命B₁₂製劑肌肉注射的必要。若患者缺乏葉酸時，以口服方式進行投予。

Ⓒ再生不能性貧血

　　使用免疫抑制療法，或投予蛋白質代謝類固醇劑，視情況需要也可能會進行骨髓移植。

Ⓓ溶血性貧血

　　使用免疫抑制劑或腎上腺皮質固醇劑。若患者罹患的是先天性溶血性貧血時，可能會需要摘除脾臟。視情況需要也可能會進行輸血或造血幹細胞的移植。

❷飲食治療

Ⓐ缺鐵性貧血

　　充分攝取鐵質是改善缺鐵性貧血最好的方法。食物中的鐵可以分為血基質鐵和非血基質鐵，以血基質鐵的吸收率較高，因此應該讓患者多攝取血基質鐵。

　　除了鐵之外，也要同時讓患者攝取和造血相關的各種營養素。

富含鐵的食品

　　海草類、豬肝、雞肝、牛肉、大豆、蛋、蘿蔔絲、牡蠣等食品(豬肝、雞肝、牛肉為血基質鐵)

富含良質蛋白質的食品

　　肉類、魚貝類、蛋、牛乳、起司、大豆製品等。

富含銅的食品

　　牡蠣、大豆、海苔、乾燥木耳等食品。

富含維他命C的食品

　　蔬菜類、水果類。

富含維他命B₁₂的食品

　　牛肝、豬肝、牡蠣、肉類等食品。

富含維他命B₆的食品

　　肌肉、牛肝、魚(鮭魚、沙丁魚)等食品。

富含葉酸的食品

　　豬肝、牛肝、牡蠣、天門冬、菠菜、花椰菜等食品。

●**良質蛋白質**：促進鐵質的吸收。

●**銅**：與血紅素的合成有關。

●**維他命C**：促進鐵質的吸收。

●**維他命B$_{12}$**：與核酸的合成有關。

●**維他命B$_6$**：與血基質的合成有關。

●**葉酸**：與核酸的合成有關。

*

茶類飲料或咖啡中的單寧酸，以及小麥粉等食物中含有的植酸等物質，都會抑制鐵質的吸收。

Ⓑ巨母紅血球性貧血

為了改善維他命B$_{12}$、葉酸缺乏的狀況，藥物治療的部份會投予各種相關的製劑，不過在飲食方面也應該多攝取這些營養素。

感染症

1 食物中毒

A. 食物中毒的種類

　　食物中毒可以分為三大類，分別是①**細菌性食物中毒**，②**化學性食物中毒**，③**自然性食物中毒**(表1)。

❶細菌性食物中毒

　　細菌性食物中毒是因為細菌在食物中繁殖，或者是因為細菌產生的毒素被人所吃下，因而導致腹瀉、腹痛、嘔吐等症狀的感染症。

▼表1　食物中毒的分類

1. 細菌性食物中毒		沙門氏菌
		痢疾桿菌
		彎曲桿菌
		大腸菌
		耶爾森氏菌
		產氣單胞菌
		弧菌
		肉毒桿菌
		仙人掌桿菌
		金黃色葡萄球菌
2. 化學性食物中毒		鎘
		砷
		錫
		多氯聯苯
		水銀
3. 自然性食物中毒	動物毒	河豚毒
		雪卡毒素
		卵頭鸚哥魚毒
		貝毒
	植物毒	菇毒
		烏頭
		煙草
		馬桑
		毒芹
		龍葵鹼

主要會引起細菌性食物中毒的食品

- 魚貝類：魚貝類大多會被分布在海水或河川中的弧菌所感染。大多數病例是由於生食受污染的魚貝類，或者是使用受污染的料理器具而中毒。
- 獸肉、鳥肉類：在家畜或家禽的腸道中遍佈著沙門氏菌或彎曲桿菌，因此食用肉有很高的危險性會被污染。以雞肉為例，約有30%受到了沙門氏菌的污染，約有50%是受到彎曲桿菌污染。大多數的病例是經由料理器具進行感染，也有因為生食肝臟而導致食物中毒的例子。

分為下列3種型態。

Ⓐ感染型食物中毒

由於病原細菌在腸道內繁殖所造成。和毒素型食物中毒相較之下，發病前的潛伏期較長。在食用之前加熱殺菌可以防止這類型的食物中毒發生。

Ⓑ食品內毒素型食物中毒

由於攝取含有病原細菌產生的毒素而造成。潛伏期較短。即使在食用之前加熱殺菌，只要毒素仍保有活性，依然會引發食物中毒。

Ⓒ體內毒素型食物中毒

由於病原細菌在腸道內繁殖，或者是在腸道內產生毒素所造成。和感染型食物中毒相同，潛伏期較長，在食用之前加熱殺菌也可以有效防止這類型的食物中毒發生。

❷化學性食物中毒

所謂的化學性食物中毒，是指混有不適當化學物質(例如農藥、殺蟲劑)的食品、被有毒金屬(例如鉛、鎘、砷)污染的食品、油脂發生變化的食品(例如油炸物)引起的食物中毒。

❸自然性食物中毒

所謂的自然性食物中毒，是指由於動植物本身所具有的有毒物質引起的食物中毒，例如河豚、毒菇。

B. 細菌性食物中毒

❶主要的病原細菌

Ⓐ沙門氏菌

牛、雞、豬等家畜或寵物，幾乎所有動物的腸道中都分佈有沙門氏菌。沙門氏菌在逃過胃酸的殺菌作用後，會在腸道內進行繁殖，進而引起感染型食物中毒。主要的病例除了來自攝取受污染的食品外，食用肉使用的料理器材或手指引起的間接感染也相當多。

一旦受到沙門氏菌感染後，會在經過8～48小時的潛伏期後發病，患者會出現腹痛、腹瀉(時常會出現血便)、噁心、嘔吐、發熱等症狀。

雖然機率不高，但是沙門氏菌症患者也可能會併發菌血症或病灶感染(例如關節炎、骨髓炎、髓膜炎)。嬰幼兒、老年人或易受感染的患者必須特別注意。

細菌性食物中毒的病原細菌

以沙門氏菌所佔比例最高，大約佔了三分之一，次之則依序是腸炎弧菌、病原性大腸菌、弧菌、產氣莢膜梭狀芽孢桿菌。

■預防方法

　　由於大多數的病例是因為料理器具或手指的間接污染造成，應該徹底保持相關設備或手指的清潔，嚴防食物受到污染。除了維持清潔之外，阻止細菌增加的冷凍保存，使細菌死亡的加熱調理也都是有效的方法。

Ⓑ腸炎弧菌

　　腸炎弧菌好鹽份，生長於海水中，會污染海產魚貝類。主要的感染來源是生食受污染的魚貝類(例如生魚片、壽司等食品)。料理器材引起的間接污染也是常見的感染源。

　　一旦感染腸炎弧菌，在經過6～24小時的潛伏期就會發病，引起感染型食物中毒。症狀包含腹瀉、噁心、嘔吐、心窩部～上腹部疼痛、發熱等等。病情嚴重的患者則會出現血壓下降、四肢麻痺、冷感等症狀。一般來說預後良好，治療後3～4天症狀就會獲得改善。

■預防方法

　　腸炎弧菌主要污染魚貝類的表面，對淡水的適應力比較弱，因此應該在生食之前充分以水洗滌魚類表面。除此之外，內臟部分在取出時也應該避免受到污染。

Ⓒ金黃色葡萄球菌

　　金黃色葡萄球菌在食品中繁殖後，會產生名為腸毒素(enterotoxin)的毒素，一旦人攝取累積有毒素的食物後，就會引發食物中毒，也就是典型的食品內毒素型中毒。常見的感染源例如手指等部位上的傷口。

　　金黃色葡萄球菌引起的食物中毒的最大特徵，在於潛伏期非常短，平均只要經過三小時就會發病。患者除了會出現噁心、嘔吐、腹瀉、發熱等症狀外，也可能會出現頭痛、目眩等症狀。

　　雖然大多數的患者是屬於兩到三天內就能夠恢復的輕度病例，但是也曾有出現不斷腹瀉、嘔吐的重度病例。

■預防方法

　　腸毒素耐高溫，即使在**100度下加熱三十分鐘也不會喪失活性**。因此一旦毒素堆積在食物內後，即使進行加熱處理也無法防止食物中毒。在防範上，處理食品的人員應該留心手指的清潔，才能夠防止食品受到污染。

Ⓓ腸道出血性大腸菌O-157

　　腸道出血性大腸菌O-157主要會附著在上行結腸，使得微絨毛發生障礙，初期症狀會造成患者腹瀉。腸道出血性大腸菌O-157還會產生佛羅毒素，這種毒素會使得腸道上皮細胞和腸道血管內皮細胞被破壞，進而產生血便。

佛羅毒素一旦被人體吸收後，會導致患者發生溶血性尿毒症症候群、血栓性血小板減少性紫斑病、腦部病變等致死性的併發症。這些併發症的發病率約為5～10%。

腹瀉的症狀雖然會持續1～2週，但是只要不併發其他症狀，很快就能夠痊癒。

主要的感染源為牛肉和羊肉。其他可能的感染來源還包含未滅菌乳、優格、蔬菜、蘋果汁、地下水等來源。消毒不完善的游泳池也可能會造成感染。

■預防方法

O-157在pH3.5的酸性條件下也能夠生存，對於低溫也有很強的耐性，但是並不耐熱，只要**以37度加熱一分鐘就會死亡**。因此加熱處理是預防大腸菌O-157的有效方法，保持手指、料理台、料理器材的清潔當然也能夠發揮效果。

除了直接感染之外，間接感染的預防也很重要。醫療人員可以採取的措施例如：在患者腹瀉停止之前進行隔離；將患者使用過的寢具、食具進行消毒和加熱。

❷檢查和診斷

Ⓐ問診

醫療人員應針對下列項目進行迅速而詳盡的詢問。
- 攝取的飲食內容和時間
- 四周人的發病狀況
- 腹瀉糞便的型態性質(水狀、泥狀、血便)
- 腹瀉次數和每次的量
- 從攝食到發病的間隔時間
- 是否有其他症狀同時發生，以及症狀的程度(例如噁心、嘔吐、腹痛、發熱、頭痛、倦怠感、中毒症狀)

Ⓑ理學檢查

測定患者的生命徵象，並且觀察患者的臉色、是否有脫水的徵候、意識障礙的有無。還要觀察糞便和測試潛血反應。

Ⓒ檢查結果

細菌檢查的結果可以檢測出病原菌，不過由於這需要花上兩到三天的時間，因此一開始應該以問診的方式推測可能的病原菌。由於治療上以改善脫水症狀較重要，因此也必須檢查尿液或血液，進而了解患者脫水的狀況。

❸治療

Ⓐ脫水的治療

腹瀉是一定會出現的症狀，在腹瀉的影響下患者就會呈現

呈報衛生所

當醫師診斷到食物中毒的患者，或者是有食物中毒可能性的場合，必須向所屬衛生所所長進行呈報。衛生所在收到呈報之後，將會針對食物中毒的病原菌、致病食物、食物中毒發生的單位、規模等相關情報進行調查。

脫水的狀態。當患者處於輕度的脫水狀態時，會出現口渴、倦怠感、輕度心跳加快，以及舌頭、口腔粘膜、皮膚的乾燥。此時應該讓患者補給水份和電解質。當脫水的狀態惡化後，患者的循環血液量將會減少，進而導致腎臟衰竭。其中又以幼兒和老年人較容易發生重度的脫水，必須特別注意。

點滴的輸注量因脫水的程度而有所不同，如果患者是一天6次以上的重度腹瀉時，一天應該輸注50～100mL/kg的輸注液。

對於碳酸輕根的流失導致的代謝性酸中毒，可以投予碳酸氫鈉，或者是使用乳酸鹽林格液。如果是出現低鉀血症的病例，則應該投予天門冬胺酸鉀等藥劑。

對於沒有嘔吐或腹痛等症狀的病例，在輸注點滴的同時應該建議患者以口飲用水或茶類等飲料。

Ⓑ藥物治療

為了讓腸道內的細菌和毒素能夠迅速地排出體外，原則上不會使用止瀉劑或鎮痙藥。如果患者的病情嚴重，也有可能會需要使用抗菌劑。

❹預防的原則

Ⓐ防止污染

重點在於使用新鮮的材料，並且在處理時保持清潔。處理材料的人員應該以肥皂或清水洗手，使手指保持乾淨。對於處理細菌附著較多的肉類或魚貝類的料理器材，應該充分的洗淨，避免污染擴大到其他食品上。

Ⓑ加熱殺菌

幾乎所有的細菌都可以利用加熱的方式達到殺菌的目的，應該盡量加熱處理食物。需要注意的是，加熱對金黃色葡萄球菌產生的腸毒素，以及肉毒桿菌、產氣莢膜梭狀芽孢桿菌、仙人掌桿菌的芽胞無效。

Ⓒ防止細菌繁殖

依食品的不同，從原料到輸送、保存、處理、配膳的過程都應該採取適當的溫度管理，以防止細菌的增殖。

C. 化學性食物中毒

化學性食物中毒由於有毒物質的潛伏期較短，大約攝食後一個小時內就會出現症狀。初期的症狀會出現劇烈的嘔吐和胃部疼痛，但腹瀉的情況一般來說並不嚴重。如果是病情嚴重的患者，可能會出現意識障礙、呼吸急促、循環障礙、發紺等症狀。

細菌的增殖

一般情況下，細菌在10度以下的環境難以繁殖，60度的環境下經過數十分鐘後就會死亡。不過也有例外的菌種存在，以肉毒桿菌和耶爾森氏菌為例，兩者在4～5度下都能夠繁殖。

一旦患者有化學性中毒的可能性時，應該儘速進行洗胃，以便排除有毒物質。除了洗胃，也必須投予吸付劑、解毒劑、拮抗劑。

為了找出中毒原因，應慎重保管患者的攝取物、嘔吐物、洗淨液、尿液、血液、糞便等物品。

2 敗血症

A. 病狀

敗血症屬於重度感染症，從患者血液中可以檢測出感染因子(細菌、真菌或內毒素等毒素)，是會導致發熱、頻脈、意識障礙等重度全身症狀的症候群。

近年來有一種名為**全身性發炎反應症候群**(Systemic inflammatory response syndrome：SIRS)的概念受到提倡，敗血症被認為是一種由感染所引起的SIRS。SIRS的診斷標準整理在**表2**中。

大多數的情況下，敗血症是因為體內某處潛伏有感染病灶所造成，但也有可能是因為腸道內的防禦機制失調，導致**細菌位移**現象的發生，進而造成敗血症。

在病原菌方面，最近抗藥性金黃色葡萄球菌(MRSA)等葛蘭氏陽性球菌有減少的傾向，取而代之的是葛蘭氏陰性桿菌(以**大腸菌**和**綠膿桿菌**為主)的增加。**表3**中將各種病原菌以及其入侵管道做了整理。

敗血症如果持續進展，就會引起敗血症性休克，進而引起多重器官衰竭，使得預後狀況不佳。

▼表2 SIRS的診斷標準

項目	診斷標準
體溫	大於37度或小於36度
心跳數	大於90/分
呼吸次數	大於20/分或PaCO₂小於32mmHg
末梢血液白血球數	大於12,000/mm³或小於4,000/mm³或血液內含有10%以上的未成熟白血球

患者符合上述四項中任兩項以上時，就可以診斷為SIRS

▼表3 敗血症的主要病原菌和入侵管道

致病微生物	入侵管道(感染部位)
金黃色葡萄球菌(包含MRSA)	皮膚軟部組織感染症、血管內導管、褥瘡
凝固酶陰性葡萄球菌	皮膚軟部組織感染症、血管內導管、褥瘡
腸球菌	尿路感染症、消化道、肝管和膽管感染症
腸內細菌群	尿路感染症、消化道、肝管和膽管感染症、血管、尿路導管
綠膿菌	尿路感染症、皮膚(燙傷)、呼吸器官感染症、消化道、肝管和膽管感染症、褥瘡
厭氧菌	褥瘡、腹膜炎、消化道、肝管和膽管感染症
Candida	血管內導管、消化道感染症

Note 📖

感染和感染症的差異

細菌等微生物入侵體內，並且體內增殖，對宿主造成某種影響的狀態稱為感染。在感染的影響下組織或臟器發生障礙，並且產生某種症狀時則稱為感染症。

細菌位移

所謂的細菌位移，是指在腸道內生長的細菌或細菌放出的內毒素等毒素，突破腸道粘膜的防禦網侵入到體內的現象。

休克

所謂的休克，是因為各種原因導致急性循環衰竭，體內的臟器或組織因而發生機能不全的狀態。除了敗血症，出血、急性過敏反應(過敏性休克)也都可能會導致休克，不過又以敗血症性休克的預後最差。

多重器官衰竭

中樞神經、心臟、肺、腎臟、肝臟、消化道等重要臟器在短時間內逐一發生機能障礙的狀態。

B. 症狀

敗血症患者會出現發熱、惡寒、發汗、關節痛等症狀，偶爾也會出現意識障礙、發疹、紅斑、出血斑、黃疸等症狀。病情嚴重的患者也可能會出現血壓下降，尿液量減少的症狀。

內毒素等毒素會促進血液凝固，可能使患者併發散播性血管內凝血(DIC)。如果患者併發DIC時，就會出現出血傾向的症狀。

C. 檢查和診斷

❶血液培養

健康人體的血液內是無菌的，因此一旦檢測出細菌等微生物存在時，就能夠推測出病原菌。如果檢查結果呈現陽性反應，就會開始鑑定菌種。

❷血液檢查

敗血症患者的血液中，可以檢測到嗜中性白血球和白血球數的增加。除此之外，也可以觀察到血清鐵濃度下降、血清銅濃度上升、紅血球沉降速率上升、CRP陽性、α-球蛋白數量上升、LDH上升、血中纖維蛋白原濃度上升等現象。

如果懷疑患者罹患DIC時，應進行血小板數量、凝血酵素原時間等項目，也應該檢查患者的凝血機制。

D. 治療

❶排除病因

使用外科手術將感染部位切除或排出膿汁，以便達到減少病原菌的目的。血管內導管、尿道導管等常是導致感染的途徑，因此應該將插入體內的導管拔除。

❷藥物治療

進行病原菌的鑑定和敏感性檢查，並且投予適當的抗菌劑。長期使用抗菌劑可能會導致抗藥性菌的出現，在使用上必須特別注意。

❸營養療法

罹患敗血症時，患者的能量需求量會上升，使得體內蛋白

導管敗血症

體內導管所引起的敗血症，是實施中心靜脈營養法時重大的併發症之一。患者會出現38度以上的高燒，以及白血球減少等症狀。如果找不到其他感染源，而且拔除導管後可以改善上述這些症狀時，就能夠診斷導管敗血症。

質和脂質的分解作用亢進。為了防止蛋白質被分解，並且提高體內的防禦機制，有必要積極地實施營養療法。

Ⓐ能量投予量

由於患者的能量消耗量增加了20～60%，必須投予大量的能量。能量的投予量會隨著病情嚴重程度而改變，一般的範圍都是在40～50kcal/kg/日。測量能量投予量時，應盡量使用間接熱量記，以便決定每一位患者需要的能量。

Ⓑ醣類投予量

一般會投予25～35kcal/kg/日的葡萄糖。敗血症患者常會出現高血糖的症狀，因此應該投予胰島素，或者是增加脂質的攝取量，以便來取代醣類作為能量來源。

Ⓒ蛋白質和胺基酸的投予

為了防止蛋白質受到分解，胺基酸的投予量應控制在1.5～2.0g/kg/日，並且將「非蛋白質熱量：氮素」的比例控制在「80:1」。

Ⓓ脂質的投予量

若患者缺乏必須脂肪酸時，應投予佔總熱量3%的脂質。

Ⓔ營養投予路徑

如果患者能夠安全地使用消化道時，應該使用腸道營養法。使用腸道營養法也可以達到預防細菌位移的目的。

高血糖

敗血症患者由於細胞激素等激素的作用，醣質新生作用和醣元分解作用會呈現亢進狀態，醣元的合成則受到抑制。在上述作用的影響下，會使患者出現高血糖的症狀。

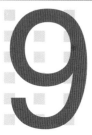

惡性腫瘤(癌症)

1 癌症患者的營養管理

A. 營養代謝

　　癌症患者由於消化道阻塞、營養吸收障礙、食慾不振、代謝異常等因素的影響,時常會發生營養不良的問題,甚至演變成**癌症惡病質**(圖1)。

　　在營養管理上,代謝異常是必須處理的問題。一般情況下,癌症患者的異化作用會亢進,代謝循環也會呈現亢進狀態,能量消耗量也會大增。下列三項就是癌症患者主要的代謝異常:

❶糖類代謝

　　癌症患者有很高的機率會出現糖耐量異常,使得肌肉吸收葡萄糖的能力下降。在腫瘤組織中,無氧性糖解作用呈現亢進狀態,並且會產生乳酸。厭氧性糖解產生的ATP量較有氧糖解作用少,為了供給能量,腫瘤組織必須吸收更多的葡萄糖來進行糖解作用。在吸收大量葡萄糖的同時,腫瘤組織的ATP消耗量也會增加。

癌症惡病質

　　癌症惡病質是癌症末期的症候群,可以觀察到癌症原發病灶的擴大、轉移、浸潤、散佈的現象,患者在數週到數個月之內就會死亡。在患者身上可以觀察到全身衰弱、食慾不振、營養不良、消瘦、貧血等症狀的出現。

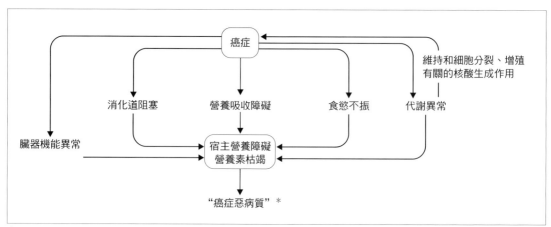

* 　癌症惡病質出現在癌正末期,此時癌症的原發病灶會出現擴大、轉移、浸潤、散佈的現象,數週或數個月後就可能會死亡。
　　處於低營養狀態下的患者,會因為食慾不振、肌肉萎縮而導致無力化,同時體重也會出現明顯的下降。患者的味覺也會下降。

▲圖1　癌症惡病質的發生機制　　　　　　　　　　　　本圖摘錄自 武田英二:臨床病態營養學,p518,文光堂,2004

❷蛋白質代謝

患者全身的蛋白質代謝循環都會呈現亢進狀態。另一方面，肌肉中的蛋白質合成卻會下降，蛋白質分解則會上升，使胺基酸被釋放到血液中。胺基酸釋放到血液中後，會和腫瘤組織釋放的乳酸一起進入到肝臟內進行醣質新生作用，產生葡萄糖，這些葡萄糖會再被腫瘤組織拿去利用。

隨著胺基酸流入到肝臟中，蛋白質的合成作用會上升，合成出的蛋白質則會被腫瘤組織所利用。就像各位在上述的內容看到的一樣，體內合成的蛋白質和葡萄糖最後幾乎都被腫瘤組織拿去利用。

在癌症患者的血液中，丙胺酸、等醣元性胺基酸，以及支鏈胺基酸(BCAA)、絲氨酸、甘氨酸、酪胺酸、天門冬胺酸都會下降。會出現這種現象，可能是因為體內的蛋白質發生了崩壞，促使BCAA被拿來使用的緣故。

❸脂質代謝

在脂質分解亢進，脂質合成作用下降的影響下，體脂肪會出現顯著的下降，釋放到血液中的游離脂肪酸則會上升。釋放的游離脂肪酸雖然會增加，卻會被肝臟拿去合成能量，所以血液中的游離脂肪酸濃度幾乎不會發生變化。脂蛋白脂肪酶的活性也會下降。

B. 營養管理

為了讓患者接受治療，改善營養狀態是非常重要的一件事。除了要對患者實施一般的營養評估外，也必須掌握患者是否有脫水、水腫、低蛋白質血症、貧血、併發症(例如糖尿病、肝功能障礙、腎功能障礙)等症狀，並且了解癌症轉移的程度，以便實施適當的營養管理。

各種營養素和能量的投予量，應該根據每位患者的狀態和營養評估的結果來設定，一般的設定標準如下：

❶能量投予量

靜止時為25～35kcal/kg/日，輕度異化期為35～40kcal/kg/日，高度異化期的標準則是40～45kcal/kg/日。參考上述的標準後，必須再顧慮到患者的氮素平衡、臟器蛋白質營養指標的變動、併發症的有無，再進行調整。

❷蛋白質和胺基酸的投予量

「非蛋白質熱量：氮素」的比例控制在「150:1」的程度，每天則需要攝取1.5～2.0g/kg/日的胺基酸。由於肌肉

高鈣血症

在癌症患者中，有的病例會出現類副甲狀腺賀爾蒙分泌上升的症狀。類副甲狀腺賀爾蒙具有和副甲狀腺賀爾蒙相似的作用，例如：①促進骨骼吸收作用，使骨骼中的鈣質移動率上升，②促進腎臟回收鈣質。在上述作用的影響下，血液中的鈣濃度會上升，進而導致高鈣血症。

蛋白質被分解的影響，體內會缺乏支鏈胺基酸(BCAA)，應該投予富含BCAA的營養劑，以便抑制肌肉蛋白質的異化作用。

❸脂質的投予量

為了預防必須脂肪酸缺乏症的發生，如果投予的是10%的脂肪乳劑時，每天最好能夠投予200mL左右的量。

2 肝癌

A. 病狀

肝癌可以分為兩大類，一種是肝細胞發生癌化的**肝細胞癌**，另一種則是膽管細胞發生癌化的**膽管細胞癌**。還有一種肝癌，是由於其他臟器發生癌症後，轉移到肝臟所造成，被稱為**轉移性肝癌**。本書在這裡將會針對肝癌中佔了90%的肝細胞癌進行介紹。

大多數的肝細胞癌，是由於肝炎病毒所造成，其中又以C型肝炎轉變成肝硬化後演變成肝癌的病例最多。也因為肝硬化會演變成肝癌，大多數的肝癌都合併有肝硬化。

肝細胞癌從肉眼上可以分為三種，分別是①結節型，②塊狀型，③瀰漫性(**圖2**)。在臨床經過的分類上，肝癌可以分為早期癌和進行性癌兩類。所謂的早期癌，是指腫瘤大小在1.5cm以下，難以分辨腫瘤和腫瘤周圍組織的差別，並且沒有發生肝內轉移。進行性癌是腫瘤在2～3cm以上，可以清楚地分辨腫瘤和腫瘤周圍組織的界線，並且沒有發生肝內轉移的癌症。

腫瘤一旦增大，肝臟的後備機能就會下降，進而演變成肝臟衰竭。除了肝臟衰竭外，也會演變成門脈浸潤、肝靜脈浸潤、淋巴管浸潤、膽管浸潤、腹膜腔轉移。

轉移性肝癌

由於肝臟是門脈血集中的場所，所以其他的癌症容易轉移到肝臟中，其中又以肺癌、胃癌、胰臟癌的轉移最為常見。

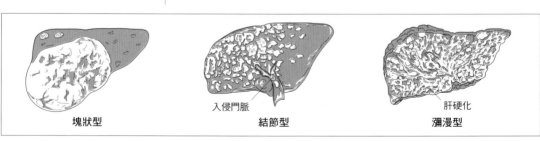

塊狀型　　　　入侵門脈　結節型　　　　肝硬化　瀰漫型

▲圖2　肝細胞癌的肉眼分類　　　　　　本圖摘錄自山田幸宏：寫給護理師的病狀手冊，p252，醫學藝術社，2005

B. 症狀

患者除了會出現肝硬化等肝臟疾病的症狀外，也會出現肝細胞癌特有的症狀，例如低血糖、可觸摸到腫瘤、高膽固醇血症、高鈣血症、紅血球數量增加等症狀(肝炎、肝硬化的症狀請參照第169頁)。

C. 檢查和診斷

❶肝功能檢查

請參照第171頁。

❷腫瘤標記的測定

肝細胞癌專一性的腫瘤標記有兩種，分別是：

- AFP(甲型胎兒蛋白)：標準是10.0ng/mL以下
- PIVKA－Ⅱ：標準是40mAU/mL以下

這兩種腫瘤標記彼此間沒有關連性，因此可以藉由同時測定兩者來提高肝細胞癌的診斷率。不過醫療人員在檢查時，不可以單憑腫瘤標記進行判斷，應該整合其他檢查(例如影像檢查)的結果來進行診斷。

❸影像檢查

實施腹部超音波檢查、腹部CT檢查、MRI。

❹肝切片

當診斷結果無法確定時，需要進行肝臟切片。

D. 治療和營養管理

❶治療

治療方法可以分為手術治療和器官保存療法兩大類。醫療人員應該根據腫瘤的大小、數量、部位、肝臟的後備機能等因素來選擇適當的治療方式。

Ⓐ手術治療

手術治療適合用於病灶區塊較大、數量較少的病例。如果病灶數量多，但是都集中在同一個區域內時，也可以使用手術治療(圖3)。

Ⓑ器官保存療法
■經皮酒精注射療法

AFP

AFP是胎兒期的肝臟或肝癌細胞會產生的一種胎兒性蛋白。一般正常成年人的肝臟不會產生這種蛋白質。

肝細胞癌的復發

肝細胞癌復發的機會很高，而且並不是原本治療的部位再度癌化。由於患者大多有肝硬化的現象，即使接受治療的癌組織部位已經痊癒，也可能會在其他的部位產生新的癌細胞。

經皮酒精注射療法的特徵

- 腫瘤的大小在3cm以下，並且數量3個以下者適用。
- 經皮酒精注射療法的侵入性低，可以重複實施相同的治療。
- 如果癌細胞位於超音波的死角時，不適合使用經皮酒精注射療法。
- 接受治療後患者可能會有發熱的症狀。

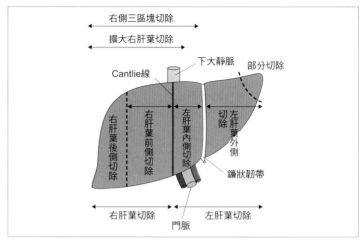

本圖摘錄自山田幸宏：寫給護理師的病狀手冊，p255，醫學藝術社，2005

▲圖3　肝臟的切除手術

一邊以超音波確認癌組織的位置，一邊使用注射針筒進行穿刺，然後注入酒精使癌細胞凝固壞死的方法。

■微波凝固療法

使用經皮微波加熱腫瘤部位中的癌細胞的治療方法。

■電磁波高溫燒灼治療

將刺針狀電極插入腫瘤後，使用電磁波燒灼癌細胞的治療方法。

■肝動脈塞拴術

從股動脈插入導管後，注入塞栓物(例如明膠海綿)，讓負責供給腫瘤養分的肝動脈阻塞，進而造成癌細胞的壞死。

■化學療法

肝細胞癌對於抗癌藥的感受性很低，為了提高治療效果，必須在肝動脈中留置導管，以便直接注入抗癌藥。

●飲食治療

肝癌的飲食治療方法以肝硬化的飲食治療方法為準(請參照第175頁)。

在預防肝硬化演變成腫瘤的治療上，**維他命A和維他命E**的效果受人期待。肝硬化患者的血清維他命A濃度一旦下降，細胞分化異常的機會就會跟著下降。維他命A也被認為具有抗腫瘤作用啟動的活性，因此被認為和肝癌的發生有重要的關聯性。人體如果缺乏維他命E時，體內的抗氧化作用會下降，導致DNA容易受損，進而容易發生癌症。由於上述幾點，**維他命A和維他命E**在預防癌症的效果上受到了人們的矚目。

微波凝固療法的特徵

- 適用於腫瘤大小在3cm以下，數量在3個以下的狀況。
- 當經皮酒精注射療法施行上有困難時，會採用微波凝固療法。
- 可能會使腫瘤周邊的組織發生熱傷害。

電磁波高溫燒灼術的特徵

- 適用於腫瘤大小在3cm以下，數量在3個以下的狀況。
- 可能會使腫瘤周邊的組織發生熱傷害。

肝動脈塞栓術

- 即使腫瘤體積相當大，數量相當多的情況下也能夠進行治療。
- 若患者的門脈系統發生堵塞時，肝動脈塞栓術也會使正常組織發生大範圍的壞死，因此不適合使用。
- 治療過程中或治療結束後，可能會發生上腹部疼痛。

3 胰臟癌

A. 病狀

發生於胰臟外分泌細胞的癌症被稱為**胰臟癌**。以組織學的分類方式來看，胰臟癌可以分為胰管上皮細胞性和腺泡細胞性兩大類。絕大多數的病例都屬於胰管上皮細胞性胰臟癌。發生的部位以**胰頭部**最為常見(**圖4**)。也可能會發生在胰體部、尾部或者是屬於瀰漫性。如果胰臟癌發生在胰頭部時，腫瘤會堵塞膽管系統，導致膽汁的流入發生障礙，進而使膽囊腫大。除此之外，腫瘤如果壓迫到胰管時，會導致患者出現胰臟炎，造成糖耐量異常現象的發生。

胰臟癌目前尚不明確，吸菸、高脂肪飲食可能都是其中的危險因子。糖尿病和慢性胰臟炎，也被認為可能會提高胰臟癌發生的機率。

胰臟癌早期並沒有特別的症狀，位置上胰臟又被胃、十二指腸、肝臟等其他臟器所包圍，所以很難及早發現，發現時大多已經進展到相當嚴重(**表1**)。胰臟癌同時也是一種難以治療的癌症，在所有的消化道癌症中是預後最差的。

N o t e 📖

胰臟內分泌腫瘤

原發自胰臟內分泌細胞的腫瘤稱為胰臟內分泌腫瘤，例如胰島素瘤、胃泌素瘤等腫瘤都是屬於這一類。胰臟癌是發生自外分泌細胞，兩者必須區分開來。

胰臟癌的轉移

胰臟癌容易轉移到胰臟周邊的淋巴結、膽管、胃、小腸、肺部、腹膜等部位。

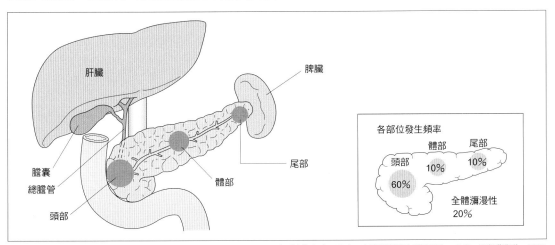

▲**圖4 胰臟癌的發生部位**　　　　　本圖摘錄自 山田幸宏：寫給護理師的病狀手冊，p268，醫學藝術社，2005

▼表1　胰臟癌的病期分類表(日本胰臟癌學會)

Ⅰ度	癌組織仍在胰臟內，或者有輕度浸潤胰臟內膽管的現象，體積在最大直徑2cm以下的階段
Ⅱ度	癌組織仍在胰臟內，或者有輕度浸潤胰臟內膽管的現象，體積在最大直徑2cm以上的階段。也包含癌組織轉移到第一群淋巴結的現象。
Ⅲ度	少許癌組織突出到胰臟周邊的臟器，淋巴結轉移的則仍停留在第一群的階段。或者是癌組織仍停留在胰臟內，但是淋巴結轉移已經到達第二群。
Ⅳ度	a：少許癌組織突出到胰臟周邊的臟器，淋巴結轉移到第二群，或者是癌組織已經確實碰觸到其他周邊臟器，並且已經轉移到第三群淋巴結的階段 b：癌組織轉移到肝臟、腹膜或其他遠端臟器的階段。

B. 症狀

　　胰臟癌早期沒有特別的症狀，只能夠觀察到一些一般的消化器官症狀，例如胃部或背部疼痛、食慾不振、體重減少。

　　胰臟癌進展一定階段後，可能會出現宛如急性胰臟炎般，上腹部劇烈疼痛的症狀。除此之外，癌組織也可能會浸潤到背部組織中的脊髓神經，使得患者出現頑固性的腰背痛。

　　若患者是罹患胰頭部癌時，腫瘤的增大會使得膽管系統堵塞，導致膽汁淤積，進而造成黃疸、白便、皮膚發癢等症狀。黃疸的情況會逐漸增強。

C. 檢查和診斷

❶血液檢查

　　檢測患者血液中的澱粉酶、脂肪酶、胰蛋白酶等酵素濃度。當患者罹患胰臟癌時，上述這些數值都會上升。如果患者的膽管系統阻塞時，血液中的膽紅素、ALP、γ－GTP、LAP等濃度會上升。

　　在腫瘤標記中，測定CA19-9、彈性蛋白酶、CEA、Span-1等組合。胰臟癌的CA19-9會呈現出極高的陽性反應。

❷影像檢查

　　實施腹部超音波檢查、腹部CT檢查、MRI。

❸其他

Ⓐ經內視鏡逆行性膽胰管攝影術(ERCP)

　　以經口的方式插內視鏡，使內視鏡到達十二指腸乳頭後，再注入造影劑來觀察膽管和胰管的檢查方法。有時也會採取胰液，以便進行細胞診察。

Ⓑ經皮肝穿刺膽道造影(PTC)

　　在超音波的引導下將導管插入膽管中，隨後注射造影劑來觀察膽管阻塞部位的狀況。當患者出現黃疸現象時，就有需要進行經皮肝穿刺膽道造影。

D. 治療和營養管理

❶治療

　　治療方法包含手術治療、化學治療、放射線治療。醫療

CA19-9的陽性反應率

　　CA19-9的陽性反應率在胰臟癌第四期為84%，第三期為80%，第二期為75%。

人員應隨著癌症的進展程度、患者的全身狀態來選擇治療方法，或者是組合各種治療法。

手術治療適用的範圍是腫瘤沒有轉移，而且癌組織尚未浸潤主要動脈的情況。手術治療雖然是最確實的治療方法，但由於胰臟癌大多發現較晚，很多病例都無法使用。對於閉塞性黃疸，可以使用經皮經肝膽道引流術(PTBD)將膽汁排出，將支架等材質插入膽管狹窄的部位，使膽管擴大，以促進膽汁的流動。

❷手術治療後的營養管理

手術治療有三種方法，每一種手術治療的術後營養管理都不同。

🅐切除胰頭十二指腸

切除含有癌組織的胰頭部時，同時也會切除十二指腸、胃的幽門側、膽管下側、空腸上側，然後再以手術將胰臟和空腸、膽管和空腸、胃和空腸縫合。

術後約兩週內需以中心靜脈營養法進行營養的補給，為了避免縫合部位發生縫合不全的問題，應逐漸讓患者轉為經口攝食。

一般來說，手術後有一段時間會在患者體內插入導管，以便將膽汁和胰液誘導到體外。這段期間，由於患者幾乎無法吸收蛋白質和脂質，應該提供以醣類為中心的流質飲食，並且以少量多次(從六次開始)的方式開始進食。等到患者拔除導管後，胰液和膽汁會開始流入到體內，為了避免胰液過度分泌，應該提供患者蛋白質和脂質含量較低的飲食。

患者換到一般飲食之後，必須一邊服用消化酵素劑，一般注意由於胰液不足引起的脂質吸收障礙和腹瀉。如果患者出現腹瀉的狀況時，應該開予止瀉劑的處方。

🅑切除胰體尾部

胰液可能會從切除的部位外漏，因此一開始應該提供蛋白質、脂質含量較少的飲食。

患者換到一般飲食之後，必須一邊服用消化酵素劑，一邊注意由於胰液不足引起的脂質吸收障礙和腹瀉。如果患者出現腹瀉的狀況時，應該開予止瀉劑的處方。

🅒胰臟完全摘除

由於胰臟被全數摘除，患者的胰臟內分泌、外分泌能力會發生障礙，導致高血糖、低血糖、消化不良、體重減少、貧血、水腫、脂肪便等症狀。

手術治療後的飲食原則

- 為了避免胰液分泌過多，飲食內容應以醣類為中心。
- 逐漸增加蛋白質和脂質的份量。
- 一開始必須分多次進食。
- 若患者的胰液分泌不足時，需開給消化酵素藥的處方。
- 如果患者因為攝取脂肪而發生腹瀉時，應該開給止瀉藥的處方。
- 留意飲食狀況，避免營養不良的發生。

胰臟主要的內分泌和外分泌

內分泌：胰島素、升糖激素等酵素
外分泌：胰液(澱粉酶、脂肪酶、胰蛋白酶等酵素)

手術後一段時間內應以中心靜脈營養法進行補給，同時投予胰島素來控制血糖值。

　　在飲食的部份，一開始應分六次進食，同時也要服用消化酵素藥。一開始應提供以醣類為中心的飲食。隨後在逐漸增加蛋白質和脂質的份量。若患者出現腹瀉的情況時，應開給止瀉藥。患者開始進食時，應以皮下注射胰島素的方式控制血糖值的變化。患者終生都需要進行胰島素的皮下注射。

10 手術期間的營養管理

1 手術前的營養管理

A. 手術前營養管理的目的

在進行手術之前，必須讓患者保持在良好的營養狀態下(**表1**)。

一旦接受手術後，患者會因為下列幾種因素，呈現出低營養的狀態：①由於手術侵襲的影響，體內蛋白質的異化作用會亢進，②剛結束手術後會因為麻醉和疼痛的影響，無法充分的經口攝食，③手術會造成患者出血和組織液的喪失。若患者在手術前就處於低營養的狀態，可能會因為手術而使得營養狀態惡化，增加手術的危險性，也容易在手術後發生各種併發症。

手術前的營養管理，就是基於①提高手術的安全性，②預防術後的併發症，③使術後的營養管理更加順利等各種目的而施行的。

B. 營養評估、營養補給法

患者的營養評估，除了可以使用平時的標準外，也可以使用巴斯比(Buzby)等人所提倡的**預後營養指數**(prognostic nutritional index:PNI)(**表2**)。所謂的預後營養指數，是利用血清白蛋白值、肱三頭肌皮下脂肪厚度等標準作為指標，以數學和理學的方式計算出患者的營養障礙程度。預後營養指數的數值越高，手術的危險度越高。

▼表1　適合接受手術的參考值

紅血球	350×10^4 個
血清總蛋白質	$\geqq 6.0g/dL$
血清白蛋白	$\geqq 3.0g/dL$
血紅素	$\geqq 10.0g/dL$
血清鈉	$140 \pm 5mEq/L$
鉀	$3.5 \pm 0.5mEq/L$
氯	$100 \pm 5mEq/L$
血清滲透壓	$290 \pm 10mOsm/L$

Note

術後併發症

- 傷口癒合緩慢
- 感染
- 呼吸肌力下降導致的肺部併發症
- 低蛋白質血症導致的水腫、腹水、循環動態的異常

▼表2　PNI(prognostic nutritional index)

PNI(%)＝158－16.6Alb－0.78TSF－0.20TFN－5.8PPD	
Alb	血清白蛋白值(g/dL)
TSF	肱三頭肌皮下脂肪厚度(mm)
TFN	血清運鐵蛋白值(mg/dL)
PPD	延遲型皮膚過敏反應
	無反應…0
	5 mm以下…1
	5 mm以上…2
PNI≧50%	high risk
PNI＝40～49%	intermediate risk
PNI＜40%	low risk

在營養補給方法方面，原則上應該盡可能讓患者選擇經口攝取。如果患者無法經口攝取，或者是經口攝取能力受到顯著的限制時，在消化道可以安全使用的情況下患者應接受經管營養法，如果消化道無法安全使用時，則必須施行靜脈營養法。

2 術後的營養管理

A. 術後的代謝

在手術侵襲的影響下，患者的代謝會發生下述的變化：

❶醣類代謝

腎上腺素和腎上腺皮質醇的分泌量增加。腎上腺素能夠分解醣元，使其轉換成葡萄糖；腎上腺皮質醇能夠促進胺基酸等物質生成葡萄糖。在這兩種激素增加的影響下，患者的血糖值會上升。

❷脂質代謝

由於患者能量需求上升，體內的脂質會被分解利用。

❸蛋白質代謝

蛋白質的異化作用會高於同化作用，氮素平衡會呈現負值。

B. 手術後營養管理的目的

由於患者會出現上述各種代謝上的變化，必須針對這些問題實施術後營養管理。主要的目的包含：①減輕手術造成的

異化作用，並且促進患者的恢復，②預防術後併發症。術後併發症包含了：傷口癒合遲緩、感染、呼吸肌力下降導致的肺部併發症，以及低蛋白質血症導致的水腫、腹水、循環動態異常等症狀。

C. 營養管理的實施

❶營養補給法

如果患者是接受食道癌手術，或者是胰頭部切除手術等類似手術，無法使用消化道，必須長時間接受靜脈營養法時，應該採用中心靜脈營養法(**表3**)。除了上述的狀況之外，應該盡量以經管營養法來進行營養管理。

❷能量的投予量

投予能量和營養素的投予量，會隨著手術的內容和患者的狀態而改變。

手術後早期的能量投予量標準，成人在靜止時為25～30kcal/kg/日，輕度異化期為35～40kcal/kg/日，高度異化期的標準則是40～55kcal/kg/日。安定期的投予量應該視患者的恢復狀況和併發症的有無進行調整，概略的標準範圍在40～50kcal/kg/日之內。

❸三大營養素的投予

醣類的投予一般會使用葡萄糖，如果患者出現高血糖的現象時，再投予胰島素來進行調節。由於患者的氮素平衡呈現負值，應該投予充足的優質蛋白質或胺基酸。如果能夠利用脂質作為能量來源，就能夠改善患者的氮素平衡。

醣類的補給

若患者出現高血糖的症狀時，可以使用不需胰島素就能進入到細胞內的麥芽糖、木糖醇、果糖、山梨糖醇等醣類來替代。

❹維他命和礦物質的投予

需要補充的維他命有：①和上皮成長、分化有關的維他命A，②傷口癒合和結締組織再生上所必須的維他命C，③生產凝血因子所需要的維他命K。

▼表3　使用高卡路里輸注液時的一日基本投予量

水份量	30～50mL/kg
能量	30～50kcal/kg
胺基酸	1～2g/kg
脂肪	0.5～1g/kg
鈉	2～3mEq/kg
鉀	1～2mEq/kg
氯	2～3mEq/kg
磷	0.5～1mEq/kg
鈣	0.5～1mEq/kg
鎂	0.5～1mEq/kg

除此之外，維他命B群、葉酸、巴比妥酸的需要量也會跟著增加。

　　手術後患者會出現水份堆積、尿液量減少、尿液中鈉和氯的排泄量減少等現象。醫療人員必須注意患者的鈉、氯、鉀的調整。

引用和參考文獻一覽

＊武田英二：臨床病態栄養学(暫譯：臨床病態營養學)，文光堂，2004
＊木戸康博等編輯：栄養科学シリーズNEXT，基礎栄養学(暫譯：營養科學系列NEXT，基礎營養學)，講談社，2005
＊武田英二等編輯：栄養科学シリーズNEXT，臨床栄養学(暫譯：營養科學系列NEXT，臨床營養學)，講談社，1998
＊新食品成分表(暫譯：新食品成分表)，一橋出版社，2006
＊日野原重明等編輯：看護のための最新医学講座(暫譯：寫給護理師的最新醫學講座)第29期，營養療法和輸注液，中山書店，2002
＊佐藤和人等人編輯：エッセンシャル臨床栄養学(暫譯：基本臨床營養學)、醫齒藥出版社，2005
＊獨立行政法人國立健康和營養研究所監修：健康・栄養科学シリーズ，基礎栄養学(暫譯：健康和營養科學系列，基礎營養學)，南江堂出版，2005
＊獨立行政法人國立健康和營養研究所監修：健康・栄養科学シリーズ、人体の構造と機能及び疾病の成り立ち (各論I)(暫譯：健康和營養科學系列，人體的構造和機能以及疾病的發生機制，分論1)，南江堂，2005
＊中村丁次等：系統看護学講座，專門基礎3，人体の構造と機能3，栄養学(暫譯：系統護理學講座，專門基礎3，人體的構造和機能3，營養學)，醫學書院，2006
＊三輪一智等：系統看護学講座，專門基礎2，人体の構造と機能2，生化学(暫譯：系統護理學講座，專門基礎2，人體的構造和機能2，生化學)，醫學書院，2006
＊岡田正 監修：最新栄養アセスメント・治療マニュアル(暫譯：最新營養評估和治療手冊)，醫學藝術社，2002
＊嶋尾 仁編輯：胃瘻造設患者のケア・マニュアル(暫譯：胃瘻造設患者的照護手冊)，醫學藝術社2002
＊山田幸宏：看護のための病態ハンドブック(暫譯：寫給護理師的病狀手冊)，醫學藝術社，2005
＊江口正信等：検査値早わかりガイド(暫譯：檢查結果快速指南)，修訂、增訂第2版，醫學藝術社，2006
＊なぜから理解する看護技術「經腸栄養の選択と基礎技術」(暫譯：從原理了解護理技術，「腸道營養的選擇和基礎技術」)，Nursing college，2004年10月號，醫學藝術社
＊田島真：最近の食品・栄養の話題の真実「第3回 今、話題のポリフェノールについて教えてください」，食生活(暫譯：最新食品和營養話題的真相，「第三回 現在最熱門的多酚是什麼？」，飲食生活)，vol.100，No3，2006
＊杉山みちこ：グリセミック・インデックスの考え方と活用の意義，食生活(暫譯：升糖指數的概念和運用上的意義，飲食生活)，vol.95，No5，2001
＊齋藤康：メタボリックシンドロームとは何か？(暫譯：什麼是代謝症候群？，飲食生活)，vol.99，No8，2005
＊岡田正：静脈栄養・經腸栄養の現状と將来、静脈栄養・経腸栄養ガイド(暫譯：靜脈營養和腸道營養的現狀與將來，靜脈營養和腸道營養指南)，文光堂，1995
＊向原純雄：輸液管理の基本理論，歴史的背景，輸液・栄養管理(暫譯：點滴管理的基本理論、歷史背景，點滴和營養管理)，南江堂，1994
＊日野原重明等：系統看護学講座，專門基礎1，人体の構造と機能1，解剖生理学(暫譯：系統護理學講座，專門基礎1，人體的構造和機能1，解剖生理學)，醫學書院出版，2004
＊脊山洋右等人編輯：新体系看護学第2巻人体の構造と機能 ②ml栄養生化学(暫譯：新體系護理學第二冊，人體的構造和機能2，營養生化學)，醫學之友出版社，2006

日本人的飲食攝取標準 (2005年版)

(抄錄)

日本人的飲食攝取標準(2005年版)
(抄錄)

平成16年11月 日本厚生勞動省制定

1. 制定目的

飲食攝取標準，是以健康的個人或團體為對象，為了維持和增進我國國民的健康，並且預防能量、營養素缺乏症的發生，以及預防生活習慣病、過度攝取營養素造成的健康障礙，所制定的能量以及各種營養素的攝取標準。

2. 使用期間

本標準的使用期間從西元2005年4月到西元2010年3月，為期五年。

3. 設定標準

在飲食攝取標準(Dietary Reference Intakes)上，針對能量制定了一種標準，營養素則制定了五種標準。

<能量>

■能量需求水平(estimated energy requirement：EER)

能夠將能量不足的風險和能量過剩的風險同時降到最低的攝取量。

<營養素>

為了維持和增進健康，制定了「平均需要量」和「建議攝取量」兩個項目。對於無法制定這兩種標準的營養素，則另行制定了「足夠攝取量」的標準。除了上述標準之外，為了預防生活習慣病的發生，特別針對需要設定飲食攝取標準的食物制定了「目標攝取量」。「上限攝取量」則是為了防範過度攝取造成的健康障礙而設定的標準。

■平均需要量(estimated average requirement：EAR)

以特定的團體為對象，測定團體的需要量之後，再以年齡、性別層推測出日本人的平均需要量。此攝取量可以滿足該年齡、性別層中半數的人一天所需要的營養素量。

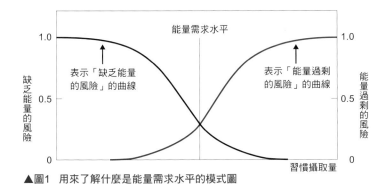

▲圖1 用來了解什麼是能量需求水平的模式圖

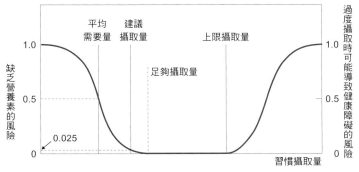

▲圖2 用來了解各種飲食標準的(平均需要量、建議攝取量、足夠攝取量、上限攝取量)模式圖

■建議攝取量(recommended dietary allowance：RDA)

以滿足特定性別、年齡層所有人(97~98％)一天需要量為目的所預測的攝取量。原則上建議攝取量＝「平均需要量＋標準差的兩倍(2SD)」。

■足夠攝取量(adequate intake：AI)

在沒有足夠的科學根據可以計算出該營養素的平均需要量、建議攝取量時，足夠攝取量可以滿足該性別、年齡層維持良好營養狀態。

■目標攝取量(tentative dietary goal for preventing life-style related diseases：DG)

為了生活習慣病的一級預防(譯註：或稱初級預防，primary prevention)，現在的日本人應該定為目標的攝取量(或攝取範圍)。

■上限攝取量(tolerable upper intake level：UL)

在不會引起過度攝取，造成健康障礙的前提下，特定性別、年齡層中幾乎所有的人都可以攝取的營養素最大攝取量。

設有飲食攝取標準的營養素和營養素設定的標準(1 歲以上) [1]

		平均需要量 (EAR)	建議攝取量 (RDA)	足夠攝取量 (AI)	目標攝取量 (DG)	上限攝取量 (UL)
蛋白質		○	○	–	○	–
脂質	總脂質	–	–	–	○	–
	飽和脂肪酸	–	–	–	○	–
	n-6脂肪酸	–	–	○	○	–
	n-3脂肪酸	–	–	○	○	–
	膽固醇	–	–	–	○	–
碳水化合物		–	–	–	○	–
食物纖維		–	–	○	○	–
水溶性維他命	維他命B1	○	○	–	–	–
	維他命B2	○	○	–	–	–
	菸鹼酸	○	○	–	–	○
	維他命B6	○	○	–	–	○
	葉酸	○	○	–	–	○[2]
	維他命B12	○	○	–	–	–
	生物素	–	–	○	–	–
	巴比妥酸	–	–	○	–	–
	維他命C	○	○	–	–	–
脂溶性維他命	維他命A	○	○	–	–	○
	維他命E	–	–	○	–	○
	維他命D	–	–	○	–	○
	維他命K	–	–	○	–	–
礦物質	鎂	○	○	–	–	○[2]
	鈣	–	–	○	○	○
	磷	–	–	○	–	○
微量元素	鉻	○	○	–	–	–
	鉬	○	○	–	–	○
	錳	–	–	○	–	○
	鐵	○	○	–	–	○
	銅	○	○	–	–	○
	鋅	–	–	–	–	○
	硒	○	○	–	–	○
	碘	○	○	–	–	○
電解質	鈉	○	–	–	○	–
	鉀	–	–	○	○	–

[1] 一部分的標準只針對特定年齡層。

[2] 針對一般食品以外的攝取量制定標準。

標準體位(標準身長、標準體重)

性　別 年　齡	男　性 標準身高(cm)	標準體重(kg)	女　性[1] 標準身高(cm)	標準體重(kg)
0～5（月）	62.2	6.6	61.0	6.1
6～11（月）	71.5	8.8	69.9	8.2
1～2（歲）	85.0	11.9	84.7	11.0
3～5（歲）	103.5	16.7	102.5	16.0
6～7（歲）	119.6	23.0	118.0	21.6
8～9（歲）	130.7	28.0	130.0	27.2
10～11（歲）	141.2	35.5	144.0	35.7
12～14（歲）	160.0	50.0	154.8	45.6
15～17（歲）	170.0	58.3	157.2	50.0
18～29（歲）	171.0	63.5	157.7	50.0
30～49（歲）	170.0	68.0	156.8	52.7
50～69（歲）	164.7	64.0	152.0	53.2
70以上（歲）	160.0	57.2	146.7	49.7

[1]　孕婦除外。

飲食的能量攝取標準：能量需求水平(kcal/日)

性　別 身體活動層級	男　性 I	II	III	女　性 I	II	III
0～5（月）母乳哺育兒	－	600	－	－	550	－
人工乳哺育兒	－	650	－	－	600	－
6～11（月）	－	700	－	－	650	－
1～2（歲）	－	1,050	－	－	950	－
3～5（歲）	－	1,400	－	－	1,250	－
6～7（歲）	－	1,650	－	－	1,450	－
8～9（歲）	－	1,950	2,200	－	1,800	2,000
10～11（歲）	－	2,300	2,550	－	2,150	2,400
12～14（歲）	2,350	2,650	2,950	2,050	2,300	2,600
15～17（歲）	2,350	2,750	3,150	1,900	2,200	2,550
18～29（歲）	2,300	2,650	3,050	1,750	2,050	2,350
30～49（歲）	2,250	2,650	3,050	1,700	2,000	2,300
50～69（歲）	2,050	2,400	2,750	1,650	1,950	2,200
70以上（歲）[1]	1,600	1,850	2,100	1,350	1,550	1,750
孕婦　初期（附加量）				+50	+50	+50
孕婦　中期（附加量）				+250	+250	+250
孕婦　後期（附加量）				+500	+500	+500
授乳婦　（附加量）				+450	+450	+450

[1]　成人的能量需求水平是以「基礎代謝量(kcal/日)×身體活動層級」的公式計算。18～69歲之間的身體活動層級依序是I＝1.50、II＝1.75、III＝2.00，70歲以上則分別是I＝1.30、II＝1.50、III＝1.70。50～69歲和70歲以上年齡層之間的能量需求水平會出現明顯的差距，與身體活動層級有很深的關係。

各年齡層身體活動層級的活動內容和活動時間的代表例 (15～69歲)

身體活動層級*1		低（Ⅰ）	普通（Ⅱ）	高（Ⅲ）
		1.50 (1.40～1.60)	1.75 (1.60～1.90)	2.00 (1.90～2.20)
日常生活的內容		大部分是以坐姿在生活，並且以靜態活動為中心	從事的工作大部分時間是坐著，但也會在職場內移動，或以站立的姿勢工作、服務業者，也可能會通勤、做家事、購物、做輕鬆的運動。	從事時常會移動或需要站立的工作者。或者有從事運動等休閒運動的習慣
各種活動內容分類（時間／日）*2	睡眠 (1.0)	8	7～8	7
	坐姿或站立的靜態活動 (1.5：1.1～1.9)	13～14	11～12	10
	緩慢步行或家事等低強度的活動 (2.5：2.0～2.9)	1～2	3	3～4
	可以長時間持續的運動或勞動等中強度的活動 (包含一般的步行) (4.5：3.0～5.9)	1	2	3
	時常需要休息的運動、勞動等高強度運動 (7.0：6.0以上)	0	0	0～1

*1　代表值。( )內為大致範圍。

*2　( )內為activity factor (活動因素，Af：用來表示各種身體活動在單位時間內的強度。以基礎代謝值的倍數來表示)
　　(代表值：下限～上限)。

1. 蛋白質的飲食攝取標準

性　別	男　性				女　性			
年　齡	平均需要量 (g/日)	建議攝取量 (g/日)	足夠攝取量 (g/日)	目標攝取量 (%能量)*1	平均需要量 (g/日)	建議攝取量 (g/日)	足夠攝取量 (g/日)	目標攝取量 (%能量)*1
0～5（月）母乳哺育兒	－	－	10	－	－	－	10	－
人工乳哺育兒	－	－	15	－	－	－	15	－
6～11（月）母乳哺育兒	－	－	15	－	－	－	15	－
人工乳哺育兒	－	－	20	－	－	－	20	－
1～2（歲）	15	20	－	－	15	20	－	－
3～5（歲）	20	25	－	－	20	25	－	－
6～7（歲）	30	35	－	－	25	30	－	－
8～9（歲）	30	40	－	－	30	40	－	－
10～11（歲）	40	50	－	－	40	50	－	－
12～14（歲）	50	60	－	－	45	55	－	－
15～17（歲）	50	65	－	－	40	50	－	－
18～29（歲）	50	60	－	未滿 20	40	50	－	未滿 20
30～49（歲）	50	60	－	未滿 20	40	50	－	未滿 20
50～69（歲）	50	60	－	未滿 20	40	50	－	未滿 20
70以上（歲）	50	60	－	未滿 25	40	50	－	未滿 25
孕　婦（附加量）					+8	+10	－	－
授乳婦（附加量）					+15	+20	－	－

*1　目標攝取量(上限值)是以蛋白質能量比例(%)的標準來制定。

2. 碳水化合物和食物纖維的飲食攝取標準

年　齡	碳水化合物 (%能量)		食物纖維 (g/日)			
	男　性	女　性	男　性		女　性	
	目標攝取量	目標攝取量	足夠攝取量	目標攝取量	足夠攝取量	目標攝取量
0～5（月）	－	－	－	－	－	－
6～11（月）	－	－	－	－	－	－
1～2（歲）	－	－	－	－	－	－
3～5（歲）	－	－	－	－	－	－
6～7（歲）	－	－	－	－	－	－
8～9（歲）	－	－	－	－	－	－
10～11（歲）	－	－	－	－	－	－
12～14（歲）	－	－	－	－	－	－
15～17（歲）	－	－	－	－	－	－
18～29（歲）	50以上70未滿	50以上70未滿	27	20	21	17
30～49（歲）	50以上70未滿	50以上70未滿	26	20	20	17
50～69（歲）	50以上70未滿	50以上70未滿	24	20	19	18
70以上（歲）	50以上70未滿	50以上70未滿	19	17	15	15
妊　婦（附加量）		－			－	－
授乳婦（附加量）		－			－	－

3. 脂質的飲食攝取標準

年　齡	總脂質佔總能量的比例 脂肪能量比率(%能量)				飽和脂肪酸 (%能量)[*1]	
	男　性		女　性		男　性	女　性
	足夠攝取量	目標攝取量	足夠攝取量	目標攝取量	目標攝取量(範圍)	目標攝取量(範圍)
0～5（月）	50	－	50	－	－	－
6～11（月）	40	－	40	－	－	－
1～2（歲）	－	20以上30未滿	－	20以上30未滿	－	－
3～5（歲）	－	20以上30未滿	－	20以上30未滿	－	－
6～7（歲）	－	20以上30未滿	－	20以上30未滿	－	－
8～9（歲）	－	20以上30未滿	－	20以上30未滿	－	－
10～11（歲）	－	20以上30未滿	－	20以上30未滿	－	－
12～14（歲）	－	20以上30未滿	－	20以上30未滿	－	－
15～17（歲）	－	20以上30未滿	－	20以上30未滿	－	－
18～29（歲）	－	20以上30未滿	－	20以上30未滿	4.5以上7.0未滿	4.5以上7.0未滿
30～49（歲）	－	20以上25未滿	－	20以上25未滿	4.5以上7.0未滿	4.5以上7.0未滿
50～69（歲）	－	20以上25未滿	－	20以上25未滿	4.5以上7.0未滿	4.5以上7.0未滿
70以上（歲）	－	15以上25未滿	－	15以上25未滿	4.5以上7.0未滿	4.5以上7.0未滿
孕婦			－	20以上30未滿		4.5以上7.0未滿
授乳婦			－	20以上30未滿		4.5以上7.0未滿

[*1] 飽和脂肪酸：C4:0、 C6:0、 C8:0、 C10:0、 C12:0、 C14:0、 C15:0、 C16:0、 C17:0、 C18:0、C20:0、C22:0、 C24:0。
當年齡層在10歲以上，並且血液中LDL膽固醇數值偏高時，表示動脈硬化可能正在進展中，最好能夠採取限制飽和脂肪酸攝取量的措施。

年齡	n-6系脂肪酸 [*1*2]				n-3系脂肪酸 (g/日) [*3]				膽固醇 (mg/日) [*4]	
	男性		女性		男性		女性		男性	女性
	足夠攝取量 (g/日)	目標攝取量 (%能量)	足夠攝取量 (g/日)	目標攝取量 (%能量)	足夠攝取量	目標攝取量	足夠攝取量	目標攝取量	足夠攝取量	目標攝取量
0～5（月）	4.0	－	4.0	－	0.9	－	0.9	－	－	－
6～11（月）	5.0	－	5.0	－	1.0	－	1.0	－	－	－
1～2（歲）	6.0	－	6.0	－	1.1	－	1.0	－	－	－
3～5（歲）	8.0	－	7.0	－	1.5	－	1.5	－	－	－
6～7（歲）	9.0	－	8.5	－	1.6	－	1.6	－	－	－
8～9（歲）	9.0	－	10	－	1.9	－	2.0	－	－	－
10～11（歲）	11	－	11	－	2.1	－	2.1	－	－	－
12～14（歲）	13	－	10	－	2.6	－	2.1	－	－	－
15～17（歲）	14	－	11	－	2.8	－	2.3	－	－	－
18～29（歲）	12	10未滿	10	10未滿	－	2.6以上	－	2.2以上	750未滿	600未滿
30～49（歲）	11	10未滿	9.5	10未滿	－	2.6以上	－	2.2以上	750未滿	600未滿
50～69（歲）	10	10未滿	9.0	10未滿	－	2.9以上	－	2.5以上	750未滿	600未滿
70以上（歲）	8.0	10未滿	7.0	10未滿	－	2.2以上	－	2.0以上	750未滿	600未滿
孕　婦			9.0	10未滿			2.1	－		600未滿
授乳婦			10	10未滿			2.4	－		600未滿

[*1] n-6脂肪酸：C18:2、 C18:3、 C20:2、 C20:3、 C20:4、 C22:2、 C22:5。
[*2] 雖然沒有針對幼兒制定目標攝取量，但最好還是能夠參考成年人的標準，以避免過度攝取的發生。
[*3] n-3系脂肪酸：C18:3、 C18:4、 C20:4、 C20:5、 C21:5、 C22:5、 C22:6。
[*4] 當年齡層在10歲以上，並且血液中LDL膽固醇數值偏高時，表示動脈硬化可能正在進展中，最好能夠採取限制膽固醇攝取量的措施。

4. 維他命的飲食攝取標準

■水溶性維他命

年 齡	維他命B₁ (mg/日)[*1]						維他命B₂ (mg/日)[*1]					
	男 性			女 性			男 性			女 性		
	平均需要量	建議攝取量	足夠攝取量	平均需要量	建議攝取量	足夠攝取量	平均需要量	建議攝取量	足夠攝取量	平均需要量	建議攝取量	足夠攝取量
0～5（月）	–	–	0.1	–	–	0.1	–	–	0.3	–	–	0.3
6～11（月）	–	–	0.3	–	–	0.3	–	–	0.4	–	–	0.4
1～2（歲）	0.4	0.5	–	0.4	0.5	–	0.5	0.6	–	0.4	0.5	–
3～5（歲）	0.6	0.7	–	0.6	0.7	–	0.7	0.8	–	0.6	0.8	–
6～7（歲）	0.7	0.9	–	0.7	0.8	–	0.8	1.0	–	0.7	0.9	–
8～9（歲）	0.9	1.1	–	0.8	1.0	–	1.0	1.2	–	0.9	1.1	–
10～11（歲）	1.0	1.2	–	1.0	1.2	–	1.2	1.4	–	1.1	1.3	–
12～14（歲）	1.2	1.4	–	1.0	1.2	–	1.3	1.6	–	1.2	1.4	–
15～17（歲）	1.2	1.5	–	1.0	1.2	–	1.4	1.7	–	1.1	1.3	–
18～29（歲）	1.2	1.4	–	0.9	1.1	–	1.3	1.6	–	1.0	1.2	–
30～49（歲）	1.2	1.4	–	0.9	1.1	–	1.3	1.6	–	1.0	1.2	–
50～69（歲）	1.1	1.3	–	0.9	1.0	–	1.2	1.4	–	1.0	1.2	–
70以上（歲）	0.8	1.0	–	0.7	0.8	–	0.9	1.1	–	0.8	0.9	–
孕婦（附加量）												
初　期				+0	+0	–				+0	+0	–
中　期				+0.1	+0.1	–				+0.1	+0.2	–
後　期				+0.2	+0.3	–				+0.3	+0.3	–
授乳婦（附加量）				+0.1	+0.1	–				+0.3	+0.4	–

[*1]　以身體活動層級II的能量需求水平計算後得到的結果。

;i

年 齡	菸鹼酸 (mgNE/日)[*1]							
	男 性				女 性			
	平均需要量	建議攝取量	足夠攝取量	上限攝取量[*2]	平均需要量	建議攝取量	足夠攝取量	上限攝取量[*2]
0～5（月）	–	–	2[*3]	–	–	–	2[*3]	–
6～11（月）	–	–	3	–	–	–	3	–
1～2（歲）	5	6	–	–	4	5	–	–
3～5（歲）	7	8	–	–	6	7	–	–
6～7（歲）	8	10	–	–	7	9	–	–
8～9（歲）	9	11	–	–	9	10	–	–
10～11（歲）	11	13	–	–	10	12	–	–
12～14（歲）	13	15	–	–	11	13	–	–
15～17（歲）	13	16	–	–	11	13	–	–
18～29（歲）	13	15	–	300（100）	10	12	–	300（100）
30～49（歲）	13	15	–	300（100）	10	12	–	300（100）
50～69（歲）	12	14	–	300（100）	9	11	–	300（100）
70以上（歲）	9	11	–	300（100）	7	9	–	300（100）
孕婦（附加量）								
初　期					+0	+0	–	–
中　期					+1	+1	–	–
後　期					+2	+3	–	–
授乳婦（附加量）					+2	+2	–	–

NE＝菸鹼酸當量。
[*1]　以身體活動層級II的能量需求水平計算後得到的結果。
[*2]　上限攝取量：煙**醯**胺的mg量，（　）內是尼古丁酸的mg量。
[*3]　單位是mg/日。

維他命B6 (mg/日)[*1] ／ 葉酸 (μg/日)[*3]

年 齡	維他命B6 (mg/日)[*1] 男性 平均需要量	建議攝取量	足夠攝取量	上限攝取量[*2]	女性 平均需要量	建議攝取量	足夠攝取量	上限攝取量[*2]	葉酸 (μg/日)[*3] 男性 平均需要量	建議攝取量	足夠攝取量	上限攝取量[*4]	女性 平均需要量	建議攝取量	足夠攝取量	上限攝取量[*4]
0～5（月）	–	–	0.2	–	–	–	0.2	–	–	–	40	–	–	–	40	–
6～11（月）	–	–	0.3	–	–	–	0.3	–	–	–	60	–	–	–	60	–
1～2（歲）	0.4	0.5	–	–	0.4	0.5	–	–	80	90	–	–	80	90	–	–
3～5（歲）	0.5	0.6	–	–	0.5	0.6	–	–	90	110	–	–	90	110	–	–
6～7（歲）	0.7	0.8	–	–	0.6	0.7	–	–	110	140	–	–	110	140	–	–
8～9（歲）	0.8	0.9	–	–	0.8	0.9	–	–	140	160	–	–	140	160	–	–
10～11（歲）	1.0	1.2	–	–	1.0	1.2	–	–	160	200	–	–	160	200	–	–
12～14（歲）	1.1	1.4	–	–	1.0	1.3	–	–	200	240	–	–	200	240	–	–
15～17（歲）	1.2	1.5	–	–	1.0	1.2	–	–	200	240	–	–	200	240	–	–
18～29（歲）	1.1	1.4	–	60	1.0	1.2	–	60	200	240	–	1,000	200	240	–	1,000
30～49（歲）	1.1	1.4	–	60	1.0	1.2	–	60	200	240	–	1,000	200	240	–	1,000
50～69（歲）	1.1	1.4	–	60	1.0	1.2	–	60	200	240	–	1,000	200	240	–	1,000
70以上（歲）	1.1	1.4	–	60	1.0	1.2	–	60	200	240	–	1,000	200	240	–	1,000
孕 婦（附加量）					+0.7	+0.8	–	–					+170	+200	–	–
授乳婦（附加量）					+0.3	+0.3	–	–					+80	+100	–	–

[*1] 以身體活動層級II的能量需求水平計算後得到的結果。
[*2] 以鹽酸吡哆醇計算的量。
[*3] 對於計畫懷孕，或者是可能會懷孕的女性而言，為了降低神經管閉鎖障礙的發生率，每天最好能夠攝取400μg的葉酸
[*4] 以蝶醯谷氨酸(pteroylmonoglutamic acid)計算的量(一般食品以外的攝取量)。

維他命B12 ／ 生物素 ／ 巴比妥酸 ／ 維他命C

年 齡	維他命B12飲食攝取標準 (μg/日)[*1] 男性 平均需要量	建議攝取量	足夠攝取量	女性 平均需要量	建議攝取量	足夠攝取量	生物素飲食攝取標準(μg/日) 男性 足夠攝取量	女性 足夠攝取量	巴比妥酸飲食攝取標準(mg/日) 男性 足夠攝取量	女性 足夠攝取量	維他命C (mg/日) 男性 平均需要量	建議攝取量	足夠攝取量	女性 平均需要量	建議攝取量	足夠攝取量
0～5（月）	–	–	0.2	–	–	0.2	4	4	4	4	–	–	40	–	–	40
6～11（月）	–	–	0.5	–	–	0.5	10	10	5	5	–	–	40	–	–	40
1～2（歲）	0.8	0.9	–	0.8	0.9	–	20	20	4	3	35	40	–	35	40	–
3～5（歲）	0.9	1.1	–	0.9	1.1	–	25	25	5	4	40	45	–	40	45	–
6～7（歲）	1.2	1.4	–	1.2	1.4	–	30	30	6	5	50	60	–	50	60	–
8～9（歲）	1.4	1.6	–	1.4	1.6	–	35	35	6	5	55	70	–	55	70	–
10～11（歲）	1.6	2.0	–	1.6	2.0	–	40	40	6	6	70	80	–	70	80	–
12～14（歲）	2.0	2.4	–	2.0	2.4	–	45	45	7	6	85	100	–	85	100	–
15～17（歲）	2.0	2.4	–	2.0	2.4	–	45	45	7	5	85	100	–	85	100	–
18～29（歲）	2.0	2.4	–	2.0	2.4	–	45	45	6	5	85	100	–	85	100	–
30～49（歲）	2.0	2.4	–	2.0	2.4	–	45	45	6	5	85	100	–	85	100	–
50～69（歲）	2.0	2.4	–	2.0	2.4	–	45	45	6	5[*2]	85	100	–	85	100	–
70以上（歲）	2.0	2.4	–	2.0	2.4	–	45	45	6	5	85	100	–	85	100	–
孕 婦（附加量）				+0.3	+0.4	–		+2		+1				+10	+10	–
授乳婦（附加量）				+0.3	+0.4	–		+4		+4				+40	+50	–

[*1] 沒有制定上限攝取量，但即使攝取過度時，也會因為胃部分泌的內因子已經達到飽和而無法再吸收。
[*2] 考慮到上下年齡層數值間的關係，該數值已經經過修飾。

■脂溶性維他命

年　齡	維他命A（µgRE/日）							
	男性				女性			
	平均 需要量*1	建議 攝取量*1	足夠 攝取量*1	上限 攝取量*2	平均 需要量*1	建議 攝取量*1	足夠 攝取量*1	上限 攝取量*2
0～5（月）	–	–	250	600	–	–	250	600
6～11（月）	–	–	350	600	–	–	350	600
1～2（歲）	200	250	–	600	150	250	–	600
3～5（歲）	200	300	–	750	200	300	–	750
6～7（歲）	300	400	–	1,000	250	350	–	1,000
8～9（歲）	350	450	–	1,250	300	400	–	1,250
10～11（歲）	400	550	–	1,550	350	500	–	1,550
12～14（歲）	500	700	–	2,220	400	550	–	2,220
15～17（歲）	500	700	–	2,550	400	600	–	2,550
18～29（歲）	550	750	–	3,000	400	600	–	3,000
30～49（歲）	550	750	–	3,000	450	600	–	3,000
50～69（歲）	500	700	–	3,000	450	600	–	3,000
70以上（歲）	450	650	–	3,000	400	550	–	3,000
孕　婦（附加量）					+50	+70	–	–
授乳婦（附加量）					+300	+420	–	–

RE＝視黃醇當量。1µg RE ＝ 1µg視黃醇 ＝ 12µg β-胡蘿蔔素 ＝ 24µg α-胡蘿蔔素 ＝ 24µg β-隱黃素。

*1 含維他命原、類胡蘿蔔素。

*2 不含維他命原、類胡蘿蔔素。

年　齡	維他命E（mg/日）*1				維他命D（µg/日）				維他命K（µg/日）	
	男　性		女　性		男　性		女　性		男　性	女　性
	足夠攝取量	上限攝取量	足夠攝取量	上限攝取量	足夠攝取量	上限攝取量	足夠攝取量	上限攝取量	足夠攝取量	足夠攝取量
0～5（月）	3	–	3	–	2.5（5）*3	25	2.5（5）*3	25	4	4
6～11（月）	3	–	3	–	4（5）*3	25	4（5）*3	25	7	7
1～2（歲）	5	150	4	150	3	25	3	25	25	25
3～5（歲）	6	200	6	200	3	25	3	25	30	30
6～7（歲）	7	300	6	300	3	30	3	30	40	35
8～9（歲）	8	400	7	300	4	30	4	30	45	45
10～11（歲）	10	500	7	500	4	40	4	40	55	55
12～14（歲）	10	600	8	600	4	50	4	50	70	65
15～17（歲）	10	700	9	600	5	50	5	50	80	60
18～29（歲）	9	800	8	600	5	50	5	50	75	60
30～49（歲）	8	800*2	8	700	5	50	5	50	75	65
50～69（歲）	9	800	8	700	5	50	5	50	75	65
70以上（歲）	7	700	7	600	5	50	5	50	75	65
孕　婦（附加量）			+0	–			+2.5	–		+0
授乳婦（附加量）			+3	–			+2.5	–		+0

*1 只計算 α-Tocopherol，不含 α-Tocopherol以外的維他命E。

*2 考慮到上下年齡層數值間的關係，該數值已經經過修飾。

*3 以生活在能夠照射到適度陽光環境中的嬰兒為估計值。（　）內是照射陽光機會較少的嬰兒的估計值。

5. 礦物質(無機物)的飲食攝取標準

年　齡	鎂 (mg/日)[*1]						磷 (mg/日)			
	男　性			女　性			男　性		女　性	
	平均需要量	建議攝取量	足夠攝取量	平均需要量	建議攝取量	足夠攝取量	足夠攝取量	上限攝取量	足夠攝取量	上限攝取量
0〜5（月）	–	–	21	–	–	21	130	–	130	–
6〜11（月）	–	–	32	–	–	32	280	–	280	–
1〜2（歲）	60	70	–	55	70	–	650	–	600	–
3〜5（歲）	85	100	–	80	100	–	800	–	800	–
6〜7（歲）	115	140	–	110	130	–	1,000	–	900	–
8〜9（歲）	140	170	–	140	160	–	1,100	–	1,000	–
10〜11（歲）	180	210	–	180	210	–	1,150	–	1,050	–
12〜14（歲）	250	300	–	230	270	–	1,350	–	1,100	–
15〜17（歲）	290	350	–	250	300	–	1,250	–	1,000	–
18〜29（歲）	290	340	–	230	270	–	1,050	3,500	900	3,500
30〜49（歲）	310	370	–	240	280	–	1,050	3,500	900	3,500
50〜69（歲）	290	350	–	240	290	–	1,050	3,500	900	3,500
70以上（歲）	260	310	–	220	270	–	1,000	3,500	900	3,500
孕　婦（附加量）				+30	+40	–			+0	–
授乳婦（附加量）				+0	+0	–			+0	–

[*1]　從一般食品中攝取時，不設定上限攝取量。
　　　一般食品以外的上限攝取量：成年人為350mg/日，幼兒5mg/kg體重/日。

年　齡	鈣 (mg/日)					
	男　性			女　性		
	足夠攝取量	目標攝取量	上限攝取量[*2]	足夠攝取量	目標攝取量	上限攝取量[*2]
0〜5（月）母乳哺乳兒	200	–	–	200	–	–
人工乳哺乳兒	300	–	–	300	–	–
6〜11（月）母乳哺乳兒	250	–	–	250	–	–
人工乳哺乳兒	400	–	–	400	–	–
1〜2（歲）	450	450[*3]	–	400	400	–
3〜5（歲）	600	550	–	550	550[*3]	–
6〜7（歲）	600	600	–	650	600	–
8〜9（歲）	700[*4]	700	–	800	700	–
10〜11（歲）	950	800	–	950	800	–
12〜14（歲）	1,000	900	–	850	750	–
15〜17（歲）	1,100	850	–	850	650	–
18〜29（歲）	900	650	2,300	700	600[*4]	2,300
30〜49（歲）	650	600[*4]	2,300	600[*4]	600[*4]	2,300
50〜69（歲）	700	600	2,300	700	600	2,300
70以上（歲）	750	600	2,300	650	550	2,300
孕　婦（附加量）[*1]				+0	–	–
授乳婦（附加量）[*1]				+0	–	–

[*1]　雖然沒有設定附加量，但攝取時還是建議朝目標攝取量努力。若孕婦由於孕婦中毒症(孕婦高血壓症候群)而有胎盤機能不全的症狀時，必須積極地攝取鈣質。
[*2]　由於缺乏足夠的研究報告，17歲以下並沒有制定上限攝取量。不過這並不表示可以保障大量攝取時的安全性。
[*3]　由於足夠攝取量和現在的攝取量中間值相當接近，因此直接採用足夠攝取量。
[*4]　考慮到上下年齡層數值間的關係，該數值已經經過修飾。

6 · 微量元素的飲食攝取標準

年齡	鉻(μg/日)<暫定值> 男性 平均需要量	建議攝取量	女性 平均需要量	建議攝取量	鉬(μg/日)<暫定值> 男性 平均需要量	建議攝取量	上限攝取量	女性 平均需要量	建議攝取量	上限攝取量
0～5（月）	–	–	–	–	–	–	–	–	–	–
6～11（月）	–	–	–	–	–	–	–	–	–	–
1～2（歲）	–	–	–	–	–	–	–	–	–	–
3～5（歲）	–	–	–	–	–	–	–	–	–	–
6～7（歲）	–	–	–	–	–	–	–	–	–	–
8～9（歲）	–	–	–	–	–	–	–	–	–	–
10～11（歲）	–	–	–	–	–	–	–	–	–	–
12～14（歲）	–	–	–	–	–	–	–	–	–	–
15～17（歲）	–	–	–	–	–	–	–	–	–	–
18～29（歲）	35	40	25	30	20	25	300	15	20	240
30～49（歲）	35	40	25	30	20	25	320	15	20	250
50～69（歲）	30	35	25	30	20	25	300	15	20	250
70以上（歲）	25	30	20	25	20	25	270	15	20	230
孕 婦（附加量）			–	–				–	–	–
授乳婦（附加量）			–	–				–	–	–

年齡	錳（mg/日）男性 足夠攝取量	上限攝取量	女性 足夠攝取量	上限攝取量	銅（mg/日）男性 平均需要量	建議攝取量	足夠攝取量	上限攝取量	女性 平均需要量	建議攝取量	足夠攝取量	上限攝取量
0～5（月）	0.001	–	0.001	–	–	–	0.3	–	–	–	0.3	–
6～11（月）	1.2	–	1.2	–	–	–	0.3	–	–	–	0.3	–
1～2（歲）	1.5	–	1.5	–	0.2	0.3	–	–	0.2	0.3	–	–
3～5（歲）	1.7	–	1.7	–	0.3	0.4	–	–	0.3	0.3	–	–
6～7（歲）	2.0	–	2.0	–	0.3	0.4	–	–	0.3	0.4	–	–
8～9（歲）	2.5	–	2.5	–	0.4	0.5	–	–	0.4	0.5	–	–
10～11（歲）	3.0	–	3.0	–	0.5	0.6	–	–	0.5	0.6	–	–
12～14（歲）	4.0	–	3.5[*1]	–	0.6	0.8	–	–	0.6	0.7	–	–
15～17（歲）	4.0[*1]	–	3.5	–	0.7	0.9	–	–	0.5	0.7	–	–
18～29（歲）	4.0	11	3.5	11	0.6	0.8	–	10	0.5	0.7	–	10
30～49（歲）	4.0	11	3.5	11	0.6[*1]	0.8[*1]	–	10	0.6	0.7	–	10
50～69（歲）	4.0	11	3.5	11	0.6	0.8	–	10	0.6	0.7	–	10
70以上（歲）	4.0	11	3.5	11	0.6	0.8	–	10	0.5	0.7	–	10
孕 婦（附加量）			+0	–					+0.1	+0.1	–	–
授乳婦（附加量）			+0	–					+0.5	+0.6	–	–

[*1] 考慮到上下年齡層數值間的關係，該數值已經經過修飾。

年齡	鐵 (mg/日) [*1]									
	男性				女性					
	平均需要量	建議攝取量	足夠攝取量	上限攝取量	無月經 [*2]		有月經		足夠攝取量	上限攝取量
					平均需要量	建議攝取量	平均需要量	建議攝取量		
0～5（月）母乳哺乳兒	–	–	0.4	–	–	–	–	–	0.4	–
人工乳哺乳兒	–	–	7.7	–	–	–	–	–	7.7	–
6～11（月）	4.5	6.0	–	–	4.0	5.5	–	–	–	–
1～2（歲）	4.0	5.5	–	25	3.5	5.0	–	–	–	20
3～5（歲）	3.5	5.0	–	25	3.5	5.0	–	–	–	25
6～7（歲）	5.0	6.5	–	30	4.5	6.0	–	–	–	30
8～9（歲）	6.5	9.0	–	35	6.0	8.5	–	–	–	35
10～11（歲）	7.5	10.0	–	35	6.5	9.0	9.5	13.0	–	35
12～14（歲）	8.5	11.5	–	50	6.5	9.0	9.5	13.5	–	45
15～17（歲）	9.0	10.5	–	45	6.0	7.5	9.0	11.0	–	40
18～29（歲）	6.5 [*3]	7.5 [*3]	–	50	5.5 [*3]	6.5 [*3]	9.0 [*3]	10.5 [*3]	–	40
30～49（歲）	6.5	7.5	–	55	5.5	6.5	9.0	10.5	–	40
50～69（歲）	6.0	7.5	–	50	5.5	6.5	9.0	10.5	–	45
70以上（歲）	5.5	6.5	–	45	5.0	6.0	–	–	–	40
孕　婦（附加量）					+11.0	+13.0	–	–	–	–
授乳婦（附加量）					+2.0	+2.5	–	–	–	–

[*1] 制定時排除了月經過多(月經出血量80mL/次以上者)的對象。
[*2] 孕婦和授乳婦女也屬於該類。
[*3] 考慮到上下年齡層數值間的關係，該數值已經經過修飾。

年齡	鋅 (mg/日)							
	男性				女性			
	平均需要量	建議攝取量	足夠攝取量	上限攝取量	平均需要量	建議攝取量	足夠攝取量	上限攝取量
0～5（月）母乳哺乳兒	–	–	2	–	–	–	2	–
人工乳哺乳兒	–	–	3	–	–	–	3	–
6～11（月）	–	–	3	–	–	–	3	–
1～2（歲）	4	4	–	–	3	4	–	–
3～5（歲）	5	6	–	–	5	6	–	–
6～7（歲）	5	6	–	–	5	6	–	–
8～9（歲）	6	7	–	–	5	6	–	–
10～11（歲）	6	8	–	–	6	7	–	–
12～14（歲）	7	9	–	–	6	7	–	–
15～17（歲）	8	10	–	–	6	7	–	–
18～29（歲）	8	9	–	30	6	7	–	30
30～49（歲）	8	9	–	30	6	7	–	30
50～69（歲）	8	9	–	30	6	7	–	30
70以上（歲）	7	8	–	30	6	7	–	30
孕　婦（附加量）					–	+3	–	–
授乳婦（附加量）					–	+3	–	–

| 年　齡 | 硒 (μg/日) | | | | | | | |
| | 男　性 | | | | 女　性 | | | |
	平均 需要量	建議 攝取量	足夠 攝取量	上限 攝取量	平均 需要量	建議 攝取量	足夠 攝取量	上限 攝取量
0～5（月）	–	–	16	–	–	–	16	–
6～11（月）	–	–	19	–	–	–	19	–
1～2（歲）	7	9	–	100	7	8	–	50
3～5（歲）	10	10	–	100	10	10	–	100
6～7（歲）	10	15	–	150	10	15	–	150
8～9（歲）	15	15	–	200	15	15	–	200
10～11（歲）	15	20	–	250	15	20	–	250
12～14（歲）	20	25	–	350	20	25	–	300
15～17（歲）	25	30	–	400	20	25	–	350
18～29（歲）	25	30	–	450	20	25	–	350
30～49（歲）	30	35	–	450	20	25	–	350
50～69（歲）	25	30	–	450	20	25	–	350
70以上（歲）	25	30	–	400	20	25	–	350
孕　婦(附加量)					+4	+4	–	–
授乳婦(附加量)					+16	+20	–	–

| 年　齡 | 碘 (μg/日) | | | | | | | |
| | 男　性 | | | | 女　性 | | | |
	平均 需要量	建議 攝取量	足夠 攝取量	上限 攝取量	平均 需要量	建議 攝取量	足夠 攝取量	上限 攝取量
0～5（月）	–	–	130	–	–	–	130	–
6～11（月）	–	–	170	–	–	–	170	–
1～2（歲）	40	60	–	–	40	60	–	–
3～5（歲）	50	70	–	–	50	70	–	–
6～7（歲）	60	80	–	–	60	80	–	–
8～9（歲）	70	100	–	–	70	100	–	–
10～11（歲）	80	120	–	–	80	120	–	–
12～14（歲）	95[*1]	140	–	–	95[*1]	140	–	–
15～17（歲）	95[*1]	140	–	–	95[*1]	140[*1]	–	–
18～29（歲）	95	150	–	3,000	95	150	–	3,000
30～49（歲）	95	150	–	3,000	95	150	–	3,000
50～69（歲）	95	150	–	3,000	95	150	–	3,000
70以上（歲）	95	150	–	3,000	95	150	–	3,000
孕　婦（附加量）					+75	+110	–	–
授乳婦（附加量）					+130	+190	–	–

*1　考慮到上下年齡層數值間的關係，該數值已經經過修飾。

7. 電解質的飲食攝取標準

年　齡	鈉 (mg/日)、[(　　)內為食塩相當量[g/日]					
	男　性			女　性		
	平均需要量	足夠攝取量	目標攝取量[*1]	平均需要量	足夠攝取量	目標攝取量[*1]
0～5（月）	–	100（0.25）	–	–	100（0.25）	–
6～11（月）	–	600（1.5）	–	–	600（1.5）	–
1～2（歲）	–	–	（4未滿）	–	–	（3未滿）
3～5（歲）	–	–	（5未滿）	–	–	（5未滿）
6～7（歲）	–	–	（6未滿）	–	–	（6未滿）
8～9（歲）	–	–	（7未滿）	–	–	（7未滿）
10～11（歲）	–	–	（9未滿）	–	–	（9未滿）
12～14（歲）	–	–	（10未滿）	–	–	（8未滿）
15～17（歲）	–	–	（10未滿）	–	–	（8未滿）
18～29（歲）	600（1.5）	–	（10未滿）	600（1.5）	–	（8未滿）
30～49（歲）	600（1.5）	–	（10未滿）	600（1.5）	–	（8未滿）
50～69（歲）	600（1.5）	–	（10未滿）	600（1.5）	–	（8未滿）
70以上（歲）	600（1.5）	–	（10未滿）	600（1.5）	–	（8未滿）
孕　婦（附加量）				–		–
授乳婦（附加量）				–		–

[*1] 　如果能夠測定能量需求量時，1～69歲（男女）的標準是4.5g/1000kcal未滿。但是，12～17歲（男性）例外，標準是4g/1000kcal未滿

年　齡	鉀 (mg/日)[*1]		以預防高血壓為目的鉀目標攝取量 (mg/日)			
	男　性	女　性	男　性		女　性	
	足夠攝取量	足夠攝取量	基於預防生活習慣病的角度所定的建議攝取量[*3]	目標攝取量	基於預防生活習慣病的角度所定的建議攝取量[*3]	目標攝取量
0～5（月）	400	400	–	–	–	–
6～11（月）	800	800	–	–	–	–
1～2（歲）	800[*2]	800[*2]	–	–	–	–
3～5（歲）	800	800	–	–	–	–
6～7（歲）	1,100	1,000	–	–	–	–
8～9（歲）	1,200	1,200	–	–	–	–
10～11（歲）	1,500	1,400	–	–	–	–
12～14（歲）	1,900	1,700	–	–	–	–
15～17（歲）	2,200	1,600	–	–	–	–
18～29（歲）	2,000	1,600	3,500	2,800	3,500	2,700
30～49（歲）	2,000	1,600	3,500	2,900	3,500	2,800
50～69（歲）	2,000	1,600	3,500	3,100	3,500	3,100
70以上（歲）	2,000	1,600	3,500	3,000	3,500	2,900
孕　婦（附加量）		+0			–	–
授乳婦（附加量）		+370			–	–

[*1] 　為了維持體內鉀的平衡，以調整過的數值作為目標攝取量。
[*2] 　考慮到上下年齡層數值間的關係，該數值已經經過修飾。
[*3] 　根據美國高血壓聯合委員會第六次報告指出，為了預防高血壓，每天最好能夠攝取3500mg的鉀。從高血壓一級預防的角度來看，這個數值是受到肯定的。

六

七

268

十三

TITLE

新快學 營養學

STAFF

出版	三悦文化圖書事業有限公司
監修	武田英二
譯者	大放譯彩翻譯社 蔡澄崇
總編輯	郭湘齡
責任編輯	王瓊苹
文字編輯	林修敏、黃雅琳
美術編輯	李宜靜
排版	六甲印刷有限公司
製版	明宏彩色照相製版股份有限公司
印刷	絃億彩色印刷股份有限公司
法律顧問	經兆國際法律事務所 黃沛聲律師
代理發行	瑞昇文化事業股份有限公司
地址	新北市中和區景平路464巷2弄1-4號
電話	(02)2945-3191
傳真	(02)2945-3190
網址	www.rising-books.com.tw
e-Mail	resing@ms34.hinet.net
劃撥帳號	19598343
戶名	瑞昇文化事業股份有限公司
本版日期	2015年5月
定價	500元

國家圖書館出版品預行編目資料

新快學營養學／武田英二監修；大放譯彩翻譯社
譯. -- 初版. -- 新北市：三悦文化圖書，2012.11
288面；18.2 x 25.7公分

ISBN 978-986-5959-38-8 (平裝)

1. 營養學

411.3   101023056

SHIN QUICK MASTER EIYOUGAKU
© EIJI TAKEDA 2007
Originally published in Japan in 2007 by IGAKU-GEIJUTSUSHA Co., Ltd.
Chinese translation rights arranged through TOHAN CORPORATION, TOKYO.,
and HONGZU ENTERPRISE CO., LTD.